大病医疗保障制度研究

项　莉　蒋俊男　著

本书是国家自然科学基金项目"基于'价值'导向的支付方式对医联体激励约束机制和政策优化研究"（编号：71874058）的研究成果。

科学出版社

北　京

内 容 简 介

本书介绍了大病医疗保障制度的政策演变和国际经验,从筹资、补偿、经办和实施效果等维度分析了大病保险现状,阐述了大病医疗救助筹资、对象认定、补偿方案和医保帮扶效果,基于前述理论和实践分析,结合大病医疗保障制度评价和动态调整机制研究提出了政策建议和研究展望。

本书适合医疗保障领域的本科生和研究生阅读,帮助其了解大病医疗保障制度政策与实践,同时本书为参与大病保险和大病医疗救助工作的一线工作人员提供一定参考。

图书在版编目(CIP)数据

大病医疗保障制度研究 / 项莉,蒋俊男著. —北京:科学出版社,2024.8

ISBN 978-7-03-077446-0

Ⅰ. ①大…　Ⅱ. ①项…　②蒋…　Ⅲ. ①医疗保健制度—研究—世界　Ⅳ. ①R199.1

中国国家版本馆 CIP 数据核字(2024)第 009174 号

责任编辑:陶　璇 / 责任校对:贾娜娜
责任印制:张　伟 / 封面设计:有道设计

科 学 出 版 社 出版

北京东黄城根北街 16 号
邮政编码:100717
http://www.sciencep.com

中煤(北京)印务有限公司印刷
科学出版社发行　各地新华书店经销

*

2024 年 8 月第　一　版　开本:720×1000　1/16
2024 年 8 月第一次印刷　印张:14
字数:283 000

定价:156.00 元
(如有印装质量问题,我社负责调换)

前　　言

　　大病医疗保障制度是我国大力推行的一项重大创新性惠民工程，在扩大保障覆盖范围、提高参保人保障待遇、防范和化解家庭灾难性卫生支出方面已经取得了初步成效，获得了群众的普遍认可。但是在运行过程中也面临着诸多考验与挑战，如筹资标准测算较为粗犷、补偿方案缺乏动态性调整、与其他医疗保障制度衔接不紧密等。这些问题如果不能得到及时有效的解决，会直接影响大病医疗保障制度的保障效果。在此背景下，本书在从筹资、补偿、经办和实施效果等维度归纳总结我国大病医疗保障制度的基础上，构建大病医疗保障制度的多维度评价框架，基于评价结果对我国大病医疗保障制度进行动态调整，为我国大病医疗保障制度可持续发展提供有益参考。

　　2015 年 7 月，国务院办公厅印发《关于全面实施城乡居民大病保险的意见》（国办发〔2015〕57 号），我国开始全面推进大病医疗保障制度。本书的研究阶段聚焦于政策推行前后的 2013～2021 年，其中政策文件收集更新至 2021 年，收集的数据集中在 2013～2016 年。由于近几年我国大病保障制度补偿方案较为稳定，虽然部分研究结果基于历史数据，但其政策建议仍有较强的现实意义。首先，本书在设计大病医疗保障体系补偿方案动态调整步骤时，前瞻性加入支付方式改革调整系数，为持续深化医保支付方式改革提供参考。其次，本书基于研究时期提出的政策建议，如动态调整大病医疗保障制度等内容目前仍未落实。相关建议的细化有助于制度的进一步完善。最后，本书在研究展望中，结合我国医疗保障制度最新进展，对大病医疗救助瞄准机制和普惠制商业补充医疗保险进行了探索，以期为我国多层次医疗保障体系的高质量发展提供思路。

目　　录

第1章　大病医疗保障制度发展及现状

大病医疗保障体系是我国多层次医疗保障体系的重要组成部分，也是基本医疗保障的有力补充。本章首先对相关概念进行界定，在此基础上分别对我国大病保险和大病医疗救助的制度发展进行梳理，并介绍了国际大病医疗保障制度经验。

1.1　相关概念界定

1.1.1　重大疾病

重大疾病的界定存在医学与经济学两种解释。从医学角度看，大病主要是以病种为划分标准。对人体健康损害相对严重的疾病，可认为是大病。中国保险行业协会和中国医师协会于 2007 年共同制定了《重大疾病保险的疾病定义使用规范》（简称《使用规范》），并在 2020 年进行修订。《使用规范》对重大疾病险中的重大疾病作了医学定义，明确保险公司大病保险应当包括恶性肿瘤（重度）、较重急性心肌梗死、严重脑中风后遗症、冠状动脉搭桥术、重大器官移植术或造血干细胞移植术、严重慢性肾衰竭等六种重大疾病，除此六种疾病外，《使用规范》还提供了可供保险公司使用的其他重大疾病的名称和定义[1]。

从经济学角度看，大病主要是以医疗费用为划分标准。花费的医疗费用高于某个标准的（这个标准可以是相对标准，也可以是绝对标准），即可认为是大病[2]。褚福灵[3]指出大病与病种有关，主要由医疗费用决定，有些疾病为不治之症，治疗费用高昂，有些疾病为重大传染性疾病，危及社会安全，某些治疗困难、药物昂贵的罕见病属于常规治疗，费用花费一般，但对于低收入家庭而言构成灾难性卫生支出，也可以认为是大病。王东进[4]指出大病是一个经济范畴，世界卫生组织（World Health Organization，WHO）定义当年医疗费用支出超过其家庭扣除基本生活费后收入的 40%则被称为灾难性卫生支出（catastrophic health expenditure，CHE），即大病。毛立坡和张琳[5]从疾病和费用入手对大病进行界定，指出大病通常花费巨大，危及生命安全或严重影响生存质量，须在较高级别医院进行治疗，对家庭经济造成较大影响。

我国城乡居民大病保险、重大疾病医疗救助制度（简称大病医疗救助制度）均以医疗费用为标准来界定大病。其中，城乡居民大病保险制度中定义的大病，是指城乡居民基本医疗保险制度补偿后，个人仍需负担高额合规医疗费用的一类疾病，其实质是从医疗费用的角度来定义大病，而不是疾病的病种；大病医疗救助制度对大病的界定，是指产生高额医疗费用、超过家庭承受能力，并使其基本生活出现严重困难的一类疾病，也是从费用的标准来界定大病。

本书所指的大病是指医治花费的费用巨大且在较长一段时间内严重影响患者及其家庭正常工作和生活的疾病，属于经济范畴，由于目前尚缺乏家庭收入和经济状况认定机制，高额的医疗费用具体指多少，目前国家没有统一的规定，一般根据当地人均收入水平确定。

1.1.2　大病医疗救助

医疗救助是指国家和社会针对那些因为收入低而没有经济能力治病的公民实施专门的帮助和支持。它通常是在政府有关部门的主导下，社会广泛参与，通过医疗机构针对低收入人口的患病者实施的恢复其健康、维持其基本生存能力的救治行为。重大疾病医疗救助（简称大病医疗救助）作为医疗救助的组成部分，是针对大病人群的专项救助制度。

许多学者对大病医疗救助进行了定义。王东进[6]指出大病医疗救助是一个保障性的救助机制，作为具有托底效用的社会政策，其主要保障对象是发生灾难性卫生支出的家庭，并由政府承担主体责任。大病医疗救助，就是在所有参保人员获得基本医疗保障的基础上，对部分因罹患大病而发生灾难性卫生支出的人员进行救助，是一个特定范围的"援助计划"，而不是基本医疗保险的"二次报销"和"再保险"。毛立坡和张琳[5]指出大病医疗救助是指在基本医保之外，对患大病而因病致贫的家庭给予医疗费用补助。成呈[7]指出大病医疗救助是在基本医疗保障的基础上，对发生大额医疗费用的医疗弱势人群给予进一步救助，防止其因病致贫、因病返贫的一项制度安排。徐永红[8]指出大病医疗救助制度的本质是通过转移支付实现卫生资源的公平分配，保障低收入人口的卫生服务利用公平，是政府对患大病后无力支付医疗费用的低收入人群进行救助的一项医疗保障制度。

综上，大病医疗救助是在基本医疗保障的基础上，对超出基本医保最高支付限额、发生灾难性卫生支出的患者（家庭）进行的，具有保障性质的救助方式，对减少大病患者因病致贫发生具有重要作用。

1.1.3　大病医疗保障体系

大病医疗保障体系包括大病保险和大病医疗救助两部分。其中，大病保险是对城乡居民因患大病发生的高额医疗费用给予报销，目的是解决群众反映强烈的

"因病致贫、因病返贫"问题，使绝大部分人不会再因为疾病陷入经济困境。在制度的变迁和发展中，大病保险经历了从按病种报销到按费用报销的过程。本书中大病保险专指按费用报销。大病医疗救助是针对患大病的低保家庭成员、五保户①、低收入老年人、重度残疾人以及其他因患大病难以自付医疗费用导致家庭陷入经济困难的人员，解决医疗和救治问题的特定社会救助形式。目前各省份实施的救助政策各不相同，按病种和按费用救助并存。本书中的研究对象为因患有大病产生高额医疗费用的农村居民，不特别关注居民个人身份属性。

1.1.4　贫困线

贫困线，又称最低生活保障线，可划分为绝对贫困线和相对贫困线，贫困线的制定方法主要包括生存需要法、恩格尔系数法、比例法等。生存需要法用维持家庭基本生活的必需开支作为贫困线的界定标准，将贫困线定义为在全国范围内家庭食品支出在家庭开支占比的第 50 百分位数。恩格尔系数法根据满足生活需求的最低营养摄取标准确定食品消费项目和数量，从而计算得到贫困线。比例法有收入等份比例法和平均收入比例法。前一种是把居民按收入多少分成几个（通常是 5 个或 10 个）等份，并确定总人口中贫困人口所占比重（通常为 5%或 10%）得到最低收入家庭贫困线；后一种以一个国家或地区居民收入平均水平的一定比例为这个国家或地区的贫困线[9]。国内部分学者将贫困线定义为由政府或行政机关按照科学合理的方式，确定的个人或家庭维持他们最低生活水平所必须花费的成本，用货币形式进行测算，并且政府在提供服务时将此作为法律参照执行依据[10]。

1.1.5　灾难性卫生支出

灾难性卫生支出，也称为灾难性医疗支出，当某个家庭在一个时期因支付医疗费用而必须减少诸如吃穿等基本生活费开支时，该家庭被认为发生了灾难性卫生支出。WHO 给出了灾难性卫生支出的界定标准，当家庭的医疗支出等于或超过非生存支出的 40%时，即医疗支出等于或超过满足基本生存支出后的可支配收入的 40%时，该家庭发生了灾难性卫生支出。王钦池[11]认为一个家庭在医疗方面的支出占非食品支出的比例超过一定数值时，那么超出比例的部分费用可看成该家庭的灾难性卫生支出。每个家庭的经济收入情况不同，在面对风险时的承受能

---

① 五保户指的是在农村中无劳动能力、无生活来源、无法定赡养扶养义务人或虽有法定赡养扶养义务人，但无赡养扶养能力的老年人、残疾人和未成年人，五保包括保吃、保穿、保医、保住、保葬（孤儿为保教）。

力也有所不同，能够享受到的医疗保障等级不同，可利用的医疗卫生资源也不同，可以看出灾难性卫生支出具有针对性。世界银行推荐用灾难性卫生支出发生率、灾难性卫生支出平均差距、灾难性卫生支出相对差距等维度对疾病经济负担进行衡量测算。

1.2　我国大病保险政策的发展演进

大病是导致农民陷入经济困难的重要原因。《2013 年世界卫生报告：全民健康覆盖研究》中指出，从全球来看，每年估计有 1.5 亿人因为他们必须为其所需卫生保健自付费而遭受经济灾难，其中有 1 亿人被推向贫困线以下[12]。早在 1992 年，劳动部就提出试行职工大病医疗费用社会统筹。一些有条件的企业在参加城镇职工基本医疗保险的基础上，相继为职工建立起补充性医疗保险。机关事业单位的职工在城镇职工基本医疗保险建立前就拥有公费医疗，公费医疗改革后，公务员依靠政府承办的公务员医疗补助，分担基本医保支付限额之上的医疗费用，事业单位则以团体形式加入职工大额医疗费用互助保障，以解决住院或重症产生的经济负担。然而，占人口比重最大的农村居民和城镇居民，却是在 1998 年医疗保险制度改革后最晚获得基本医疗保障的群体。城乡居民基本医疗保险虽然以大病统筹为主，但由于统筹层次低，还需要兼顾常见病、多发病、慢性病的门诊治疗，平均住院实际补偿比例只有 50%，与 75% 的政策目标尚有较大差距，只能满足常见病的医疗需求，要应对城乡居民的大病或高额医疗费用尚力所不及。许多来自普通家庭的群众即便参加了城乡居民基本医疗保险，一旦患上重症产生高额治疗费用，其家庭还是可能会面临经济困难的风险，而部分困难群众患了重病甚至只能选择不就医，同时经济条件薄弱的城乡居民更难获取门槛更高的商业健康保险。从制度均衡的角度来看，居民在当前的基本医疗保险框架内难以解决疾病尤其是大病引发的经济困难，就会产生新的潜在性制度需求，而居民基本医疗保险基金的盈余和可持续筹资机制又为制度的潜在性供给提供了条件，那么创新其他补充性保障方式来满足居民释放的医疗需求自然水到渠成。

1.2.1　前期探索阶段

城乡居民大病保险政策出台前，"保大病"只是作为城乡居民基本医疗保险制度的一个附加功能存在，但在 21 世纪第一个十年的后半段，一些居民基本医疗保险基金结余较多或财政富余的地方就开始了对居民大病保险制度化的自发探索，发展出保险合同型、政企合办型、委托经办型、政府主办型四类实践模式。

1. 保险合同型：湛江模式、太仓模式

在保险合同型大病保险中，被保险人是城乡居民，政府作为居民的投保人，向商业保险机构购买大病保险服务，使被保险人得以享受大病保障，各方的权利、义务以及风险分担均通过保险合同来约定。从 2009 年起，楚雄彝族自治州（简称楚雄州）、襄阳市、湛江市、太仓市等地因地制宜，先后采用了保险合同型模式为城镇居民和农村居民解决超出城居保①或新农合②最高支付限额且符合基本医保支付范围甚至超过该范围的医疗费用问题。2011 年前后，全国已有四分之一的统筹地区在城居保或新农合中引入商业保险机构承办补充医疗保险，其中广东湛江和江苏太仓作为先行示范代表，取得了较好的成效，为 2012 年《关于开展城乡居民大病保险工作的指导意见》（发改社会〔2012〕2605 号）（简称 2605 号文件）的拟定贡献了诸多实践依据和创新经验，并最终推向全国，让诸多省份成功复制。

这段时期，中央出台了有关深化医药卫生体制改革的政策以及引入商业保险机构参与基本医保经办的指导性文件，也为各地在大病保障中引入市场机制的做法提供了政策依据和行动规范。

湛江市早在 2008 年 7 月就已将新农合与城镇居民医疗保险并轨为城乡居民基本医疗保险，从 2009 年起，在个人缴费标准不变的前提下，提取居民基本医疗保险基金中个人缴费的 15%购买了中国人民健康保险股份有限公司的补充医疗保险服务。缴费设置了 20 元与 50 元两个不同的档次，补偿在原来基本医保最高限额1.5 万元的基础上分别增加了 3.5 万元和 6.5 万元的大额医疗补助，累计报销额提高到 5 万元和 8 万元。通过引入市场机制，湛江市的补充医疗保险不仅简化了居民的费用结算流程，还通过搭建信息平台实现了病前健康管理、病中诊疗监控、病后赔付核查的"三位一体"医疗风险控制机制，不仅能监控和干预过度医疗行为、控制供需双方的道德风险，还为全市 700 万名参保群众提供了专业化的健康管理服务。湛江市的大病保险探索实现了政府、居民、医保、商业保险机构多方共赢的局面，被誉为新医改的"湛江模式"，为全国欠发达地区的大病保险建设提供了范本。

太仓市于 2011 年开始根据居民每人每年 20 元、职工每人每年 50 元的标准，从基本医保基金中划拨一定数额，向通过招标确定的中国人民健康保险股份有限公司购买服务，建立起覆盖全市的大病补充医疗保险。参保人员住院全年累计发生的医疗费用经基本医保报销后，须自己承担的费用在 1 万元以上的，根据费用分段由大病保险基金按照 53%～82%的比例报销，费用段位越高，报销比例越高，上不封顶，从而实现了报销比例的累进效应。太仓市在全国首创了突破病种、基

① 城居保全称为城乡居民基本养老保险。
② 新农合全称为新型农村合作医疗。

本医疗保险的三大目录以及封顶线的限制，实行按照个人发生的实际医疗费用给予报销的补偿模式。与湛江模式的运营方式类似，太仓市通过实行联合办公、搭建信息管理系统，建立起"保险＋健康管理"的服务模式。

除了太仓市和湛江市，襄阳市、楚雄州也选择了保险合同型的模式为城镇居民与农村居民提供大病补充保障。通过引入市场机制，将医疗费用审查，医疗行为监督、赔付等职能转交给商业保险机构，政府主要负责制度的顶层设计，规范并监督商业保险机构的市场行为，制定商业保险机构的盈亏调节机制，从而有效降低行政成本，提高公共服务效率和质量，确保有限的医疗资源得到充分合理的利用，并延伸为居民提供多样化的健康管理服务。不同之处在于，大多数发达地区或城镇居民大病保险的筹资主要来源于基本医疗保险的基金结余，部分欠发达地区或农村居民大病保险则需要向居民增加筹资，发达地区的起付线更低而政策性补偿和封顶线更高，甚至上不封顶。欠发达地区的大病保险工作主要专注于居民实际医疗费用的"二次报销"业务，发达地区则倾向于提供预防保健、健康保险、医疗救助相结合的全程健康管理服务。

以上地区的先行探索实践证明，在基本医疗保险框架内引入市场机制，充分发挥市场在医疗保险资源配置中的决定性作用，使广大城乡居民有病敢医，不仅有助于遏止居民发生灾难性卫生支出，而且推进了公共事务的去行政化，深化了政府职能转变和社会治理模式改革。

2. 政企合办型：厦门模式

厦门市早在 1997 年便开了全国大病保险探索的先河，启动了商业保险机构参与城镇职工补充医疗保险项目的建设，到了 2010 年，厦门市没有另建一项城乡居民大病保险制度，而是将原先的职工补充医疗保险扩展为城乡居民大病保险，将城镇和农村居民、在厦门就读的大学生以及未成年人纳入大病保险保障范畴，同时进一步扩大外来人员受益范围，率先在全国实现了大病保险的城乡所有人群全覆盖和一体化管理。居民无须专门为大病保险缴费，只要缴纳基本医疗保险的参保费用即可，困难群众，如低保户①、残疾人、"三无"人员的参保费用由政府承担，城乡居民大病保险每人每年的保费为 10.3 元，保费不因政策或医疗服务价格变动而调整。厦门市对基本医疗保险和大病保险各自的定位分明，基本医疗保险只负责一个社保年度内参保人累计发生的 10 万元以内的医疗费用，超过 10 万元的部分，由大病保险赔付。经办方面，2010 年厦门市在引入市场机制的过程中选择了"契约＋托管"的政企合办模式，首先要求第三方采购公司公开投标，引入多家商业保险机构参与竞标，并由厦门市保监局（现厦门市地方金融监督管理局）对保险机构的准入资格

---

① 低保户指因家庭成员存在重度残疾或疾病丧失劳动力，享受最低生活保障补助的家庭。

进行审查评定，其次厦门市医保中心作为集体投保人，代表全体参保人与中标的商业保险机构签订委托管理协议，市保监局扮演中间协调角色，协调政府与商业保险机构之间的关系，加强对商业保险机构的监督指导，帮助解决政策性亏损、风险控制、服务管理模式调整等实际问题，确保大病保险正常有效运行。

截至 2015 年中，也就是中央政府提出全面实施城乡居民大病保险的要求时，厦门市已有 1.74 万人享受过大病保险待遇，赔付金额达 5.7 亿元，其中 6000 多人为农村和城镇居民，获赔 3045 万元，单人最高赔付达 35 万元，支付比例高于国家要求的 50%，极大地减轻了患者的高额医疗费用负担。理赔服务方面，商业保险机构作为承办方为参保人员提供了"一站式"结算服务，方便异地就医患者结算，厦门市于 2014 年就实现了大病保险的省内异地就医即时结算，并于 2015 年开始在北京、上海、广州 24 家医院试点省外医保"就地一站式"结算，率先在全国范围内实现了理赔"零垫付"和大病保险"漫游"。

与保险合同型不同的是，厦门的政企合办模式在基本医疗保险和大病保险之间搭建了无缝衔接的保障方式，即基本医疗保险的封顶线就是大病保险的起付线，二者之间没有费用间隔，进一步减轻了大病患者的自付负担。厦门模式在保障和运营方面与当时的基本医疗保险相比有两大突破：一是大病保险的保障范围不分病种，涵盖所有疾病，适用的目录与基本医疗保险保持一致，本质就是按费用报销；二是通过设置 3% 的盈亏比，对超额结余或政策性亏损建立起动态调整机制，让商业保险机构实现保本微利，确保大病保险可持续发展。这些创新性探索为后来全国推行的大病保险在设计上提供了宝贵经验。

3. 委托经办型：洛阳模式

大病保险的委托经办模式是政府委托商业保险机构管理和运作医疗保险基金，商业保险机构收取管理费用，但不承担风险，风险由政府承担。作为城镇居民基本医疗保险的试点城市之一，洛阳市于 2007 年建立城镇居民基本医疗保险的同时也建立起大额补充医疗保险，并沿用基本医疗保险委托经办模式，委托商业保险机构和银行经办管理大病保险部分业务。社保经办机构负责大额补充医疗保险基金的筹集设计、财政专户设立、费用报销，确保收支两条线；商业保险机构负责审核患者的原始病历、费用清单，检查医疗消费行为以及对意外伤害中免赔项目进行认定；洛阳银行则发挥网点遍布全市的优势承担起居民参保缴费的任务。市政府每年拿出当年基金筹资总额的一定比例来支付商业保险机构的托管费用，并用指标考核的方式规范商业保险机构的经办行为。

洛阳市大额补充医疗保险的制度目标是解决参保居民发生的超过城居保封顶线的住院或门诊大病费用，其保障范围和支付比例与城居保一致，居民大额补充医疗保险以自愿参加为原则，18 周岁以上居民的缴费标准为每人每年 30 元，

18 周岁及以下未成年人、在校学生及被征地农民的缴费标准为每人每年 10 元。到了 2012 年初，洛阳市扩大了保障范围并提高了支付比例，参保居民单次住院费用经城居保报销后个人负担部分超过 6000 元的，只要符合基本医疗保险基金支付的范围，就可享受大额补充医疗保险补偿比例为 50% 的"二次报销"，大额补充医疗保险的支付限额提高到 16 万元。自从实施"二次报销"后，仅 2012 年洛阳市就有 12 204 人享受了大额补充医疗保险的补偿，这个人数比补充医疗保险建立的头五年（2007 年到 2011 年）增长了 10.1 倍，加上基本医疗保险，大病患者的实际报销比例达到 70% 以上。除按费用补偿的大病保险之外，洛阳市还针对特殊人群实施了按病种补偿的保障，比如，从 2012 年起，城居保基金对 18 周岁以下的城镇居民和各类在校学生发生的白血病或先天性心脏病的住院费用给予 90% 的补偿，个人只需负担 10%。仅 2012 年一年就有 98 名患者受益，他们的实际报销比例达到 88.6%，切实减轻了家庭负担。洛阳市居民医疗保险的多层次保障设计和实践至今对完善我国居民基本医疗保障体系仍有较高的借鉴价值。

4. 政府主办型：玉溪模式

玉溪市为了进一步提高参合农民的基本医疗保障水平，于 2011 年在新农合制度框架内筹建了大病救助机制，该项保障虽名为"救助"，但覆盖的是所有参合农民，并非通常意义上面向困难人员的救助。参合农民单次住院费用超过 1 万元的部分，经新农合报销后，大病救助对属于政策范围内的个人自付费用给予 50%～60% 的补助，封顶线为 6 万元，大病救助与新农合补偿上限累加后，封顶线达到 16 万元。除了建立大病救助机制，玉溪市还对 65 岁以上参合农民开展覆盖 10 个以上病种的慢性病门诊定额补偿试点，以解决门诊报销水平太低的问题。为保证大病救助和慢性病门诊补偿的可持续发展，玉溪市在不增加农民负担的前提下，通过加大当地市县的财政倾斜力度逐年提高农民的人均筹资标准。

实施大病救助机制之前，仅占玉溪市人口二成的干部职工享受了该市八成的医疗资源，而占人口八成的农民仅能享受二成的医疗服务，2011 年新农合有了大病救助层次后，参合农民普通住院的政策性报销比例在乡镇卫生院、县医院及省市级医院分别不低于 95%、75% 及 55%，住院实际补偿平均水平超过了 60%，实际救助 7328 人次，补偿 1.57 亿元，占新农合筹资总额的 33.95%。老年慢性病门诊补偿 125 万元，实际补偿比达到 61.72%，玉溪市在 2012 年将病种扩大到了 20 个。

玉溪市新农合大病救助本质上属于新农合的二次补偿，政策的设计和实施完全由地方政府及相关部门承担，从主导方、承办方、资金来源、基金管理运营等角度看，其与现行的大病保险差别较大，但依然为后来全国性大病保险工作的开展提供了经验借鉴。首先，该制度牢牢抓住了居民基本医疗保险"保大病"的原则，保障范围涵盖普通住院费用，以期在基本医疗保险的基础上对高额医疗费用进行补偿；

其次，在筹资方面考虑了农民的经济负担，选择用市县财政作为大病救助的资金来源。值得注意的是，玉溪市能依靠地方政府举办新农合大病救助，主要得益于较为雄厚的地方财政能提供充足的大病救助建设资金，这种财政依赖型模式对经济发展水平低、地方财力薄弱的市县而言较难效仿，因而可推广性较小。

在各地自主探索按费用保障大病的同时，中央政府也进行了按病种保障大病的探索。2010 年，卫生部[①]提出开展提高农村儿童重大疾病医疗保障水平的试点工作，建议各地可从解决 0～14 周岁儿童所患急性白血病和先天性心脏病两大类重疾入手，优先选择 6 个危及儿童生命健康、治疗费用高、预后较好的重大疾病开展试点，试点疾病的治疗实行按病种付费，补偿比例原则上应达到本省新农合限定费用的 70%左右，之后在试点基础上逐步探索建立新农合重大疾病医疗补偿办法。2011 年，卫生部要求各地在总结儿童重大疾病保障试点经验的基础上进一步扩大病种保障范围，优先考虑乳腺癌、宫颈癌、重性精神病等疗效确切、费用较高、社会关注度高的疾病。

1.2.2　试点推进阶段

到 2012 年，我国的新农合与城镇居民基本医疗保险已基本实现了全覆盖，此时医药卫生体制改革的工作重心逐渐由"扩面"向"提质"转变，而加快大病保障的制度建设，既符合新医改"提质"的要求，也是完善全民医保体系的突破口。在前期探索中将保险合同型作为主要参考，在兼收并蓄了其他模式优点的基础上，国家发展改革委等六部委于 2012 年 8 月印发了 2605 号文件，明确提出引入市场机制，建立大病保险制度。2605 号文件给出了大病保险的顶层设计内容，规定保障对象为新农合与城居保的参加者，从新农合基金和城居保基金中划拨一定的额度或比例作为筹资费用，通过向商业保险机构购买大病保险的方式对大病患者经城居保或新农合补偿后需自己负担的合规部分给予进一步保障，大病保险实际支付比例不能低于 50%，并根据费用高低分段制定支付比例，原则上费用越高支付比例也越高。大病保险的承办方通过政府招标选定，政府鼓励商业保险机构参与大病保险运营，并就招标投标、准入条件、业务水平、合同管理等承办内容做了详细规定。

为了配合 2605 号文件的贯彻落实，作为主要监管部门之一的保监会[②]也于

---

① 卫生部 2013 年改为国家卫生和计划生育委员会，2018 年又改为国家卫生健康委员会。

② 保监会即中国保险监督管理委员会，2018 年中国银行保险监督管理委员会成立，不再保留中国保险监督管理委员会和中国银行业监督管理委员会，2023 年组建国家金融监督管理总局，不再保留中国银行保险监督管理委员会。

2013 年 3 月印发了《保险公司城乡居民大病保险业务管理暂行办法》，对商业保险机构的经营资质、投标管理、业务管理、服务管理、财务管理、风险调节以及监督管理都进行了全方位的严格规范。截至 2013 年 8 月，已有 23 个省（自治区）密集出台了地方性大病保险的具体实施方案。同年 10 月，保监会对大病保险统计制度进行了规范。2014 年初，国务院医改办进一步提出加快推进大病保险工作，要求 2014 年要全面推开试点工作，已开展试点的省份须在总结经验的基础上逐步扩大实施范围，未开展试点的省份须在当年 6 月底前启动工作。截至 2014 年底，我国 31 个省（区、市）都开展了大病保险工作，其中 261 个地市开展了城镇居民的大病保险，239 个地市开展了新农合的大病保险，北京、天津、河北等 16 个省市已将工作在全省（市）范围内推开。同年，国务院在与发展商业健康保险有关的一系列政策文件中也多次提到要对商业保险机构承办大病保险进行规范。到了 2015 年 7 月，国务院办公厅印发《关于全面实施城乡居民大病保险的意见》（国办发〔2015〕57 号）（简称 57 号文件），要求当年年底前实现大病保险对所有参加城居保和新农合人群的覆盖。这段时期，大病保险的顶层设计变化以及各地的具体方案和实践运行如下。

1. 政策目标与层次定位

前期探索中各地举办的大额补充医疗保险均以减轻居民大病医疗费用负担为目标，进入试点推进时期后，大病保险维持这个目标不变，并且将开展大病保险的意义与全民医疗保障建设、推动三医联动、促进社会公平正义相联系，体现了该项工作的重要性。

前期探索中各地的大额补充医疗保险均作为补充医疗保险的形式存在，与之不同的是，进入试点推进时期后，中央政府从顶层设计的高度将大病保险定位为基本医疗保险制度的拓展和延伸，从补缺的角度重新确定了大病保险在基本医疗保障体系中的位置。这个定位差别从参保原则也能看出来，前期探索阶段，由于大额补充医疗保险属于一个独立的保障层次，一些地方如洛阳市采用让居民自愿参加的原则，但试点推进时期国家把大病保险纳入了基本医疗保险框架，所有参加了新农合或城镇居民基本医疗保险的居民都自然拥有了大病保险，相当于在大病保险这一层次上强制居民参保，从而稳固了大病互助共济的范畴，有助于实现应保尽保。

2. 筹资机制及其试点情况

前期各地的自发探索中，一些地方的大额补充医疗保险会向居民征收保险费，2605 号文件要求开展大病保险工作不能增加居民负担，各个试点地区在开展工作时均遵照文件精神不再向居民单独收取保费，而是从当地的新农合、城镇居民基本医疗保险的基金中划拨一定额度或比例用作大病保险资金。在筹资标准方面，由于各个试点地区的经济水平以及医疗保险基金使用和结余情况不一样，制定的筹资标准也不一致。以 2014 年的省际数据为例，2014 年，大病保险筹资占新农合基金或城镇居民基本医疗保险基金的比例在 3%～6%，个人筹资水平最低的不到 10 元/人，最高的接近 70 元/人，30 个省（自治区、直辖市）的人均筹资中位数约为 25 元。

3. 保障内容及其试点情况

在保障依据方面，前期关于大病保险的探索中既有以费用为依据的保障模式，也有以病种为依据的保障模式。2012 年后，大病保险在政策设计上选择了居民实际发生且符合基本医疗保险政策要求的医疗费用作为补偿最主要的依据，同时也提出可以从导致较为沉重经济负担的病种起步开展大病保险。在地方实践中，绝大多数试点地区均将实际费用作为界定大病及制定补偿机制的依据。

在保障水平方面，各个试点地区根据 2605 号文件关于保障水平的要求设置了当地大病保险的起付线、支付比例、最高支付限额等参数。这个阶段，各省（自治区、直辖市）都将起付线设置在 0.5 万～2 万元，中位数为 1 万元，这样的设置从大病保险试点初期（2013 年）到全面实施初期（2016 年）均变化不大。

关于补偿范围及支付比例，由于 2605 号文件指出大病保险的保障范围要与基本医疗保险相衔接，于是各地试点在实践中大多沿用了将基本医疗保险的三大目录作为大病保险的补偿范围的做法。支付比例也按 2605 号文件的要求根据费用由低到高实行分段报销，所有参与试点的省（自治区、直辖市）最低费用段的支付比例都达到 50%。在封顶线的设置上，有将近一半的省级地区对封顶线不做明确规定，但试点的市（地）、县考虑到自身的统筹层次以及当地的收入水平，在具体实施方案中依然规定了最高支付限额。

在补偿模式方面，除了通行的一次性报销外，一些试点地区还在报销层次上尝试了创新。山西、洛阳在大病保险中增加了再次补偿的功能，即居民的合规医疗费用经大病保险报销后，个人负担的费用超过一定数额的，针对超过的费用中符合基本医疗保险补偿范围的部分，大病保险还会给予 50%的补偿。另一些试点地区如福建省三明市则实行费用与病种相结合的大病保障补偿方式，一些特定大病经大病保险补偿时，各个费用段的支付比例均能再提高 5 个百分点。

4. 承办方式及其试点情况

2605 号文件指出采取向商业保险机构购买大病保险的方式承办大病保险，并对招投标、合同管理、商业保险机构的准入条件提出了要求。各地试点在实践中坚持了政府主导、商业保险机构承办的模式，政府负责制定筹资、补偿、结算等方面的政策，招标及选定承办方，规范承办方的市场行为以及监督管理。保险公司中标后,政府以书面合同这一具有法律效力的形式规范并明确保险范围及标准,保险赔付以及投保人、保险人和被保险人三方的责、权、利。截至 2015 年 9 月,有 17 家商业保险机构参与了大病保险的承办,累计 400 多万人直接从中受益,大病患者的实际报销水平提高了 10～15 个百分点。这个时期,试点地区政府在对商业保险机构承办大病保险的管理中将商业保险机构大病保险业务的年盈利率控制在大病保险筹资总额的 3%～5%,试点的头一年,所有承办大病保险的商业保险机构在这项业务上都是亏损的,随着盈亏调节机制的建立,到了 2015 年,大病保险盈利率的中位数达到 4%,但不允许超过 5%的上限。

1.2.3　全面实施与完善阶段

得益于试点推进阶段中央政策的大力支持,大病保险试点工作由点到面快速扩散、全面铺开,截至 2015 年底,各省(自治区、直辖市)基本实现了城乡居民大病保险的全面覆盖,保障人数超过 10 亿,达成了地区全面启动、人员全面覆盖、待遇全面兑现的"3 个 100%"的目标。进入 2016 年后,国家继续推进大病保险建设,并将此作为民生工作目标写入当年的《政府工作报告》,同年 4 月国务院办公厅印发了《深化医药卫生体制改革 2016 年重点工作任务》,在要求实现全覆盖的同时,鼓励各地结合实际情况合理确定当地合规医疗费用范围,切实减轻患者负担,并提出对贫困人口实行倾斜性支付政策,进一步提高受益水平。同年 10 月,保监会发布了五项监管政策,进一步细化了 2013 年印发的《保险公司城乡居民大病保险业务管理暂行办法》中的五项内容,以期进一步规范大病保险市场秩序,确保基金安全运营,维护参保群众的合法权益。到了 2018 年,城乡居民大病保险制度已基本建立,受益人次达 1700 多万。2019 年,我国全面启动实施统一的城乡居民医疗保险制度,实现覆盖范围、筹资政策、待遇水平、医保目录、定点管理及基金管理的"六统一",以增进全体城乡居民享有基本医疗保障权益的公平性。进入全面实施与完善阶段后,国家各项政策在肯定试点推进阶段的做法和成效的基础上,对大病保险的政策目标、模式设计进行了细化和完善,在坚持以避免灾难性医疗支出为目标的同时,还提出要建立完善的大病保险制度,继续横向推进制度覆盖的同时,开始纵向强化制度建设。2021 年印发的《国务院办公厅关于健全重特大疾病医疗保险和救助制度的意见》(国办发〔2021〕42 号)对完善大病保险制度提出了具体要求。

1.2.4　大病保险基本框架

大病保险是在城乡居民基本医疗保险的基础上再次补偿大病患者发生的高额

医疗费用的制度性安排，属于社会基本医疗保险的补充层次，与基本医疗保险、医疗救助、疾病应急救助、商业保险和慈善等制度联动互补，经过十多年的发展后，目前我国大病保险的基本框架如下。

1. 保障对象

大病保险的保障对象是参加城乡居民基本医疗保险的所有人，主要包括农村居民、灵活就业人员、城镇非离退休老年人、少年儿童、大学生等，这类参保者人口基数大但支付能力有限。

2. 筹资与补偿

大病保险的补偿资金来源于城乡居民基本医疗保险基金中的一定比例或金额，比例或额度根据当地经济社会发展水平、社会基本医疗保险筹资能力、医疗费用支出水平、大病发病率、大病保险保障范围等因素科学厘定，并随着当地经济增长及医疗费用上涨合理提高。在参保人因患病发生高额医疗费用的时候，对经过城乡居民基本医疗保险补偿后的那部分合规医疗费用给予二次补偿。高额医疗费用通常以当地上一年度城乡居民可支配收入为主要判定标准，当居民年度累计自付的合规医疗费用超过此判定标准即认为发生了高额医疗费用，并根据经济发展与居民收入变化建立动态调整机制。合规医疗费用指实际发生的、合理的医疗费用，具体范围由地方政府结合当地情况确定。大病保险的实际补偿水平应达到 50% 以上，将来随着筹资水平和管理水平的提高，补偿水平也应随之提高，按照费用高低分段制定支付比例，费用越高，支付比例越高。

3. 运行机制

大病保险采用政府主导与市场参与相结合的运行机制，强化互助共济，形成个人、政府、市场共担疾病风险的机制。政府的主要任务是制定筹资、补偿、就医、结算、税费优惠等基本政策，然后招标选定承办大病保险的商业保险机构，并从从业资格、日常业务、服务质量、偿付能力、信息安全、市场行为、财务制度、审计等方面对商业保险机构实施多角度、全方位、全流程的监督管理。剥离了保险运营业务，政府得以集中精力制定政策、组织协调、建设信息披露与社会监督机制以及通过合同管理保障参保人利益。

商业保险机构以保险合同的形式承办大病保险业务，在遵循收支平衡、保本微利、自担经营风险原则的前提下，为参保人提供专业化的运营、承保、理赔、健康管理等服务。将市场机制引入基本医疗保险领域是我国社会医疗保险经办管理模式的一次探索与重大创新，旨在提高大病保险管理水平、运行效率、服务质量。利用商业保险机构的全国级核算优势能间接提高大病保险的统筹层次，扩大保障范围；运用健康保险完备的经营与技术手段能提高基金管理效率；借助遍布全国的网络资源能突破即时结算与异地结算的障碍；依靠完善的客户服务体系能提供健康管理服务；搭建专业化的风险控制平台能强化与医保、卫生等部门的合作，便于规范医疗行为，监控费用上涨。值得一提的是，关于费用控制方面，我国在制度构想阶段希望采用国外如美国等地发展得较为成熟的"管理式医疗"模式，通过建立一体化医疗服务网和实施预付费机制，让大病保险承办方即商业保险机构进入临床路径，对医疗服务过程展开监督，比如，被保险人要接受手术、转诊、必需治疗之外的治疗行为等服务，必须事先让承保的商业保险机构了解情况并获得批准，商业保险机构必须确保被保险人购买医疗服务时的花费是合理与必要的，防止出现过度医疗。

1.3　我国大病医疗救助政策演变

任何一项制度的变迁都是一个极其漫长的历史过程，且每一步都极其复杂，政策中各主体之间相互博弈，为达成新的均衡而不断协商、谈判。我国的大病医疗救助政策也经历了这样的历史变迁，本节梳理了 2010～2024 年我国大病医疗救助不断发展和完善的过程。

自 2010 年开始探索医疗救助工作到 2024 年，国家出台了许多与医疗救助相关的政策文件，根据政策的不同侧重点，这一时期可以分为四个阶段。第一阶段为探索阶段。2010 年，民政部为促进民生事业发展，特别是与居民身体健康相关的医疗保障事业的发展，开始探索大病医疗救助工作，并与卫生部联合开展了农村居民大病保障试点，探索建立大病保障机制，切实解决大病患者因病致贫问题。2010 年 6 月 7 日卫生部连同民政部共同印发了《关于开展提高农村儿童重大疾病医疗保障水平试点工作的意见》（卫农卫发〔2010〕53 号），以儿童为重点，优先选择个别重大疾病在部分县（市）开展试点。

第二阶段为试点阶段。2012 年民政部、财政部、人力资源和社会保障部及卫生部共同印发《关于开展重特大疾病医疗救助试点工作的意见》（民发〔2012〕21 号），明确开始在我国 14 个省 273 个市县开展重特大疾病医疗救助试点，以帮助解决贫困患者大病的医疗困难。大病医疗救助政策是在基本医疗保障的基础上，对超出基本医保最高支付限额、发生灾难性卫生支出的患者（家庭）进行的具有保障性质的救助方式，对降低大病患者因病致贫的发生具有重要作用。

第三阶段为全面开展阶段。2015 年国务院办公厅转发民政部等部门《关于进一步完善医疗救助制度全面开展重特大疾病医疗救助工作的意见》的通知（国办发〔2015〕30 号）（简称《救助意见》），提出全面开展重特大疾病医疗救助工作，保障城乡居民基本医疗权益，同时提出将医疗救助对象范围从最低生活保障家庭成员和特困供养人员扩大到低收入家庭的老年人、未成年人、重度残疾人和重病患者等困难群众以及发生高额医疗费用、超过家庭承受能力、基本生活出现严重困难家庭中的重病患者（因病致贫救助对象）。

随着基本医疗保障水平的提高和大病医疗救助的实施，医疗救助对象范围进一步扩大，救助范围从单一住院救助扩展到门诊救助和大病医疗救助，救助对象范围进一步扩大、救助水平进一步提高，使得低收入人群医疗服务需求进一步释放。然而，现有大病保险实施后，大病患者住院实际补偿比仅提高了8%～10%，相关研究表明均等化的基本医疗保险使得高收入参保人群的受益超过低收入人群；医疗保险等因素也扩大了医疗服务利用不均衡[13~15]。低收入人群往往更容易发生灾难性卫生支出，朱铭来等[16]的研究发现灾难性卫生支出会使个人收入降低0.1163个百分点，个人健康将降低7.9947个单位，个人医疗服务支出将增加0.6344个百分点，进一步加重低收入家庭的经济负担。黄薇[17]指出较低收入和大病患者高额医疗支出的冲击可能导致低收入家庭陷入长期的经济困难，从而放弃必要的医疗救治，生活质量和健康状况进一步恶化，陷入了恶性循环。熊先军和高星星[18]指出目前我国真正意义上的大病保障和救助制度并未建成，城乡居民大病保险普惠式"二次报销"分散了有限的医保基金，弱化了基本医保基金的保障能力，难以对困难家庭实施精准保障措施，从而难以有效防止其因病致贫、返贫。

第四阶段为全面健全阶段。《国务院办公厅关于健全重特大疾病医疗保险和救助制度的意见》（国办发〔2021〕42号）提出科学确定医疗救助对象范围，医疗救助公平覆盖医疗费用负担较重的困难职工和城乡居民，根据救助对象类别实施分类救助。对低保对象、特困人员、低保边缘家庭成员和纳入监测范围的农村易返贫致贫人口，按规定给予救助。对不符合低保、特困人员救助供养或低保边缘家庭条件，但因高额医疗费用支出导致家庭基本生活出现严重困难的大病患者，根据实际给予一定救助。强化三重制度综合保障，确保困难群众应保尽保，促进基本医保、大病保险和医疗救助三重制度互补衔接。

1.4　国际大病医疗保障制度经验

世界各国的大病医疗保障均以其主导的医疗保障模式为基础（表1-1）。根据筹资方式的不同可将大病保险模式划分为三种：第一种是雇主和雇员自主筹资，根据自身情况选择相应保险产品；第二种是国家通过立法强制要求雇主、雇员及家属按比例分摊大病保险费用，政府给予财政补贴和税收优惠；第三种是政府财政筹资，实施全民免费医疗。根据补偿方式不同可将大病保险模式划分为两种：超额补偿和自费封顶。根据运行方式可将大病保险模式划分为三种：第一种是商业保险主导，保险公司自负盈亏；第二种是社会医疗保险主导，各方共同负担原则；第三种是国家医疗保险主导，各卫生服务组织通过政府预算拨款或转移支付获得经济收入，并向全体国民提供免费医疗服务。

表 1-1　国外大病保险模式与代表国家

项目	类别	内容	代表国家
筹资方式	雇主和雇员自主筹资	根据自身情况选择相应保险产品	美国
	政府、雇主、雇员等分担	国家立法强制要求	德国
	政府财政筹资	实施全民免费医疗	英国
补偿方式	超额补偿	自付费用达到某预定额度时，对其超额部分按一定比例进行补偿	澳大利亚
	自费封顶	医疗自付费用达到某预设封顶线时，其剩余医疗费用将全部由医疗基金报销	德国
运行方式	商业保险主导	保险公司自负盈亏	美国
	社会医疗保险主导	各方共同负担原则	德国
	国家医疗保险主导	国家财政负担	英国

1.4.1　国外大病医疗保障制度简介

1. 澳大利亚

1973 年，澳大利亚颁布了《健康保险法》（Health Insurance Act），开始推行全民医疗保险制度。经过十多年的努力，1984 年，全民医疗保险 Medicare 正式确立，并成为澳大利亚医疗保险制度的基础和核心内容。Medicare 覆盖了澳大利亚全体国民和符合相关规定的外国人，并为大部分医疗服务提供补贴。具体而言，政府为在医疗福利计划（medicare benefits schedule，MBS）内的门诊诊治服务提供补贴并制定相应的补贴标准，对药物的补贴标准则依照药物福利计划（pharmaceutical benefits scheme，PBS）实施。通常情况下，Medicare 会支付目录内门诊项目计划费用的 85%（主要针对专科医生服务）～100%（主要针对全科医生服务），以及目录内住院项目计划费用的 75%。澳大利亚实行医药分开，患者持医生开具的处方到药店自行购药，在 PBS 内的处方药有一个共付费用，2012 年的数额为 35.4 澳元，而持有特许卡的人（一般是符合相关规定的低收入者和老年人），则仅需支付 5.8 澳元即可，一些特殊处方药的共付费用还要再低一些[19]。

澳大利亚对于大病医药开销的保障在于设置了相应的安全网（safety net），并限定了最高自付医药费用。当医疗服务年消费超过一定数额时，安全网则启动实施。以 2012 年的政策为例，对于门诊医疗服务费用，当患者一年内以 MBS 进行价格定价时的自付费用总额达到 413.50 澳元时，其接下来的医疗费用中，MBS 所覆盖的服务项目将全额报销。当患者一年内的门诊自付总费用（包括以 MBS 进行价格定价时的自付费用和超出 MBS 价格的自付费用）达到一定数额时，患者接下来的门诊医疗消费，将在正常医疗报销的基础上，得到 80%的自付费用补偿。对于特许卡持有者和低收入家庭，该额度为 598.8 澳元，对于一般患者为 1198 澳元，当然，一些特殊医疗项目的支付额度是有上限的。同时，对于药品而言，当患者一年内购买 PBS 覆盖范围内的处方药的总费用，超过一个既定上限时，该患者也可以享受额外的药品价格补贴。对于一般患者，该上限为 1363.3 澳元，一旦超出该上限，其共付额度会自动下降到特许卡持有人的标准；而当特许卡持有人的处方药总费用达到 348 澳元时，其原来 5.8 澳元的共付额将被免除[20]。

2. 日本

日本于 1961 年开始实行覆盖全体国民的医疗保险制度，并成为世界上第四个实现全民医保的国家。日本的全民基本医疗保险并非统一管理，而是形成了根据职业和地域确定参保对象的多种类型，包括针对大型企业雇员、中小企业雇员、企业日工、船员、地方和国家公务员、私立学校教职工等的医疗保险，以及由市町村政府管理的囊括农民、无业者和自由职业者等参保者的国民健康保险。其中，以职业为主的医疗保险，主要由雇员和所在企业共同缴费；而以地域为主的国民健康保险，则较多地由国家补助[21]。

尽管个体无权选择承保机构，但所有的基本医疗保险组合包含的是相同的法定医疗服务包。此外，随着老龄化日益严重，日本还逐步建立起了相对独立的老年医疗保健制度，医保报销待遇相对更为优厚，并得到了更多的国家财政支持。日本的国家法定服务项目覆盖了预防保健、门诊服务、住院服务、精神健康服务、经过批准的处方药和大部分牙科服务。一般地，所有覆盖的医疗服务都被要求支付 30%的共付费用，6 岁以下的儿童和 70～74 岁的老人的共付比为 20%，而 75 岁以上的高龄老人则仅负担 10%的医疗费用，70 岁以上、收入水平较高的老人，却难以享受这样的待遇，其共付比仍然是 30%。另外，一些以企业为基础的医疗保险基金，也会提供一个较低的共付比[22]。

从国际比较来看，30%的共付比是相当高的。因此，为了防止过多的自付费用，尤其是帮助弱势群体避免因病致贫，日本政府设计了一系列措施予以保障。例如，所有的基本医疗保险都规定了一个月自付费用的标准额度，在 2012 年，对于 70 岁以下的参保者，该标准通常是 80 100 日元（对于较高收入者，该标准为 150 000 日元，而对于低收入者，该标准相当于自付封顶费用，为 35 400 日元），相当于此时的医疗总费用为 267 000 日元，超过这个标准，患者只需支付医疗总费用超出部分的 1% 即可。同时，从第四个月开始，自付标准将继续降低，通常情况降为 44 400 日元（较高收入者的标准降为 83 400 日元，而低收入者的标准则降为 24 600 日元）。对于 70～74 岁的老年人，其门诊和住院的自付费用通常设有更低水平的封顶线，并且，年度自付费用在 10 万日元和 200 万日元之间的部分可以从应纳税收入中扣除。

3. 意大利

意大利的医保体系建设起步于第二次世界大战之后，直到 1978 年，才建立起真正的医疗保险制度。几经改革，现在的公共卫生保健系统覆盖了所有的意大利公民和合法的外国居民。1998 年至 2000 年，意大利第二部国民健康计划规定了全民享有的标准医疗服务项目；2001 年，中央政府发布了面向全体居民的基本医疗服务项目名单，其中包括应覆盖的医疗服务项目正目录和不应纳入的负面清单，以期能够覆盖一定数量具有医学必要性、有效性、适当性和高效性的服务项目。地方政府也可以提供非基本医疗服务项目或不在正目录中的医疗服务项目，但必须自行筹资[23]。

意大利的初级保健、住院治疗和大部分的筛查服务都是免费提供的，但一些门诊专科医生和成像等服务，以及门诊药物，会有一定的共付费用。面临日益增长的公共债务，2011 年 7 月，意大利政府实行了多项经济改革方案，其中就包括一项 10 欧元的接受门诊专科医生和成像等服务的固定缴费计划。总体而言，意大利政府对全国各地的医疗待遇水平并不要求统一，各地可根据其财政实力，确定本地区的医保基金管理政策和参保待遇。但是，对于低收入参保者及其家庭，以及医疗开支较大的个体，相关政策规定，所有一年内自付费用超过 129 欧元的个体，都可以获得约 20% 的自付费用的税收抵免。总收入在一定水平以下的家庭，其 65 岁以上的老人和 6 岁以下的儿童将享受共付医疗费用豁免。同时，患有慢性病或罕见疾病的普通参保者、残疾人、艾滋病患者、囚犯和怀孕的妇女等，也享受该豁免。这就很好地保证了弱势群体在接受必要的医疗服务时，能够免遭客观经济条件的困扰[24]。

4. 瑞士

瑞士于 1996 年推行了《医疗保险法》，将全体居民强制纳入国家基本医疗保险体系，同时，对医疗系统进行了重整，并最终形成了商业医疗保险体制，为国民提供了广泛的医疗卫生服务。

基本医疗保险通常提供给个人，其家属必须购买单独的保单才可以享受到相应的医疗服务。不论投保者的年龄和健康状况如何，所有的商业医疗保险机构都不得拒绝。医疗保险费一般不按照收入的一定比例收取，而是依据参保者的年龄、性别及所在地区等因素确定，因此缴费标准在各州和各人群中存在较为明显的差异。对于低收入个体和家庭，以及其他社会弱势群体，联邦政府和州政府会对其进行收入补贴，帮助他们支付医疗保险费[25]。

联邦政府只制定了最低标准的医疗服务包，但允许各州在此基础上进行调整，因此，医疗保障政策在各地同样是有差异的。不过，该服务包覆盖了大部分的全科医生和专科医生服务，以及大量的药品、物理疗法、精神疾病治疗服务和一些预防保健服务等；选择性疫苗接种和选择性一般健康检查的费用，以及某些特定群体的早期病种诊断的费用等，也由基本医疗保险支付。从 2012 年开始，基本医疗服务包还纳入了一些辅助性药物。基本医疗保险通常提供一个年度起付线，为 300 瑞士法郎，不过，参保者仍然有机会选择一个包含较高的起付线和相应较低的保费的保险单。一般情况下，参保者需要为所有的医疗服务支付 10%的共付费用，对于有一般替代药品的专利药，需支付 20%（除非另有规定），住院服务则需每天支付 10 瑞士法郎。为孕期妇女提供的医疗服务和少量预防措施是免起付线的，但仍然有共付费用。18 岁及以下年龄的儿童除了免起付线外，其共付比例更低，且免除其住院护理的共付费用。

瑞士对于大额医疗费用的保障还在于，当参保者年度共付费用（不包括起付额）达到 700 瑞士法郎时，该参保者在该年度的其余医疗服务将免除共付。符合规定的社会弱势群体，还会得到一定的补贴。

1.4.2　国外医疗救助

美国医疗救助制度建立于 1965 年，主要覆盖低收入的老年人、盲人和智力严重缺陷者、低收入家庭的儿童和孕妇、单亲家庭未成年子女四种人群；2016 年美国《平价医疗法案》提出将年收入在国家贫困线 138%以下的人群纳入医疗救助范围，救助对象范围进一步扩大。英国实行的福利性社会医疗救助制度，对医疗救助对象有着严格的规定，救助对象主要包括老年人、低收入者、享受政府津贴者、残疾人、税收抵免者、儿童等，且只有达到国家的弱势群体标准才可享受医疗救助，这一标准涵盖个人收入、消费情况、家庭收入等多个因素。德国医疗救助依托社会医疗保险体系，主要针对特殊贫困和一般低收入家庭，采用政府资助其参加强制医疗保险计划和在其就医时减免自付费用相结合的方式实施救助。

国外虽然没有专门的大病医疗救助制度，但都针对贫困人群建立了医疗救助制度，救助对象的界定与收入等经济状况挂钩，救助对象不受病种的限制，对于因病无法支付医疗费用的人群都给予救助，以保障贫困人群及其他无力支付高额医疗费用人群的卫生服务需求得到满足。

参 考 文 献

[1]　中国保险行业协会. 《重大疾病保险的疾病定义使用规范（2020 年修订版）》修订内容对比表[EB/OL]. http://www.iachina.cn/art/2020/11/5/art_8616_104703.html[2021-12-01].

[2]　董朝晖. 大病保险政策的关键问题探讨[J]. 中国医疗保险, 2017, (7): 15-19.

[3]　褚福灵. 构建重特大疾病保障机制[J]. 中国医疗保险, 2015, (8): 17-20.

[4]　王东进. 急需雪中送炭且慢锦上添花：重特大疾病保障和救助机制的性质与功用[J]. 中国医疗保险, 2013, (7): 5-6.

[5]　毛立坡, 张琳. 常规医疗救助与重特大疾病医疗救助辨析[J]. 中国医疗保险, 2014, (6): 43-44.

[6]　王东进. 关于重特大疾病保障的几个基本问题[J]. 中国医疗保险, 2014, (9): 5-8.

[7]　成呈. 大病医疗救助对象范围与救助标准探讨：基于全国 29 省《大病医疗救助实施方案》的比较[J]. 卫生经济研究, 2016, (11): 47-50.

[8]　徐永红. 完善重特大疾病医疗救助制度研究[J]. 卫生管理, 2018, (13): 278.

[9]　杨立雄. 贫困线计算方法及调整机制比较研究[J]. 经济社会体制比较, 2010, (5): 52-62.

[10]　张彦, 吕青. 社会保障概论[M]. 2 版. 南京: 南京大学出版社, 2008: 141.

[11]　王钦池. 消除灾难性医疗支出的筹资需求及其减贫效果测算[J]. 卫生经济研究, 2016, (4): 31-34.

[12]　世界卫生组织. 2013 年世界卫生报告：全民健康覆盖研究[R]. 日内瓦：世界卫生组织, 2013.

[13]　项莉, 罗会秋, 潘瑶, 等. 大病医疗保险补偿模式及补偿效果分析：以 L 市为例[J]. 中国卫生政策研究, 2015, 8(3): 29-33.

[14]　周钦, 田森, 潘杰. 均等下的不公：城镇居民基本医疗保险受益公平性的理论与实证研究[J]. 经济研究, 2016, 51(6): 172-185.

[15]　解垩. 与收入相关的健康及医疗服务利用不平等研究[J]. 经济研究, 2009, 44(2): 92-105.

[16]　朱铭来, 于新亮, 王美娇, 等. 中国家庭灾难性医疗支出与大病保险补偿模式评价研究[J]. 经济研究, 2017, 52(9): 133-149.

[17]　黄薇. 医保政策精准扶贫效果研究：基于 URBMI 试点评估入户调查数据[J]. 经济研究, 2017, 52(9): 117-132.

[18]　熊先军, 高星星. 规治大病政策 回归制度本位[J]. 中国医疗保险, 2016, (3): 21-23.

[19]　Mellish L, Karanges E A, Litchfield M J, et al. The Australian Pharmaceutical Benefits Scheme data collection: a practical guide for researchers[J]. BMC Research Notes, 2015, 8(1): 634.

[20]　Page E, Kemp-Casey A, Korda R, et al. Using Australian Pharmaceutical Benefits Scheme data for pharmacoepidemiological research: challenges and approaches[J]. Public Health Research & Practice, 2015, 25(4): e2541546.

[21]　柳清瑞, 宋丽敏. 基于制度稳定性的日本医疗保险制度改革分析[J]. 日本研究, 2006, (4): 30-35.

[22]　刘晓莉, 冯泽永, 方明金, 等. 日本医疗保险制度改革及对我国的启示[J]. 医学与哲学（人文社会医学版）, 2008, 29(11): 43-45, 66.

[23]　France G, Taroni F, Donatini A. The Italian health-care system[J]. Health Economics, 2005, 14(S1): S187-S202.

[24]　Ferre F, de Belvis A G, Valerio L, et al. Italy: health system review[J]. Health Systems in Transition, 2014, 16(4): 1-168.

[25]　van Kleef R C, Beck K, van de Ven W P M M, et al. Risk equalization and voluntary deductibles: a complex interaction[J]. Journal of Health Economics, 2008, 27(2): 427-443.

第2章　我国大病保险制度

从 2012 年试点到 2015 年全面铺开，大病保险制度已经成为我国多层次医疗保障体系中重要的一环。本章从筹资、补偿等方面对我国现行的大病保险制度进行详细介绍，同时结合我国实际情况，总结医保帮扶下的大病保险政策倾斜。在此基础上，以贵州省 D 市为例，对大病医保实施情况及效果进行分析。2021 年 2 月，习近平在全国脱贫攻坚总结表彰大会上发表重要讲话，"经过全党全国各族人民共同努力，在迎来中国共产党成立一百周年的重要时刻，我国脱贫攻坚战取得了全面胜利"[①]。本书结合历史数据，针对脱贫前大病医疗保障制度的医保帮扶效果进行研究，为各地区加强医疗保障和乡村振兴的有效衔接提供参考。

2.1　大病保险筹资

2.1.1　大病保险筹资状况

2012 年六部委印发的 2605 号文件对城乡居民大病保险的筹资机制进行了明确的规定。

（1）筹资标准。各地结合当地经济社会发展水平、医疗保险筹资能力、患大病发生高额医疗费用的情况、基本医疗保险补偿水平，以及大病保险保障水平等因素，精细测算，科学合理确定大病保险的筹资标准。

（2）资金来源。从城乡居民基本医疗保险基金中划出一定比例或额度作为大病保险资金。城乡居民基本医疗保险基金有结余的地区，利用结余筹集大病保险资金；结余不足或没有结余的地区，在城乡居民基本医疗保险年度提高筹资时统筹解决资金来源，逐步完善城乡居民基本医疗保险多渠道筹资机制。

（3）统筹层次和范围。开展大病保险可以市（地）级统筹，也可以探索全省（区、市）统一政策，统一组织实施，提高抗风险能力。有条件的地方可以探索建立覆盖职工、城镇居民、农村居民的统一的大病保险制度。

---

① 《全国脱贫攻坚总结表彰大会隆重举行　习近平向全国脱贫攻坚楷模荣誉称号获得者等颁奖并发表重要讲话》[EB/OL]. http://www.gov.cn/xinwen/2021-02/25/content_5588866.htm#1，2021 年 12 月 1 日。

在试点的基础上，57 号文件明确提出："（一）科学测算筹资标准。各地结合当地经济社会发展水平、患大病发生的高额医疗费用情况、基本医保筹资能力和支付水平，以及大病保险保障水平等因素，科学细致做好资金测算，合理确定大病保险的筹资标准。（二）稳定资金来源。从城乡居民基本医保基金中划出一定比例或额度作为大病保险资金。城乡居民基本医保基金有结余的地区，利用结余筹集大病保险资金；结余不足或没有结余的地区，在年度筹集的基金中予以安排。完善城乡居民基本医保的多渠道筹资机制，保证制度的可持续发展。（三）提高统筹层次。大病保险原则上实行市（地）级统筹，鼓励省级统筹或全省（区、市）统一政策、统一组织实施，提高抗风险能力。"

目前各地区大病保险筹资政策差异较大。本书对截止到 2021 年 3 月各地区的大病保险筹资政策进行整理，发现按照筹资金额固定与否，各地方案可以分为两类。一类是固定标准，确定了具体金额。如表 2-1 所示，青海省、甘肃省筹资水平较高，达到人均 90 元及以上，安徽省达到了人均 100 元。总体来看，大多数地区的筹资水平都达到了人均 50 元以上。另一类则采用浮动标准，与基本医保挂钩，即按照当年城乡居民医保筹资标准的 5% 左右确定大病保险筹资标准。此种标准与作为资金来源的基本医保基金紧密相关。河南省大病保险继续实施差异化筹资，将大病保险筹资标准分为 95 元、78 元、70 元、64 元四个档次，全省人均筹资为 71 元。

表 2-1　各地区大病保险筹资水平比较

筹资标准	地区
40 元/人	湖北省
100 元/人	安徽省
65 元/人	广西壮族自治区、吉林省
25～65 元/人	四川省
35～65 元/人	陕西省
90 元/人	甘肃省
95 元/人	青海省
50 元/人	内蒙古自治区
分为 95 元、78 元、70 元、64 元四个档次，全省人均筹资为 71 元	河南省
大病保险筹资标准原则上不低于当年人均筹资总额的 5%	贵州省、山西省、福建省

近年来，大病保险筹资水平不断提高。国家医疗保障局和财政部印发的《关于做好 2019 年城乡居民基本医疗保障工作的通知》（医保发〔2019〕30 号）中明确指出 2019 年城乡居民医保人均财政补助标准新增 30 元，每人每年不低于520 元，新增财政补助一半用于提高大病保险保障能力（在 2018 年人均筹资标

准基础上增加 15 元）。各地区纷纷按照国家医保局意见，增加筹资标准。以福建省为例，2018 年、2019 年连续两年该省将基本医保新增财政补助的一半（分别为 20 元、15 元）用于大病保险。

2.1.2　大病医疗保险筹资问题

1. 筹资水平有限，筹资方式单一

近年来，大病保险筹资水平虽然逐步提高，但单一的筹资方式还是可能给后续资金的稳定性和可持续发展带来严峻挑战。我国的大病保险资金主要来源于基本医保基金，在各地财政基础较好、城乡居民基本医保基金仍有结余的情况下，现有筹资方式有其合理性和可行性，但受经济增长放缓、财政压力增大、人口老龄化加速以及医疗支出快速增长等不利因素的影响，未来我国基本医保基金结余面临赤字风险，在此背景下，大病保险筹资的稳定性和可持续发展必然会大打折扣[1]。

以福建省为例，2020 年，全省城乡居民医保基金收入 247.22 亿元，支出240.05 亿元，当期结余基金仅为 7.17 亿元，其中漳州、三明、龙岩、平潭等 4 个统筹区出现当期收不抵支的现象，累计结余基金可支付月数为 4.7 个月，低于 6 个月的警戒线水平。因此，在居民医保缴费标准逐年提高的前提下，基金支出压力仍然较大，大病保险待遇提升空间有限。

2. 筹资效率低

以湖南省为例，《湖南省城乡居民大病保险实施方案》（2015 年）中的筹资方式为由各市州依照当年大病保险筹资标准向县市区下达大病保险资金上解任务，各县市区应将上解大病保险资金及时缴入市州财政设立的大病保险资金账户，但是各县市区农村居民虽然有个人通过银行柜台或应用程序缴费和自己主动到乡镇居民医保办现场办理的缴纳方式，但还是需要人工上门收缴的筹资方式，这种相对落后的方式影响了基金筹集的效率，同时还产生了一定的筹资成本，这会影响到大病保险基金的筹集规模[2]。

3. 统筹层次不高

关于统筹层次，大部分地区目前是在市、州级层次统筹，统一组织，采用统一的筹资标准和补偿政策。国家政策提出进一步提高统筹层次，但是省级统筹地区有限。城乡居民大病保险基金在市级范围内进行统筹，基金的共济作用得到有效发挥。不过，各地经济发展水平、疾病发生率等情况不同，导致医保基金结余

水平不一。在市、州层次统筹，存在不足之处。一是不能充分发挥人数法则的作用。大数法则是计算保险费率的基础，只有承保大量风险单位，即参保的人数越多，大数法则才能显示其作用，保险互助功能才能越强，高额医疗费用风险才能得以分散、分摊。二是大病保险基金使用效率不高。由于统筹层次低，不能在大范围内调剂大病保险基金余缺，基金共济作用得不到有效发挥。

目前全国部分地区试点开展了省级统筹。海南省决定在全国率先实现基本医疗保险基金省级统筹，从 2020 年 1 月 1 日起，实行全省统一的城乡居民基本医疗保险基金和城镇从业人员基本医疗保险基金（含生育保险）统收统支管理。同时，在全省范围内实行统一基金收支管理，统一基金预决算管理，统一城镇从业人员、城乡居民医保待遇政策，统一基金收缴、核算、拨付等经办服务，统一责任分担机制和统一信息系统建设的"六统一"模式。进一步发挥基本医疗保险基金互助共济功能，在增强医疗保障制度公平性、提升基金抗风险能力上迈出关键步伐，将更加有效地推进广大群众公平就医、平等享受医保服务资源。在全省统筹政策逐步推广的情况下，大病保险统筹层级较低、基金风险分散不足的问题将得到逐步解决。

2.2　大病保险补偿

本书系统收集了截止到 2020 年 3 月我国 26 个省份（包括 4 个直辖市）现行的最新的省级大病保险方案，对方案中的保障政策进行比较分析，分析的内容主要集中于保障对象、保障范围、起付线、报销水平以及封顶线等方面。

2.2.1　保障对象

57 号文件指出，大病保险的保障对象为城乡居民基本医疗保险参保人。在这一点上，全国各省（区、市）政策与 57 号文件基本符合，少数省（区、市）则稍有差异。

如表 2-2 所示，部分地区尝试将城镇职工医保纳入大病保险范围内。湖北省和江苏省的文件中明确表示有条件的地区，可探索建立覆盖职工和城乡居民的有机衔接、政策统一的大病保险制度，将参加城镇职工医保的参保人纳入大病保险范围。随着城镇化进程的不断推进，城乡二元结构正在逐步消除，在此背景下，推行城乡医疗保障一体化既是经济社会发展的客观要求，也是未来医药体制改革的重点。许多省级地区在出台统一城乡居民基本医保文件的同时将城乡大病医保进行了合并。

表 2-2　部分省级地区大病保险保障对象比较

保障对象	地区
城乡居民基本医疗保险参保人	安徽省、北京市、福建省、甘肃省、贵州省、海南省、河北省、河南省、黑龙江省、湖南省、吉林省、江西省、辽宁省、青海省、山东省、山西省、陕西省、上海市、四川省、天津市、云南省、浙江省、重庆市
城镇职工医保、城乡居民基本医疗保险参保人	广东省、湖北省、江苏省

2.2.2　保障范围

57 号文件指出将医疗费用作为大病保险的支付标准，参保人患大病发生高额医疗费用，由大病保险对经城乡居民基本医保按规定支付后个人负担的合规医疗费用给予保障。除上海市外，其他地区和 57 号文件保持一致。上海市仍采用按病种报销的方式，对因重症尿毒症透析治疗、肾移植抗排异治疗、恶性肿瘤治疗等产生的医疗费用，纳入城乡居民大病保险保障范围。

大病保险的支付范围也在合规医疗费用的规定中出现分化。57 号文件中指出"合规医疗费用的具体范围由各省（区、市）和新疆生产建设兵团结合实际分别确定"。大部分省市规定大病保险保障范围与城乡居民基本医保相一致，采用相同的基本医保报销目录。部分省市，如吉林省、江西省、青海省、云南省等对目录进行了扩展（表 2-3）。云南省相关文件规定"合规医疗费用原则上应在基本医保诊疗目录、药品目录以及服务设施支付标准范围基础上适当扩大范围，将部分大病治疗确需而未列入基本医保支付范围内的药品、诊疗项目纳入保障范围。基本医保按照病种、病组付费的政策范围内个人自付部分全部纳入合规医疗费用范围"。江西省将原城乡居民基本医疗保险特殊药品纳入医疗保险药品目录按照丙类药品管理，并纳入城乡居民大病保险基金支付。

表 2-3　部分省级地区大病保险保障范围比较

支付范围	地区
城乡居民基本医保报销范围	安徽省、北京市、福建省、甘肃省、贵州省、海南省、河北省、河南省、黑龙江省、湖南省、山东省、山西省、陕西省、上海市、四川省、天津市、重庆市、广东省、湖北省、江苏省
城乡居民基本医保报销范围＋特殊药品/诊疗项目	江西省、辽宁省、青海省、浙江省
城乡居民基本医保报销范围＋特殊药品/诊疗项目＋按病种付费中政策范围内自付费用	吉林省、云南省

2.2.3 起付线

57 号文件规定"高额医疗费用，可以个人年度累计负担的合规医疗费用超过当地统计部门公布的上一年度城镇居民、农村居民年人均可支配收入作为主要测算依据。根据城乡居民收入变化情况，建立动态调整机制，研究细化大病的科学界定标准，具体由地方政府根据实际情况确定"。各地区对于大病保险起付线标准的规定略有差异，部分地区在 57 号文件的基础上制定了具体金额，如表 2-4 所示，最低起付线为甘肃、青海两省的 5000 元，起付线超过 10 000 元的地区则有河南省、黑龙江省、安徽省、湖北省、北京市等。

表 2-4 部分省级地区大病保险起付线比较

项目	起付线	地区
规定具体数额	5 000 元	青海省、甘肃省
	8 000 元	海南省
	10 000 元	山西省
	12 000 元	黑龙江省、湖北省
	15 000 元	河南省
	30 404 元	北京市
	10 000～20 000 元	安徽省
未规定具体数额	以上一年度城镇居民年人均可支配收入和农村居民年人均纯收入作为主要测算依据	福建省、广东省、贵州省、河北省、湖南省、吉林省、江苏省、江西省、山东省、陕西省、上海市、四川省、天津市、云南省、重庆市
	按上一年度居民人均可支配收入的50%确定	辽宁省、浙江省

2.2.4 报销水平

57 号文件提出："2015 年大病保险支付比例应达到 50%以上，随着大病保险筹资能力、管理水平不断提高，进一步提高支付比例，更有效地减轻个人医疗费用负担。按照医疗费用高低分段制定大病保险支付比例，医疗费用越高支付比例越高。"大多数地区都规定了符合本地区具体情况的支付水平，明确了相关报销比例，如表 2-5 所示。甘肃省、河南省等地区给出了大病保险具体费用分段及报销比例。黑龙江省、山西省等地区全部费用统一支付比例，不进行费用分段。福建省、广东省等省份未给出具体数值，对最低报销比例做出了规定。

表 2-5　部分省级地区大病保险支付比例比较

分段和比例	类别	保障水平	地区
规定了具体分段和比例	分段按比例支付	0～1万元（含1万元）：60% 1万～2万元（含2万元）：65% 2万～5万元（含5万元）：70% 5万～10万元（含10万元）：75% 10万元以上：80%	甘肃省
		1.5万～5万元（含5万元）：50% 5万～10万元（含10万元）：60% 10万元以上：70%	河南省
		1.2万～3万元（含3万元）：55% 3万～10万元（含10万元）：65% 10万元以上：75%	湖北省
		30 404～50 000元（含50 000元）：60% 超过50 000元：70%	北京市
		起付线到5万元（含5万元）：60% 5万～10万元（含10万元）：65% 10万～20万元（含20万元）：75% 20万元以上：80%	安徽省
		起付线到3万元（含3万元）：50% 3万～8万元（含8万元）：60% 8万～15万元（含15万元）：70% 15万元以上：80%	湖南省
		起付线到10万元（含10万元）：60% 10万～20万元（含20万元）：65% 20万～30万元（含30万元）：70% 30万元以上：75%	山东省
		起付线到20万元（含20万元）：50% 20万元以上：60%	重庆市
	统一支付比例	55%	上海市
		60%	黑龙江省
		75%	山西省
		80%	青海省
未规定具体分段和比例		按医疗费用高低分段制定支付比例，原则上医疗费用越高，支付比例越高，确保实际支付比例不低于50%	福建省、广东省、贵州省、海南省、河北省、吉林省、江苏省、江西省、辽宁省、陕西省、四川省、天津市、云南省、浙江省

各地大病保险补偿区间分段设置的规定，主要有四种模式。第一种是区间等分模式，即各个补偿比例对应的费用区间长度是相等的。比如，山东省将起付线设为10万元，补偿比例为60%，每增加10万元，补偿比例增加5个百分点，30万元以上部分补偿75%；河南省起付线为1.5万元，5万元及以下报销50%，5万元～10万元报销60%，10万元以上报销70%。

第二种是递增区间模式，即在起付线与封顶线之间的数个分段区间的长度随自付费用的增加而增大，这是最常见的一种分段模式。比如，甘肃省在起付线以上分为四个补偿区间，分别为0～1万元（含1万元）、1万～2万元（含2万元）、2万～5万元（含5万元）、5万～10万元（含10万元）、10万元以上，前四档的区间长度分别为1万元、1万元、3万元、5万元，区间长度逐渐增大，这种模式在相同费用水平下，更容易获得更大的补偿比例，更多地照顾了大病患者的实际负担。

第三种是单一区间模式，即在起付线以上设置两个补偿比例，没有区间长度的差别。比如，北京市规定30 404～50 000元（含50 000元）的报销比例为60%，超过50 000元的报销比例为70%。这里的单一区间指的是第一个闭区间，之所以为单一，是因为它不像前两种分段模式那样有多个闭区间，可以比较区间之间的长短。

第四种是固定比例模式，即在起付线以上不再分段制定补偿比例，只支付一个固定比例的补偿。比如，山西省统一支付比例为75%，青海省为80%。这种一刀切的模式，操作简单方便，但这种模式的补偿比例的设定比较困难，比例偏高，容易给大病保险基金带来筹资压力，比例偏低，对患大病的高费用支出者的压力较大，容易产生因病返贫的问题，因此，使用这种模式的地区并不多。

2.2.5　封顶线

各省市关于封顶线的规定也有所不同（表 2-6）。部分省市规定了封顶线的具体数额，从重庆市、湖南省的 20 万元到山东省的 40 万元不等。安徽省规定省内医疗机构大病保险封顶线为 20 万～30 万元，省外医疗机构大病保险封顶线为 15 万～20 万元。青海省和辽宁省明确规定大病保险不设封顶线。部分地区并未提及封顶线及具体数额。

表 2-6　部分地区大病保险封顶线比较

项目	封顶线	地区
规定具体数额	20 万元	重庆市、湖南省
	22 万元	海南省
	30 万元	黑龙江省
	不低于 30 万元	湖北省
	省内医疗机构：20 万～30 万元 省外医疗机构：15 万～20 万元	安徽省
	25 万～35 万元	江西省
	40 万元	山东省、山西省、河南省、北京市

续表

项目	封顶线	地区
未提及		福建省、甘肃省、广东省、贵州省、河北省、吉林省、江苏省、陕西省、上海市、四川省、天津市、云南省、浙江省
不设封顶线		青海省、辽宁省

2.2.6　我国大病保险补偿方案中的主要争议

截至 2020 年 3 月，全国各个地区均颁布了大病保险实施方案。这些方案对大病保险的筹资标准、补偿方案、经办机构以及流程等内容进行了细化，关于各地区大病保险补偿方案的主要争议有以下两个方面。

第一，是否细化报销分段？部分地区仍在实行统一补偿比例，但是大病患者的医疗费用水平往往差异较大，对自付费用越高的患者实行越高的补偿比例，能够更好地降低其自付费用，有利于改善大病保险制度的公平性。同时适当降低低费用段的补偿比例，可以使有限的基金更多地用于高费用的大病患者，改善基金的使用效率。具体报销分段的数量以及每个分段报销比例的设置仍需要进行进一步的探讨。

第二，是否取消封顶线？从各地的方案可以看到，大多数地区都没有设置封顶线。封顶线设置的初衷是在医疗费用不断上涨的情况下，防范大病保险基金的运营风险，但同时封顶线也会导致部分超高费用患者需要自付超过了封顶线以外的全部费用，这种患者疾病经济负担十分严重，对该部分的补偿费用要求更高。虽然大病保险报销比例不断增加，但其采用的仍然是共付制，患者需要支付一定比例的医疗费用。共付制可以较好地限制大额医疗费用的不合理增长。从实践经验来看，这种患者例数极少，造成的基金风险也非常有限。所以封顶线设置并无必要。

2.3　医保帮扶下的大病保险政策倾斜

2021 年 2 月，习近平在全国脱贫攻坚总结表彰大会上发表重要讲话："庄严宣告，经过全党全国各族人民共同努力，在迎来中国共产党成立一百周年的重要时刻，我国脱贫攻坚战取得了全面胜利。"[①]面对复杂多变的国内外环境，巩固好脱贫攻坚成果，持续惠农惠民、防止返贫，接续推进医保帮扶工作与乡村振兴有效衔接。

---

① 《习近平：在全国脱贫攻坚总结表彰大会上的讲话》，https://www.gov.cn/xinwen/2021-02/25/content_5588869.htm，2021 年 12 月 1 日。

2016年6月21日，国家卫生计生委[①]等15部门联合印发了《关于实施健康扶贫工程的指导意见》，当时我国医疗保障帮扶作为健康帮扶的从属存在，其很多政策由国家卫生计生委出台，并未进行系统设计。2018年3月，第十三届全国人民代表大会第一次会议通过国务院机构改革方案，成立国家医疗保障局，承接人社部"城镇职工和城镇居民基本医疗保险、生育保险"职责、国家卫生计生委"新型农村合作医疗"职责、国家发展改革委"药品和医疗服务价格管理"职责、民政部"医疗救助"职责。针对制度叠床架屋、过高承诺、过度保障的情况，基金和财政压力大等问题，对医疗保障帮扶进行了系统性、整体性设计，国家医保局、财政部、国务院扶贫开发领导小组（2021年2月更名为国家乡村振兴局）印发《医疗保障扶贫三年行动实施方案（2018—2020年）》，要求"到2020年，农村贫困人口全部纳入基本医保、大病保险、医疗救助范围，医疗保障受益水平明显提高，基本医疗保障更加有力"。

各地区出台了各类医疗保障帮扶政策，主要有基本医保倾斜、大病医保倾斜、补充商业保险、医疗救助、政府财政兜底保障、互助基金多种模式。这些政策的全面实施，保障了低收入人口享有基本医疗卫生服务，全面提升低收入人口的健康水平，防止因病致贫、因病返贫的情况发生，取得了显著成效。

大病医保倾斜具体表现为下调大病保险起付线、上调报销比例等，以2017年某地区大病保险政策为例，表2-7是M县大病保险普通参合人员和精准扶贫建档立卡贫困人口大病保险补偿政策的对比表。从补偿起付线上看，普通参合人员的起付线为5000元，而贫困人口只有3000元，在大病保险补偿比例上，贫困人口比普通参合人员高出了10个百分点，在年度内保底补偿金额上，贫困人口是普通参合人员的两倍，由100元变成200元。作为基本医保的一个重要补充部分，大病保险延续了基本医保在脱贫攻坚阶段的"亲贫性"特征，进一步提高对贫困人口的保障水平，体现了制度的公平性[3]。

表2-7　2017年M县普通参合人员和精准扶贫建档立卡贫困人口大病保险补偿政策

补偿起付线		大病保险补偿比例		非转诊或非备案补偿比例		年度内保底补偿金额	
普通参合人员	贫困人口	普通参合人员	贫困人口	普通参合人员	贫困人口	普通参合人员	贫困人口
个人合规自付费用超过5 000元的部分	个人合规自付费用超过3 000元的部分						
1～10 000元		50%	60%	30%	40%	100元	200元
10 001～30 000元		60%	70%	40%	50%		
30 001元及以上		80%	90%	60%	70%		

① 国家卫生计生委全称为中华人民共和国国家卫生和计划生育委员会，2018年我国组建中华人民共和国国家卫生健康委员会，不再保留国家卫生计生委。

2.4　大病保险组织与管理

2.4.1　大病保险组织与管理概况

2016 年底，人力资源和社会保障部社会保险事业管理中心对全国城乡居民大病保险经办情况进行了信函调查，共收到 23 个省级地区的调查反馈。结果显示：2015 年和 2016 年分别有 89.96% 和 91.01% 的统筹地区将城乡居民大病保险业务委托商业保险公司承办，较前两年有所下降，但依旧占据很大份额。另据保监会统计，截止到 2016 年底共有 16 家商业保险公司在全国范围内承办了城乡大病保险业务，其中中国人民财产保险股份有限公司和中国人寿保险股份有限公司占据了 90% 的业务，其他商业保险公司只在某个或几个地区经办城乡居民大病保险业务。可见，城乡居民大病保险经办市场呈现出明显的"寡头市场"特性[4]。

2.4.2　大病保险组织与管理模式

各地对城乡居民大病保险实行了不同的经办形式，依据商业保险公司和政府社保部门的业务密切程度，可归纳为以下四种。

1. 社保部门与商业保险公司紧密合作

社保部门与商业保险公司合作较为密切，对商业保险公司经办业务的态度较为开放，希望借助商业保险公司的力量管理相关业务。河南省于 2014 年开始建立城乡居民大病保险业务，实行省级统筹。资金从城乡居民基本医疗保险的省级和中央补贴中直接扣出来，单独成立一个账户，留在省级社保。省级社保按季度预拨资金给商业保险公司，一般预付费用的 90%，留取 10% 用于年底考核。拨付的资金用于支付居民大病费用补偿和商业保险公司经办费用，各级社保经办机构对商业保险公司进行绩效考核，按考核结果对商业保险公司实行奖罚。目前河南省商业保险公司与社保经办机构已经实现信息的互联互通，商业保险公司可以得到城乡居民大病保险参保居民的所有信息。山东省 2018 年城乡居民大病保险同样实行省级统筹，由人社厅统一招标，共有四家商业保险公司中标，分别在不同地市经营业务。经办滨州市城乡居民大病保险业务的是中国人民财产保险股份有限公司滨州市分公司，合同期为 2~3 年。依据合同，在经办城乡居民大病保险业务的过程中，商业保险公司需自负盈亏，累计结余在基金总额的 2% 以内，可以作为经办经费，超过部分结转下一年度。商业保险公司的日常工作包括对区域内医院医疗费用和医疗行为的稽核和检查，以及外出就医患者费用的报销。目前，商业保险公司已实现与社保经办机构之间的信息系统对接，能够实时获取大病患者的所有数据，同时还能获得所有参保人员的基本信息。

2. 社保部门与商业保险公司松散合作

山东省青岛市较早开展社商合作探索，未同全省一起委托经办，其筹资及保障标准在省内属于较高水平，起付线和补偿政策也与全省政策有差异。2015年7月，青岛市将城镇职工的意外伤害保险、大病保险和长期照护保险作为三项独立的业务，分别委托给太平人寿保险有限公司、中国平安保险（集团）股份有限公司和中国人民保险集团股份有限公司经办；将城乡居民的意外伤害保险、大病保险和长期照护保险三项业务，统一委托给中国人寿保险股份有限公司经办。青岛市对社保经办的态度较为谨慎，资金划转有严格的规定。

四川省成都市 2009 年推行大病互助医疗保险，2014 年推出城乡居民大病保险，2016 年推出重特大疾病医疗保险。这些补充医疗保险的报销范围各不相同，报销顺序依次为：基本医疗保险、城乡居民大病保险、大病互助医疗保险、重特大疾病医疗保险。2015 年以来，医保基金都是年初一次拨付 90%，剩余 10%留作年底考核。商业保险公司主要承担定期或不定期的医保稽核工作，针对挂床等骗保行为，与社保机构一起进行稽核。

3. 商业保险公司独立承办

广东省深圳市 2015 年 11 月正式启动了重特大疾病补充医疗保险，参照了城乡居民大病保险政策，属于商业保险，具体做法与其他地区有所区别。深圳市基本医疗保险制度是职工、居民一体化，所有参保人员不分户籍、年龄、是否患病，都可依照自愿原则参加重特大疾病补充医疗保险。政府主导制定政策，由商业保险具体承办。承办机构是平安养老保险股份有限公司深圳分公司，中标期为两年。2015～2016 年医保年度参保 486 万人，2016～2017 年医保年度参保 504 万人，2017～2018 年医保年度参保 625 万人。

4. 政府社保机构独立经办

北京市城镇居民大病保险以市为统筹单位，采用"二次报销"形式，没有委托给任何商业保险公司，由医保中心直接管理。

2.4.3　大病保险组织与管理模式利弊

城乡居民大病保险采取商业保险公司经办的方式有利有弊。商业保险公司经办大病保险的利主要有四个方面。第一，大病保险的保费来源于社保资金的直接划转，商业保险公司不需要展业成本，即可得到大量的保费来分散风险，符合商业保险公司经营的大数法则，有利于商业保险公司降低风险、稳健经营。第二，经办大病保险可以使商业保险公司得到居民、职工的信息，有利于商业保险公司在经营大病保险之外拓展健康险业务，加大健康保险产品和服务的提供力度。第三，经办社保的商业保险公司可以通过保费、人员的增加来扩大公司规模，扩大商业健康险公司的市场空间。社保由政府主导，强制参保，具有覆盖广的特点，众多的参保者会给商业保险带来巨大的市场空间。第四，大病保险是大势所趋，国家和政府大力支持，因此经办大病保险的商业保险公司可以获得制度支持，也有利于保险的观念更加深入人心。政府的公信力、行政的推动力会促进商业保险公司的发展壮大，并使商业保险公司获得政策优势[5]。

但是，大病保险的经办对于商业保险公司来说是一把"双刃剑"，给商业保险公司带来好处的同时也带来了不利，主要表现在以下几个方面。

第一，社保部门选择合作的经营机构时采取的方式是招标，为了中标，商业保险公司必须压低投标价格。这样，就必然会给商业保险公司带来一种风险——巨额的赔付大于保费收入，即赔付率可能大于100%。商业保险公司中标后，会形成一种垄断，阻断了其他市场主体的进入路径，不利于竞争机制作用的发挥，也不能为参保者提供更多的选择。

第二，商业保险公司中标后，必须为经营大病保险投入大量的前期成本。前期投入的成本也使得商业保险公司面临巨大的经营压力。

第三，大病保险奉行的是非营利性的"保本微利"的原则，这与商业保险公司以营利为主要目的的经营原则存在出入。利润最大化是企业生存发展的动力，长期而言，大病保险的利润空间不足会使商业保险公司缺乏持续经营的动力。

第四，集中精力经营大病保险业务会扭曲商业保险公司的经营模式，挤压其他权利义务对等的健康险产品的生存空间，若不加以控制，商业保险公司可能会成为专营社保的机构，扮演着"代理人"的角色，对商业保险公司的发展不利，限制商业保险公司的竞争和自主性。

第五，利用有限的基本医疗保险基金结余购买大病保险难以长久。利用城乡居民基本医疗保险基金中的结余向商业保险公司购买大病保险，基金不足的地区，可提高年度城乡居民基本医疗保险筹资标准解决资金来源问题，但随着社会需求的增加和老龄化的加剧，医疗费用支出每年也在快速的增长之中，仅依靠现有基金结余，难以支撑大病保险所需。一旦保费基金失去了来源，商业保险公司会面临灭顶之灾。

2.5 典型地区 D 市大病保险实施情况及效果分析

D 市在 2008 年全面推行新农合，2015 年实施大病保险政策后，逐步建立了

"门诊统筹 + 住院统筹 + 大病保险 + 医疗救助"的补偿模式,完善了新农合基本医疗保障、大病保险和农村低收入人口医疗救助"一站式"服务机制。为评估 D 市新农合及大病保险运行状况,本节对 2016 年该市新农合经办和大病保险实施情况进行了调研,召开了相关人员座谈会,收集相关数据和政策文件,对新农合管理人员和商业保险公司管理人员进行了个人深度访谈。

2.5.1　D 市新农合及大病保险基本情况

D 市下辖 15 个区和县级行政区,2016 年农业人口约 626.5 万,2016 年实际参合人数 610.1 万,参合率达 97.4%,资金使用率为 93.6%。

2015 年 D 市全面开展大病保险,市政府于 2014 年 12 月 31 日颁发了《D 市开展城镇居民大病保险工作实施方案(试行)》,由市社会保险事业局按照政府招标采购程序向商业保险机构购买大病保险。利用商业保险机构的专业优势,支持商业保险机构承办大病保险。充分发挥多方合作机制,引入第三方参与监管,促进基金的使用效率,提高参保人员的保障水平,减轻政府负担,遏制医疗费用的不合理增长,实现多方共赢。

2.5.2　D 市新农合运营情况及效果分析

1. 新农合政策

2016 年 D 市新农合人均筹资总额 510 元,其中个人筹资 90 元,中央、省、市、区各级财政补助资金共 420 元。新型农村合作医疗基金按住院统筹基金、门诊统筹基金和风险基金安排,并全部用于参合农民医疗费用补偿。每年补足风险基金,累计提取达到当年筹资额的 10% 后不再提取,必须在新型农村合作医疗基金透支的情况下使用。2016 年大病保险筹资标准为每人每年 30 元,在新农合基金中列支(个别县市区的调整见附表 1)。

2014 年各县市区的县内镇级定点医疗机构的起付线是 0～100 元,报销比例为 85%～90%,大部分县市区为 85%;县内县级定点起付线为 200～300 元,报销比例为 70%～80%,一般为 75%(表 2-8)。县外省市定点医疗机构的起付线分别为 500 元、1000 元,报销比例为 55%、65%。2015 年,各县市县内镇级定点和县级定点医疗机构的报销比例维持不变,县外省市定点医疗机构的报销比例均下降 5 个百分点。到 2016 年,除了 O 市外,其他县市区均按照相应政策将县外省市定点医疗机构的住院报销比例分别增加了 5 个百分点,恢复到 2014 年的水平。同时部分县市区等将县内乡级医疗机构的报销比例提高到 90%(个别县市区的调整见附表 2)。

表 2-8　2014～2016 年 D 市各县区新农合住院补偿政策

医疗机构级别	2014 年			2015 年			2016 年			备注
	起付线/元	纳入补偿范围/元	报销比例	起付线/元	纳入补偿范围/元	报销比例	起付线/元	纳入补偿范围/元	报销比例	
县内镇级定点	0~100		85%~90%（一般为85%）	50~200		85%~90%（一般为85%）	50~150		85%~90%（一般为85%）	
县内县级定点	200~300		70%~80%（一般为75%）	200~300		70%~80%（一般为75%）	200~500		70%~80%（一般为75%）	
县外 I 类	500~800	500<医疗费用≤8000	65%	500	500<医疗费用≤8000	60%	500	500<医疗费用≤8000	65%	
		医疗费用>8000	55%		医疗费用>8000	50%		医疗费用>8000	55%	
县外 II 类	1000	1000<医疗费用≤8000	65%	1000	1000<医疗费用≤8000	60%	1000	1000<医疗费用≤8000	65%	经转诊备案
		医疗费用>8000	55%		医疗费用>8000	50%		医疗费用>8000	55%	
县外 III 类				1500	1500<医疗费用≤8000	60%	1500	1500<医疗费用≤8000	65%	
					医疗费用>8000	50%		医疗费用>8000	55%	
县外 I 类				1500	医疗费用≥1500	30%	1500	医疗费用≥1500	30%	未经转诊备案
县外 II、III 类				2000	医疗费用≥2000	30%	2000	医疗费用≥2000	30%	

2. 2016 年 D 市新农合筹资与补偿效果

2016 年 D 市参保率为 97.4%，其中，总参保率最高的是 E 县和 O 市，达到了 99.9%。最低的是 M 县，为 92.6%。D 市 2016 年新农合基金总支出占本年度筹资总额的 93.6%，运行情况良好，但是不同县市区新农合资金使用情况差别较大，其中 F 县新农合资金使用率仅达到 74.4%，结余率超过 25%，而 O 市新农合资金使用超标，2016 年的资金总支出高于本年度的筹资总额，使用率高达 106.6%。

新农合资金分配中，住院补偿所占比例较高。83.0% 的资金用于住院补偿，15.0% 的资金用于门诊补偿。E 县、K 县住院补偿所占比例相对较低，分别为 77.3% 和 75.8%，H 县住院补偿所占比例较高，达到 90%。这和住院率相关，住院率高的县市区，其住院补偿所占比例大多相对较高（表 2-9）。

表 2-9　2016 年 D 市新农合覆盖面和资金使用情况

县市区	总参保率/%	新农合资金使用率/%	门诊补偿所占比例/%	住院补偿所占比例/%	住院率/%
A 区	96.4	88.0	12.1	86.5	20.3
B 区	99.6	98.9	14.5	84.6	16.8
C 区	99.4	98.3	12.6	83.0	16.3
D 县	95.4	92.4	17.2	80.0	16.1
E 县	99.9	88.7	22.4	77.3	13.7
F 县	99.5	74.4	11.6	81.9	15.0
G 县	99.4	100.0	14.6	84.7	15.2
H 县	96.2	87.9	9.6	90.0	18.3
I 县	97.7	93.3	10.6	89.4	17.6
J 县	97.5	81.7	10.8	89.2	16.7
K 县	95.0	99.0	21.5	75.8	16.5
L 县	99.8	98.6	19.2	77.8	19.3
M 县	92.6	101.5	16.7	81.1	20.5
N 市	98.7	93.2	7.9	88.1	14.7
O 市	99.9	106.6	11.0	86.1	21.7
合计	97.4	93.6	15.0	83.0	17.2

在门诊资金的使用中,各县市区对于特殊大病门诊的补偿差别较大。其中,L 县特殊大病门诊获得补偿费用的人次所占比例最高,为 31.4%,次均门诊补偿金额为 159.5 元,其特殊大病门诊覆盖面较广,补偿的强度较低;而 O 市则相反,其特殊大病门诊获得补偿费用的人次所占比例较低,仅为 1.1%,但其次均门诊补偿金额达到 505.7 元,说明其纳入的病种覆盖人群较少,但补偿水平相对较高(表 2-10)。

表 2-10　2016 年 D 市新农合的门诊补偿情况

县市区	普通门诊		特殊大病门诊	
	门诊获得补偿费用的人次所占比例/%	次均门诊补偿金额/元	门诊获得补偿费用的人次所占比例/%	次均门诊补偿金额/元
A 区	72.6	21.0	11.1	155.2
B 区	51.4	12.6	22.9	136.5
C 区	87.2	17.3	5.4	405.9

续表

县市区	普通门诊		特殊大病门诊	
	门诊获得补偿费用的人次所占比例/%	次均门诊补偿金额/元	门诊获得补偿费用的人次所占比例/%	次均门诊补偿金额/元
D 县	74.8	39.6	13.1	187.3
E 县	202.8	24.3	6.5	350.9
F 县	133.7	16.2	2.5	350.6
G 县	234.0	24.8	0.9	633.5
H 县	59.7	51.5	3.3	149.9
I 县	91.5	12.1	2.3	797.7
J 县	128.2	26.0	0.9	446.9
K 县	106.5	35.8	11.9	269.6
L 县	196.5	−4.7	31.4	159.5
M 县	245.6	32.0	0.4	365.8
N 市	102.8	22.6	2.8	224.3
O 市	126.3	34.7	1.1	505.7
合计	138.8	37.9	6.6	342.6
全省平均水平	158.9	44.3	3.5	334.1

2016 年 D 市住院患者次均住院费用为 3805.4 元，实际补偿比为 56.7%，住院人均补偿额度为 2158.7 元，住院自付费用为 1646.7 元，占该市农村居民收入的 19.9%。其中，O 市住院率最高，为 21.7%，次均住院费用为 3535.6 元，低于全市平均水平，其自付费用与收入的比值为 16.4%，在全市处于较低水平，患者经济负担较低。O 市住院率超过 20%，加上实际补偿比较高，容易造成新农合资金超支，资金运行风险较大（表 2-11）。

表 2-11　2016 年 D 市新农合住院补偿情况

县市区	住院补偿/人次	住院率/%	次均住院费用/元	实际补偿比/%	住院人均补偿额度/元	住院自付费用/元	自付费用与收入的比值/%
A 区	50 641	20.3	3 107.1	56.3	1 748.9	1 358.2	14.0
B 区	25 757	16.8	4 162.7	57.6	2 399.6	1 763.1	15.7
C 区	35 216	16.3	4 786.7	49.8	2 381.5	2 405.1	21.4
D 县	132 025	16.1	3 806.3	59.6	2 267.7	1 538.5	
E 县	74 818	13.7	4 342.1	55.0	2 388.6	1 953.5	24.0
F 县	68 920	15.0	3 538.5	52.4	1 855.3	1 683.2	22.1

县市区	住院补偿/人次	住院率/%	次均住院费用/元	实际补偿比/%	住院人均补偿额度/元	住院自付费用/元	自付费用与收入的比值/%
G 县	83 878	15.2	4 277.6	62.0	2 652.4	1 625.2	21.5
H 县	52 698	18.3	3 794.8	54.7	2 073.7	1 721.1	22.7
I 县	71 627	17.6	3 543.7	63.6	2 252.2	1 291.5	17.1
J 县	64 666	16.7	3 909.2	52.4	2 046.5	1 862.7	21.9
K 县	67 899	16.5	4 090.9	53.3	2 181.5	1 909.5	18.9
L 县	51 027	19.3	3 478.4	55.0	1 911.8	1 566.5	17.6
M 县	127 307	20.5	3 359.8	57.3	1 925.9	1 433.9	20.3
N 市	32 265	14.7	4 613.7	59.2	2 731.8	1 881.9	20.4
O 市	108 565	21.7	3 535.6	56.3	1 991.9	1 543.7	16.4
合计	1 047 309	17.2	3 805.4	56.7	2 158.7	1 646.7	19.9

E 县的住院率仅为 13.7%，次均住院费用却高达 4342.1 元，住院自付费用与收入的比值为 24.0%，患者疾病经济负担较大。这与该地区医疗费用的高涨以及当地人均收入较低有关，提示需要进一步控制医疗费用的不合理增长。F 县的次均住院费用仅为 3538.5 元，同时其住院率为 15.0%，实际补偿比为 52.4%，住院人均补偿额度为 1855.3 元，均低于全市平均水平。低受益率和低实际补偿比导致 F 县基金结余超过 25%。

表 2-12 为 2016 年 D 市新农合住院人次和资金流向，2016 年住院患者中，17.8%的患者流向县外医疗机构，43.5%的患者流向县级医疗机构，38.7%的患者流向乡级医疗机构。住院补偿费用主要流向了县外医疗机构和县级医疗机构，分别占 40.9%和 44.7%。乡级医疗机构占比较小，补偿金额占比为 14.5%。这与乡级医疗机构虽然补偿比例较高但住院费用低有关。

表 2-12　2016 年 D 市新农合住院人次和资金流向

县市区	县外医疗机构就诊比例/%	县级医疗机构就诊比例/%	乡级医疗机构就诊比例/%	县外医疗机构补偿金额占比/%	县级医疗机构补偿金额占比/%	乡级医疗机构补偿金额占比/%
A 区	19.1	11.1	69.8	49.0	16.1	35.0
B 区	38.0	28.7	33.3	52.6	35.6	11.7
C 区	49.4	9.0	41.5	77.7	6.8	15.5
D 县	18.0	49.9	32.1	33.5	56.9	9.6
E 县	24.2	44.5	31.4	56.8	33.7	9.5
F 县	17.6	52.4	30.0	38.7	48.6	12.7

县市区	县外医疗机构就诊比例/%	县级医疗机构就诊比例/%	乡级医疗机构就诊比例/%	县外医疗机构补偿金额占比/%	县级医疗机构补偿金额占比/%	乡级医疗机构补偿金额占比/%
G 县	24.2	44.1	31.7	49.1	41.5	9.5
H 县	11.8	50.1	38.1	33.9	53.6	12.6
I 县	13.8	46.8	39.4	36.2	49.0	14.8
J 县	16.0	45.4	38.6	42.5	40.6	16.9
K 县	13.0	67.6	19.4	37.7	55.0	7.3
L 县	15.7	44.7	39.6	42.6	40.1	17.3
M 县	10.6	30.4	59.0	30.1	42.7	27.2
N 市	16.6	64.8	18.5	35.1	58.8	6.1
O 市	11.7	45.9	42.4	31.8	53.2	15.0
合计	17.8	43.5	38.7	40.9	44.7	14.5

其中，E 县县外医疗机构就诊比例达到 24.2%，县外医疗机构补偿金额占比高达 56.8%，乡级医疗机构补偿金额占比仅 9.5%，县外和县级医疗机构就诊比例高也导致了 E 县次均住院费用居高不下。O 市县外医疗机构就诊比例仅为 11.7%，更多的患者选择在县级医疗机构就诊，县级医疗机构补偿金额占比也达到了 53.2%。这可能因为 O 市市级医院，如市医院、中医院、厂职工医院医疗技术水平相对较高。这些医院的起付线为 300 元，且补偿比例高达 80%，减少了县外就诊人次，将患者留在市内就医。同时由于高住院率和高补偿比例，O 市的新农合资金使用压力进一步加大，容易超支。

3. 2014～2016 年 D 市新农合运行变化分析

随着医改推进，贵州省新农合患者住院率逐步下降，但 D 市在 2014～2016 年住院率明显高于全省平均水平，分别为 17.4%、16.3% 和 17.2%。其中，2016 年 O 市住院率最高，达到 21.7%，不合理住院现象十分严峻。E 县、F 县等县市区住院率控制得较好，2014～2016 年住院率不断下降。

整体来说，2014～2016 年 D 市新农合基金使用率均高于全省平均水平。2014 年各县市区新农合基金大部分出现基金超支，基金使用率最高的是 G 县，高达 115.2%。2015 年各县市区新农合基金使用率均有不同程度下降，这与 D 市下调住院补偿比例有关。F 县的基金使用率骤然由 113.6% 下降到 78.1%，新农合补偿的稳定性较差。2016 年各县市区基金使用率略有回升，整体基金使用控制在较好范围内，但是部分县市区仍存在超支，如 O 市基金使用率为 106.6%（表 2-13）。

表 2-13　2014～2016 年 D 市住院率和基金使用率

县市区	住院率/%			基金使用率/%		
	2014 年	2015 年	2016 年	2014 年	2015 年	2016 年
A 区			20.3			88.0
B 区	16.7	16.7	16.8	113.6	99.0	98.9
C 区	16.0	14.9	16.3	106.3	97.3	98.3
D 县	16.6	15.8	16.1	108.2	79.1	92.4
E 县	16.4	14.3	13.7	108.2	87.0	88.7
F 县	21.2	15.7	15.0	113.6	78.1	74.4
G 县	15.1	13.0	15.2	115.2	87.1	100.0
H 县	16.8	15.2	18.3	104.2	65.8	87.9
I 县	16.2	16.6	17.6	112.8	93.3	93.3
J 县	17.4	17.3	16.7	109.4	89.8	81.7
K 县	15.1	14.1	16.5	100.2	79.6	99.0
L 县	17.8	17.1	19.3	97.6	90.3	98.6
M 县	20.1	20.0	20.5	108.6	91.9	101.5
N 市	15.3	13.1	14.7	90.3	82.4	93.2
O 市	20.2	21.8	21.7	109.2	97.3	106.6
合计	17.4	16.3	17.2	108.0	85.2	93.6
全省平均水平	15.1	13.7	13.9	98.3	83.6	86.5

　　对 2014～2016 年住院补偿数据进行纵向分析（表 2-14），D 市新农合整体运行情况较好，人均医疗费用虽然逐年增长，但是其增长率仍低于全省平均水平，2016 年 D 市人均医疗费用为 3889.8 元，略低于全省平均水平（3893.5 元）。其中，M 县人均医疗费用控制较好，均处于较低水平。E 县人均住院费用从 2014 年的3451.1 元增长到 2016 年的 4342.1 元，增长幅度较大。

表 2-14　2014～2016 年 D 市住院补偿情况

县市区	人均医疗费用（住院）/元			实际补偿比/%		
	2014 年	2015 年	2016 年	2014 年	2015 年	2016 年
A 区			3107.1			56.3
B 区	3581.3	3854.1	4162.7	64.9	58.8	57.6
C 区	3788.5	4637.1	4786.7	61.5	53.9	49.8
D 县	3588.6	3609.3	3806.3	57.9	52.3	59.6
E 县	3451.1	3905.1	4342.1	61.3	55.7	55.0

县市区	人均医疗费用（住院）/元			实际补偿比/%		
	2014 年	2015 年	2016 年	2014 年	2015 年	2016 年
F 县	3039.2	3322.3	3538.5	60.8	54.5	52.4
G 县	3567.4	4424.6	4277.6	66.6	53.9	62.0
H 县	3525.8	3424.1	3794.8	58.6	47.9	54.7
I 县	3201.0	3419.8	3543.7	69.0	65.8	63.6
J 县	3486.8	3860.5	3909.2	62.2	54.3	52.4
K 县	3713.6	4110.9	4090.9	54.8	48.5	53.3
L 县	2974.5	3263.3	3478.4	59.0	60.6	55.0
M 县	2788.6	3011.4	3359.8	59.3	57.4	57.3
N 市	3535.5	4434.4	4613.7	57.4	55.1	59.2
O 市	3037.1	3077.1	3535.6	62.3	55.7	56.3
合计	3377.1	3739.6	3889.8	60.8	55.0	56.7
全省平均水平	3188.0	3522.5	3893.5	64.3	60.7	60.1

2014～2016 年，D 市住院实际补偿比均低于全省平均水平，且均处于全省末位，2014 年为 60.8%，2015 年骤然减少为 55.0%，2016 年略微回升。各县实际补偿比存在较大差异，其中，O 市实际补偿比从 2014 年的 62.3% 迅速降低到 2015 年的 55.7%，下降的比例超过政策调整的幅度（5 个百分点），2016 年为 56.3%。F 县 2014～2016 年实际补偿比不断降低，2016 年政策调整（上调 5 个百分点）并没有产生明显效果，这可能与 F 县各级医疗机构实际补偿比均偏低有关。

由表 2-15 可知，2014～2016 年 D 市县外医疗机构住院人次占比逐渐增加，由 15.7% 增长到 17.8%；县级医疗机构住院人次占比同步增长，由 36.0% 增加到 43.5%；乡级医疗机构住院人次占比持续降低，由 48.3% 减少到 38.7%。这种现象与全省整体变化趋势一致，分级诊疗工作面临更大的挑战。

表 2-15　2014～2016 年 D 市各级医疗机构住院人次占比

县市区	2014 年			2015 年			2016 年		
	县外医疗机构住院人次占比/%	县级医疗机构住院人次占比/%	乡级医疗机构住院人次占比/%	县外医疗机构住院人次占比/%	县级医疗机构住院人次占比/%	乡级医疗机构住院人次占比/%	县外医疗机构住院人次占比/%	县级医疗机构住院人次占比/%	乡级医疗机构住院人次占比/%
A 区							19.1	11.1	69.8
B 区	34.3	18.5	47.2	36.6	20.1	43.3	38.0	28.7	33.3
C 区	40.8	17.4	41.8	45.3	9.3	45.4	49.4	9.0	41.5

县市区	2014 年			2015 年			2016 年		
	县外医疗机构住院人次占比/%	县级医疗机构住院人次占比/%	乡级医疗机构住院人次占比/%	县外医疗机构住院人次占比/%	县级医疗机构住院人次占比/%	乡级医疗机构住院人次占比/%	县外医疗机构住院人次占比/%	县级医疗机构住院人次占比/%	乡级医疗机构住院人次占比/%
D 县	14.9	26.4	58.7	19.9	34.4	45.7	18.0	49.9	32.1
E 县	18.3	29.0	52.7	20.6	38.1	41.3	24.2	44.5	31.4
F 县	16.2	40.4	43.4	18.1	51.1	30.9	17.6	52.4	30.0
G 县	14.4	49.4	36.2	18.0	54.7	27.3	24.2	44.1	31.7
H 县	12.9	50.5	36.6	12.1	49.6	38.3	11.8	50.1	38.1
I 县	12.3	37.3	50.5	13.8	41.1	45.1	13.8	46.8	39.4
J 县	15.2	49.3	35.5	16.4	44.8	38.9	16.0	45.4	38.6
K 县	13.8	51.8	34.4	13.6	60.4	26.0	13.0	67.6	19.4
L 县	17.0	44.5	38.5	16.1	45.6	38.3	15.7	44.7	39.6
M 县	11.3	27.2	61.6	10.8	27.7	61.6	10.6	30.4	59.0
N 市	16.8	51.6	31.6	21.9	54.1	24.0	16.6	64.8	18.5
O 市	10.0	31.1	58.9	10.1	39.1	50.8	11.7	45.9	42.4
合计	15.7	36.0	48.3	17.4	40.1	42.5	17.8	43.5	38.7
全省平均水平	16.8	41.9	41.3	18.8	45.6	35.6	18.8	47.0	34.2

E 县 2014 年县外医疗机构住院人次占比为 18.3%，到 2016 年增长到 24.2%，均高于全市平均水平；乡级医疗机构住院人次占比不断降低，由 52.7%降低到 31.4%。流向变化增加了该县次均住院费用和自付费用，加重了患者疾病经济负担。L 县则相反，2014～2016 年县外医疗机构住院人次占比不断降低，乡级医疗机构住院人次占比在略微下降后有所上升，这可能与 L 县作为国家医改示范县、分级诊疗政策执行效果较好有关。

表 2-16 显示，2015 年 D 市县级医疗机构在政策补偿比不变的情况下实际补偿比明显下降，下降幅度大于贵州省全省水平，这与不可补偿费用所占比例增多有关。县级医院医疗技术水平的不断提高，可能会使病情复杂程度加大，导致不可补偿费用出现一定程度的合理增长，但数据揭示增长过快。2016 年县级医疗机构实际补偿比稍有回升，表明不可补偿费用所占比例有所控制。

表 2-16 2014～2016 年 D 市各级医疗机构实际补偿比

县市区	2014 年			2015 年			2016 年		
	县外医疗机构实际补偿比/%	县级医疗机构实际补偿比/%	乡级医疗机构实际补偿比/%	县外医疗机构实际补偿比/%	县级医疗机构实际补偿比/%	乡级医疗机构实际补偿比/%	县外医疗机构实际补偿比/%	县级医疗机构实际补偿比/%	乡级医疗机构实际补偿比/%
A 区							46.2	60.5	77.4
B 区	57.7	74.5	81.3	49.1	73.3	75.6	47.5	74.0	80.6
C 区	59.6	61.1	77.2	50.8	62.1	73.6	45.9	61.7	74.8
D 县	42.6	65.8	75.7	39.4	60.4	71.0	47.7	67.7	70.5
E 县	48.5	68.7	91.5	46.1	63.5	85.4	47.5	66.8	81.4
F 县	54.7	63.3	71.5	44.8	61.4	78.8	41.4	59.9	78.1
G 县	56.8	73.4	86.9	45.2	60.6	83.6	54.6	69.2	82.6
H 县	53.8	59.3	73.5	39.1	52.1	69.1	43.9	60.2	74.3
I 县	60.2	72.8	87.9	52.7	73.6	87.8	50.9	71.5	83.9
J 县	54.9	66.5	75.9	46.8	56.6	70.9	45.9	55.0	68.9
K 县	50.8	53.8	75.3	37.9	53.4	74.6	46.5	57.0	73.8
L 县	51.7	66.0	70.7	48.8	69.5	78.3	48.0	56.9	76.1
M 县	52.1	58.7	79.1	43.0	62.9	80.7	40.7	63.8	81.2
N 市	48.4	63.0	78.3	45.3	63.9	80.2	46.2	68.6	84.8
O 市	48.0	69.9	76.7	39.8	65.1	72.1	41.0	67.1	72.5
合计	51.7	65.4	78.7	44.4	61.7	76.8	46.4	64.4	77.0
全省平均水平	57.6	69.0	77.5	53.2	66.8	74.1	52.2	66.8	75.2

2015 年 D 市县外医疗机构在政策补偿比下调 5 个百分点的情况下实际补偿比下降 7.3 个百分点。部分县市区实际补偿比下降非常显著，超过了 10 个百分点，这表明这些县市区补偿费用所占比例显著增加。2016 年 D 市县外医疗机构实际补偿比回升，这表明新农合政策补偿比提升还是有一定作用的，但是提升比例低于 5 个百分点，不可报销费用占比的增加制约了实际补偿比的有效提高。

O 市在基金使用率过高的情况下 2016 年没有增加省市定点补偿比例，其县外医疗机构实际补偿比未能有效提升，在各县市区中排名靠后，但由于其较高的住院率，仍造成 O 市新农合资金超支。

2.5.3 D 市大病保险运行效果分析

1. 大病保险政策

《D 市 2016 年新型农村合作医疗大病保险赔付方案》规定 D 市大病保险起付

线为 8000 元，高于贵州省其他地市。分段补偿为 8000～60 000 元（含 60 000 元）的补偿比例为 50%, 60 000 元以上为 60%。与其他地区相比其金额分段设定较高，60 000 元以上患者的补偿比例较低，不设置封顶线。2017 年 D 市将 60 000 元以上补偿比例从 60% 提高到 80%，其他保持不变（表 2-17）。

表 2-17　2016 年 D 市新农合大病保险补偿政策

人群	起付线/元	补偿政策		封顶线/元
		分段	补偿比例	
普通新农合患者	8 000	8 000～60 000 元（含 60 000 元）	50%	无
		60 000 元以上	60%	
		8 000 元以上（未经转诊备案登记）	30%	
精准扶贫患者	3 000	3 000～60 000 元（含 60 000 元）	50%	无
		60 000 元以上	60%	
		8 000 元以上（未经转诊备案登记）	30%	

2. 大病保险筹资与补偿效果

D 市 2016 年大病保险人均筹资额为 30.0 元，略高于全省平均水平，大病保险筹资占新农合筹资总额的 5.9%，和全省平均水平保持一致（表 2-18）。

表 2-18　2016 年 D 市新农合大病保险的筹资水平和补偿效果

项目	指标	D 市	全省平均水平
筹资水平	人均筹资额/元	30.0	29.7
	大病保险筹资比例/%	5.9	5.9
补偿效果	大病保险补偿受益率/%	0.4	0.6
	住院患者中享受大病保险补偿人数占比/%	2.2	4.5
	大病患者次均住院费用/元	33 053.8	25 192.0
	补偿目录外费用所占比例/%	9.0	11.0
	基本医保实际补偿比/%	49.9	51.7
	大病保险补偿前患者次均自付费用/元	16 552.4	12 167.4
	大病保险次均补偿金额/元	3 964.2	3 395.3
	大病保险补偿后患者次均自付费用/元	12 588.2	8 772.2
	大病保险补偿比例/%	12.0	13.5
	总实际补偿比/%	61.9	65.2
基金使用	大病保险基金使用率/%	51.6	74.9
	其中，大病保险补偿支出比例/%	98.1	96.8
	保险公司服务经费比例/%	1.9	3.2

2016 年 D 市大病保险补偿人数为 23 376 人，占住院补偿人数的 2.2%，大病保险补偿受益率仅为 0.4%，低于全省平均水平（0.6%）。由于起付线较高，D 市 2016 年大病患者次均住院费用为 33 053.8 元，高出全省平均水平 7861.8 元。大病保险补偿前患者次均自付费用为 16 552.4 元，基本医保实际补偿比为 49.9%，低于全省平均水平。经大病保险补偿后，患者次均自付费用为 12 588.2 元，大病保险次均补偿金额为 3964.2 元，大病保险补偿比例为 12.0%，也低于全省平均水平。其中，补偿目录外费用所占比例为 9.0%，优于全省平均水平。总实际补偿比（基本医保＋大病保险）为 61.9%，也低于全省平均水平（65.2%）。

2016 年 D 市大病保险基金支出为 9449.7 万元，大病保险基金使用率为 51.6%，远远低于全省平均水平（74.9%）。其中，大病保险补偿支出为 9266.7 万元，占总支出的 98.1%，保险公司服务经费支出为 183.0 万元，占总支出的 1.9%。其保险公司服务经费支出占比在全省处于较低水平。

2.5.4   2016 年 D 市新农合和大病保险运行效果评析

1. 新农合

1）D 市新农合整体运行情况较好

其住院次均费用处于全省中等以下水平，2014～2016 年的费用增长率也低于全省平均水平。D 市的县外就诊人次占比也处于较低水平，县域内就诊较多。同时 D 市部分地区新农合运行情况良好，E 县、F 县等地区住院率不断下降。

2）新农合实际补偿比偏低，制约了农村居民受益水平

D 市住院实际补偿比在全省一直偏低，这与 D 市曾经下调县外医疗机构政策补偿比有关，但重新调高政策补偿比后，由于不可报销费用占比增加，实际补偿比并没有同步回升。过高地补偿目录外医药费将会影响居民受益水平，增加就医负担。

3）住院率居高不下是 D 市新农合运行中存在的首要问题

D 市的住院率一直处于较高水平，17.2% 的住院率明显高于该省内其他地市，部分县区住院率更高。从流行病学的角度来说，这样的住院率已经偏离了正常医疗服务需求，在控制好不合理住院的情况下才能有效提升新农合基金补偿效率。

4）患者流向变化趋势与分级诊疗要求差距较大

2016 年 D 市虽然提高了省市定点医疗机构的补偿比例，但是流向县外医疗机构的人次仍在增加，而县内的住院多集中于县级医疗机构，基层医疗机构住院人次占比进一步下降。县外医疗机构次均住院费用较高，不可报销费用占比较高，补偿比例低，进一步降低新农合患者的实际补偿比，增加患者的疾病经济负担，同时给分级诊疗带来较大的挑战。

不合理的就医流向导致 E 县实际补偿比不断下降，居民自付费用占收入的比重位居全市前列。伴随着乡级医疗机构住院人次占比不断降低以及 E 县高达24.2%的县外医疗机构就诊比例，导致该县次均住院费用增长幅度较大，同时由于不可报销费用占比的增加导致各级医疗机构实际补偿比均有不同程度的下降，因此 E 县的整体实际补偿比在 2014～2016 年不断降低。

5）不同地区新农合基金使用超支与结余过多并存

住院率偏高是 O 市新农合基金超支的首要原因。2014～2016 年新农合基金风险一直较高，基金使用率均超出全市平均水平。其产生的原因主要是 O 市2014～2016 年住院率均高于 20%，超高的住院率导致了新农合补偿次数增加，虽然 O 市县外医疗机构就诊比例偏低，为 10%左右，但仍导致了基金风险。

住院率控制较好和中等偏低的补偿水平导致 F 县基金结余过多。F 县 2016 年基金结余率超过 25%，超过了新农合统筹基金当年结余率原则上控制在 15%以内的标准。该县住院率控制得较好，住院费用也控制得较好，但政策补偿比相对较低，导致该县县外和县级医疗机构实际补偿比都显著低于全市平均水平，住院人均补偿额度也低于全市平均水平，但居民自付费用与收入比值在全市较高，居民经济负担较重。

2. 大病保险

1）大病保险有效缓解了大病患者家庭疾病经济负担

D 市新农合大病保险补偿比例达到 12.0%，次均补偿金额为 3964.2 元，经大病保险补偿之后，大病患者总实际补偿比达到了 61.9%，甚至超过了新农合的实际补偿比（56.73%），有效缩小了大病患者和普通患者之间实际补偿比的差距，减轻了大病患者的疾病经济负担。同时 D 市新农合大病保险采取"负面清单"的方式来界定纳入大病保险赔付范围的合规医疗费用，扩大了大病保险补偿范围，对于提高大病患者实际补偿比、减轻大病患者家庭疾病经济负担具有重要意义。

2）大病保险覆盖率和补偿水平偏低

2016 年 D 市大病保险补偿受益率仅为 0.4%，新农合住院患者中享受大病保险补偿人数占比为全省最低（2.2%），且大病患者实际补偿比较低，经新农合和大病保险补偿后患者次均自付费用仍处于较高水平（12 588.2 元），远远超过当年农民人均可支配收入（10 109 元），大病患者仍面临严重的疾病经济负担。

D 市新农合大病保险设置了较高的起付线（8000 元），导致大病保险覆盖人群比例偏低，降低了大病保险覆盖面；另外，D 市新农合大病保险费用分段较为粗略，2016 年分段设置的费用段间距过大，患者很难进入政策补偿比相对较高的费用段，而且 D 市新农合大病保险政策补偿比较低（最高为 60%），导致患者实际补偿比较低。

3）大病保险基金使用率偏低

D 市新农合大病保险基金使用率为全省最低，仅 51.6%，大病保险未充分发挥减轻高额医疗费用患者疾病经济负担的作用。这可能因为与贵阳等新农合大病保险试点地区相比，2016 年 D 市新农合大病保险第一年实施，提高补偿水平后对患者医疗服务的刺激作用未充分释放，当然也与其补偿方案相对保守有关。

2.5.5　完善建议

1. 严格控制住院率，减少不必要的住院

严格实施病种入院标准，加大医保医疗服务监管力度，特别是不合理的住院监管力度。同步完善门诊补偿，特别是特殊大病门诊补偿，使这些能够在门诊治疗的患者尽可能接受门诊服务，控制不合理入院。推行日间手术，提高基金使用效率。

2. 创新机制促进分级诊疗制度的完善

优化医疗资源结构和布局，促进优质医疗资源下沉，提高基层服务能力，合理确定各级各类医疗机构的功能定位，完善分工协作机制。以患者为中心制定分级诊疗规范，综合运用转诊制度、医保、价格等多种措施，推动完善基层首诊、双向转诊、急慢分治、上下联动的分级诊疗模式，引导患者合理就医，提高医疗资源利用效率和整体效益。在统一质量标准前提下，实行同级医疗机构医学检查检验结果互认，提高医疗服务连续性。探索对纵向合作的医疗联合体等分工协作模式的打包捆绑支付模式，探索电子转诊（备案）在医保系统与医院信息系统间的数据传送以优化电子转诊（备案）程序。

3. 继续通过支付方式改革和公立医院改革控制医疗费用增长

积极完善按病种、按床日等复合型付费方式改革，降低药品和耗材费用占比，优化公立医院收支结构，规范和引导医疗服务行为，控制医药费用不合理增长。

4. 适当提高筹资水平

由于居民收入水平、就医流向等原因，D 市新农合基金使用率处于较高水平，基金使用出现透支的情况。在控制住院率、加大费用管控措施的基础上适当提高城乡居民医保筹资标准，成为降低基金透支风险的关键。因此 D 市特别是经济水平相对较好的县市区可考虑在国家和全省规定的城乡居民医保最低筹资标准基础之上，根据当地经济发展及医疗费用水平，通过加大地方财政投入和提高个人缴费标准的方式，适当提高当地基本医保筹资标准，确保较高的保障水平。

5. 建立筹资水平—补偿水平的补偿方案动态调整机制

伴随筹资水平的提高，对于基金结余较多的地市可以适当提高各级医疗机构的政策补偿比，进一步降低患者疾病经济负担。

做好大病保险和基本医保政策的有效衔接，合理制定城乡居民医保大病保险补偿政策，统筹考虑人口覆盖、服务覆盖和费用覆盖三个维度。适度降低大病保险起付线，细化费用分段，提高政策补偿比，提高大病资金使用效率，降低大病患者疾病经济负担。

参 考 文 献

[1]　邓微, 卢婷. 我国城乡居民大病保险筹资机制探讨: 基于全国28个省市的样本分析[J]. 中国医疗保险, 2015, (8): 33-35.

[2]　林源, 刘笑丹. 城乡居民大病保险筹资机制探讨[J]. 合作经济与科技, 2020, (24): 180-181.

[3]　陆婵媛. 脱贫攻坚背景下农村健康扶贫的实践路径研究: 以贵州省苗县为例[D]. 上海: 华东理工大学, 2018.

[4]　于保荣, 柳雯馨, 姜兴坤, 等. 商业保险公司承办城乡居民大病保险现状研究[J]. 卫生经济研究, 2018, (3): 3-6.

[5]　段会晴. 保险公司承办城乡居民大病保险运行中的主要问题及建议研究[D]. 成都: 西南财经大学, 2014.

附表 1 　 2016 年 D 市各县市区新农合资金分配情况

县市区	风险基金占比	门诊统筹占比	住院统筹占比	大病保险占比	其他
A 区	10%	30%	54%	6%	
B 区	10%	30%	55%	5%	
C 区	10%			*	
D 县	10%				
E 县				*	
F 县					
G 县	10%	31%	53.5%	5%	0.5%用于其他费用
H 县					
I 县		3%		*	
J 县					
K 县					
L 县		20%	70%	10%	
M 县	10%	15%	75%	5%	
N 市					
O 市	10%	15%	75%	6.4%	

*表示每人每年 30 元

附表 2　2016 年 D 市新农合补偿政策个别县市区的改动

县市区	医疗机构级别	起付线/元	纳入补偿范围的住院医疗费用	补偿比例/%	备注
A 区	县内镇级医疗机构	100		85	属定点医疗机构直接减免
	县内县级医疗机构	500		70	
B 区	镇级医疗机构	150		85	直接补偿
	区级医疗机构	300		80	
	非定点的省内、省外非营利医疗机构	1 000	医疗费用>1 000 元	50	未经转诊备案或无相关居住或务工等证明的患者降低 20%
C 区	Ⅰ类镇卫生院	100	医疗费用>100 元	85	
	Ⅱ类镇卫生院	150	医疗费用>150 元	85	
	一级医院	150	医疗费用>100 元	80	
	区级医院	200	医疗费用>200 元	80	
	二级医院	300	医疗费用>300 元	75	
	三级综合医院	500	医疗费用>500 元	65	
	异地医院	1 500	医疗费用>1 500 元	60	经转诊备案
		2 000	医疗费用>2 000 元	30	未经转诊备案
D 县	县内镇级医疗机构	100		85	
	中心卫生院	200		85	
	县人民医院	500		75	
	县中医院、县保健院、县疾控中心	350		75	
	定点民营一级综合	200		85	
	定点民营专科医院	500		75	
	异地就医	800	医疗费用>800 元	50	经转诊备案
		1 500	医疗费用>1 500 元	50	
		2 000	医疗费用>2 000 元	50	
				30	未经转诊备案
F 县	县外市内一级公立医院	200		75	
	县外市内二级公立医院	500		60	
	民营医院	2 000	医疗费用>2 000 元	30	经转诊备案
		2 000	医疗费用>2 000 元	15	未经转诊备案
	省内外非定点医疗机构（非营利性）	2 000	2 000 元<医疗费用≤80 000 元	50	经转诊备案
			医疗费用>80 000 元	60	经转诊备案
			医疗费用>2 000 元	30	未经转诊备案

续表

县市区	医疗机构级别	起付线/元	纳入补偿范围的住院医疗费用	补偿比例/%	备注
G 县	非定点医疗机构	500	500 元＜医疗费用≤20 000 元	40	经转诊备案
	非营利性医疗机构	1 500	医疗费用＞1 500 元	45	
		2 000	医疗费用＞2 000 元	50	
				30	未经转诊备案
	营利性医疗机构	2 000	医疗费用＞2 000 元	30	
	县内乡级医疗机构	50	医疗费用＞50 元	90	
	县内县级医疗机构	300	医疗费用＞300 元	75	
K 县	县内镇级医疗机构	50		85	县内非新农合定点一律不补偿
	县内县级医疗机构	200		67	
L 县	县内乡镇卫生院	100		85	
	县内县级医疗机构	300		70	
M 县	县内乡镇卫生院	100		88	
	县内县级医疗机构	400		75	
O 市	乡镇卫生院/社区卫生服务中心	100		90	
	市医院、中医院、市计保中心、AT 职工医院	300		80	

第3章　我国大病医疗救助制度

大病医疗救助是适应中国国情的必要的医疗保障制度的补充形式。本章从大病医疗救助筹资、对象界定、补偿方案等方面对大病医疗救助制度进行分析，在此基础上评价大病医疗救助不同模式下的医保帮扶效果，并以结核病为例深入剖析大病医疗救助"一站式"结算机制。

3.1　大病医疗救助筹资

中国医疗救助基金的来源主要包括以下几个渠道：①地方各级财政每年根据本地区开展医疗救助工作的实际需要和财力状况，在年初财政预算中合理安排用于医疗救助的基金；②每年从彩票公益金中按照一定比例或一定数额提取用于医疗救助的基金；③鼓励社会各界自愿捐赠用于医疗救助的基金；④医疗救助基金形成的利息收入；⑤按规定可用于医疗救助的其他基金。

3.1.1　政府筹资

（1）中央筹资。中央财政根据各省财政情况，确定补助数额，分别下拨。专项转移支付方式保证了医疗救助基金的数量和可持续性。

（2）地方省、市、区（县）各级筹资。地方财政筹资可分为以下三种方式。

一是各区（县）财政部门根据上年度末享受低保待遇的人数，按照城市最低生活保障标准的一定比例每人每月安排医疗救助基金。例如，部分地区按城市最低生活保障标准15%的比例筹资。这种按比例投入的方式，能够保障医疗救助基金随经济发展后最低生活保障资金的增长而同步增长，相对于其他定额投入方式更适合医疗救助发展。

二是各级地方政府按总人口或按医疗救助对象每人若干元的标准列支医疗救助基金。例如，某地区按总人口每人1元的标准列支医疗救助基金，这种方式把筹资标准机械地界定为按人头投入，缺乏必要的自然增长机制，不能满足随经济发展而扩展救助对象或提高救助水平的需要，医疗救助基金供需矛盾将日益尖锐，势必影响医疗救助发展。

三是按照低收入人群的疾病需求安排医疗救助基金。按照每人救助水平和救助人数推算基金需求，这种从救助需求角度出发确定筹资额度的方式能够在事先保证医疗救助水平的情况下进行预测，不仅能有效提高基金使用效率、降低医疗救助基金风险，同时还能保证医疗救助基金随经济水平和医疗费用的增长、医疗救助对象范围的扩大、医疗救助水平的提高同步增长，是最为科学的方式。

（3）各级财政投入比例根据各地社会经济情况不同有所差异。大部分地区基层政府的财政能力不同，上级财政实行不同的补助标准。对享受一般转移支付的县（市、区）和实际人均财力相当于一般转移支付县水平的县（市、区），省级财政补助资金通过专项转移支付的形式补助给有关县（市、区），补助水平高于其他县（市、区）。这种模式通过专项转移支付提高了基层财政的医疗救助筹资能力，能够保证医疗救助的可持续发展。

部分省在省内遵循同样的省、市、县筹资比例，由于中国省内各市、县经济水平和财政能力差异很大，这种统一的筹资比例加大了财政能力相对低下的市、县的财政负担，不能有效保证基层政府医疗救助基金及时到位，影响了医疗救助的可持续发展。

3.1.2　彩票公益金

由于政府财政能力的限制，从目前相对稳定的彩票公益金中拿出一定比例的资金投入到医疗救助中，能够扩展医疗救助筹资渠道，扩大医疗救助基金规模，弥补政府财政能力的不足，在有稳定彩票公益金的地区，彩票公益金是政府筹资渠道外一个相对稳定的渠道。

3.1.3　社会各界捐助金

相对前两种渠道，社会各界捐助金缺乏稳定性，但在前两者相对不足的情况下能够起到一定的弥补作用。比如，部分地区医疗机构自愿减免医疗费用，设立爱心医院，发动社会力量资助，媒体义务宣传；部分地区协调市慈善总会和区县慈善机构从募集资金中安排一定比例的资金用于慈善医疗救助；部分地区还积极引导和支持红十字会和慈善协会等社会团体以各种形式参与医疗救助工作。

3.2　大病医疗救助对象界定

3.2.1　中国大病医疗救助对象界定

在中国基本医疗保障和基本医疗救助水平较低的情况下，无论是日常医疗救助对象还是非日常医疗救助对象，在患大病、可能发生灾难性卫生支出、将影响到患者医疗服务的可及性和生活质量时，均应该对其进行大病医疗救助。确定大病医疗救助的对象不仅要考虑人群的疾病特征，还要考虑对象的收入特征，因此需要大量的基线调查数据，操作起来成本较高，对地区的人口学信息系统有较高的要求。

随着大病保障机制的逐步建立，医疗救助对象从低保户、五保户逐步扩展到低收入人群及其他弱势群体，救助范围从单一住院救助扩展到门诊救助和大病医疗救助。根据《国务院办公厅关于健全重特大疾病医疗保险和救助制度的意见》，我国重特大疾病医疗救助对象范围主要包括低保对象、特困人员、低保边缘家庭成员和纳入监测范围的农村易返贫致贫人口、因病致贫重病患者。在《国务院关于进一步健全特困人员救助供养制度的意见》以及《社会救助暂行办法》中，关于低保家庭和特困供养对象已经有了明确的定义，分别是指正在享受最低生活保障待遇和特困供养（五保）待遇的家庭和个人，但对因病致贫家庭重病患者的界定尚无统一界定方法。因此合理界定医疗救助对象，重点在于对因病致贫家庭重病患者的界定。

我国各省关于因病致贫对象的界定仍然处于探索阶段，与低保人群、低收入人群采用直接界定的标准不同，因病致贫家庭重病患者主要靠申报制和定额补贴制来评估其重病医疗费用支出。关于因病致贫患者的界定普遍采用两种指标标准，分别是灾难性卫生支出和致贫性卫生支出（impoverishment health expenditure，IHE）。

灾难性卫生支出的定义为一定时期内，因疾病导致的家庭卫生支出占家庭支付能力的比例超过一个阈值，判断是否发生灾难性卫生支出，强调家庭相对经济负担。

致贫性卫生支出是指由于家庭卫生支出导致家庭发生贫困，如果发生家庭卫生支出之后家庭收入、支出或者支付能力低于事先设定的贫困线标准，则该家庭发生了致贫性卫生支出，强调家庭绝对经济负担。致贫性卫生支出的计算关注三个变量——家庭卫生支出、家庭支付能力、贫困线。

吉林、江苏、北京等 2019 年将因病致贫家庭定义为家庭资产总值低于户口所在地规定的低保标准上限，且因医疗费用支出超过家庭负担能力，导致家庭实际生活水平低于当地低保/低保边缘/低收入家庭标准的患者。具体是采取低保还是低收入标准，各地区有所不同。另外，广东、宁夏、贵州等省份规定因病致贫家庭为个人负担的合规医疗费用达到或超过其家庭年可支配总收入的50%/60%，且要求患者家庭资产总值低于户口所在地规定低保标准上限（表3-1）。

表 3-1　2019 年各地因病致贫家庭重病患者的界定标准

界定标准	具体标准	地区
职工最低工资标准	扣除自付医疗费用后，家庭月人均收入低于同年职工最低工资标准	北京
最低生活保障标准	扣除自付医疗费用后，家庭人均收入低于当地低保标准	吉林、江苏
人均可支配收入	上一年家庭人均可支配收入低于当地城镇或农村居民人均可支配收入的50%	江西
家庭可支配收入	自付医疗费用超过家庭年可支配总收入的60%	广东
	自付医疗费用超过家庭年可支配总收入的50%	宁夏、贵州
低保边缘家庭标准	扣除自付医疗费用后，家庭月人均收入低于当地低保边缘家庭界定标准	山东、浙江
未明确	未规定省级统一标准，由县级以上政府自行确定	安徽、重庆、云南、青海
	鼓励有条件的地区积极探索将因病致贫家庭重病患者纳入大病医疗救助对象范围，未规定省级统一标准以及未在全省范围内强制施行	黑龙江、湖北、辽宁、广西、甘肃、陕西、天津、山西、河北、湖南、福建、河南、四川、内蒙古、海南

从表 3-2 中各省市具体的因病致贫界定标准来看，广东采用的是灾难性卫生支出标准，其他各省市则主要采用致贫性卫生支出标准。各省市之间差距较大，其中，北京、广东、浙江、上海等四个发达省市的具体标准较高，其余省份均较低。北京市因病致贫的具体标准比辽宁省的高 2.6 倍，导致辽宁省救助对象范围过窄，救助效果有限。广东、贵州规定自付医疗费用达到或超过家庭年可支配收入的一定比例即可获得救助，标准相对灵活，能覆盖更多的因病致贫家庭。

表 3-2　2016 年各省市按不同标准界定因病致贫人群的比较

地区	现行标准	人均可支配收入/元	最低工资标准/元	城市低保标准/（元/年）	具体标准/（元/年）
北京	扣除自付医疗费用后，家庭月人均收入不超过同年职工最低工资标准	57 275	22 580	10 800	22 680
广东	自付医疗费用超过家庭年可支配总收入的60%	37 684	22 740	7 075.56	15 073.6
贵州	自付医疗费用超过家庭前 12 个月总收入的50%	15 121	19 200	6 416.76	7 560.5

续表

地区	现行标准	人均可支配收入/元	最低工资标准/元	城市低保标准/（元/年）	具体标准/（元/年）
吉林	扣除自付医疗费用后，家庭人均可支配收入低于当地低保标准	26 530	17 760	5 010.72	5 010.72
辽宁	申请前一年内家庭年人均收入不超过当地低保年标准的 5 倍；患病后，扣除自付医疗费用后，剩余家庭人均收入低于当地最低生活保障标准	32 860	18 360	6 307.44	6 307.44
海南	扣除个人自付医疗费用后，人均可支配收入低于最低生活保障标准	28 453	17 160	5 664.96	5 664.96
上海	申请前三个月内家庭自付医疗费用支出超过家庭可支配收入；或者扣除自付医疗费用后，月人均可支配收入低于最低生活保障标准	57 692	26 280	10 627.56	10 627.56
浙江	自付医疗费用超出家庭承受能力；家庭月人均可支配收入低于当地低保边缘家庭界定标准	47 237	22 320	8 110.44	8 110.44
山东	扣除自付医疗费用后，家庭月人均收入低于当地低保边缘家庭界定标准	34 012	20 520	5 955.84	5 955.84

　　毛立坡和张琳在对常规医疗救助和大病医疗救助进行辨析时指出大病医疗救助建立在常规医疗救助的基础上，救助对象除所有常规医疗救助对象外，还针对金额大、治疗难度高的大病、重病进行救助，涵盖了所有中低收入家庭[1]。顾雪非等指出大病医疗救助应探索对支出型贫困家庭的医疗救助，即从符合大病保险补偿资格的人群（非常规救助对象）中，选取部分最困难的对象进行救助[2]。成呈对全国 29 个地区大病医疗救助政策进行比较分析，并总结出按费用救助方式下因病致贫家庭重病患者的界定共有以下五类标准：职工最低工资、最低生活保障、低保边缘家庭（自付医疗费用后家庭收入低于相应标准）、人均可支配收入、家庭可支配收入（自付医疗费用超过收入一定比例）[3]。孙菊等通过实证验证基于大病相对费用理论，以灾难性卫生支出和致贫性卫生支出测量方法为核心的大病因病致贫对象界定思路的效果，将界定出的因病致贫对象与实际救助情况比较，分析界定思路的效果，研究发现基于灾难性卫生支出和致贫性卫生支出方法界定的因病致贫家庭中有 70%并未得到医疗救助，大病因病致贫对象的界定有待进一步完善[4]。姚强等探析了大病医疗救助因病致贫对象界定的理论与方法，并提出基于大病相对费用理论及其测量方法的因病致贫对象的界定思路，研究提出的大病相对费用理论不仅考虑了家庭支付能力，同时反映了家庭疾病经济负担以及因病致贫的广度和深度[5]。

　　综上，可以看出针对大病医疗救助对象的界定主要有两种方法，一种是针对所有人群提出同一标准，类似于设定救助起付线，当个人自负医疗费用超过某一标准之后（如当地人均可支配收入的倍数）即纳入大病医疗救助对象；另一种是根据患者家庭收入情况，当个人自付费用超过家庭年可支配总收入一定比例之后即纳入大病医疗救助对象。

3.2.2　国外医疗救助对象界定

1. 美国

美国于 1965 年建立医疗救助制度，由联邦和各州政府共同负担财政资金[6]，该制度主要覆盖低收入的老年人、盲人和智力严重缺陷者、低收入家庭的儿童和孕妇、单亲家庭未成年子女四种人群[7]；2016 年美国《平价医疗法案》提出将年收入在国家贫困线 138%以下的人群纳入医疗救助范围，救助对象范围进一步扩大[8]。

2. 英国

英国实行的福利性社会医疗救助制度，对医疗救助对象有着严格的规定，根据个人收入、消费情况、家庭收入等多个因素设置弱势群体标准，只有达到该标准才可享受医疗救助，医疗救助对象主要包括老年人、低收入者、享受政府津贴者、残疾人、税收抵免者、儿童等[9]。

3. 德国

德国医疗救助依托社会医疗保险体系，主要针对特殊贫困家庭和一般低收入家庭等加入医疗保险有困难的人群，通过资助其参加强制医疗保险计划和减免自付费用两种方式实施医疗救助。

4. 日本

日本专门为收入不稳定的低收入者设立了国民健康保险制度，还针对 70 岁以上老年人、残疾人建立了老年卫生保健服务计划，同时政府通过减免残疾人、孤寡老幼和低收入者的部分或全部医疗费用的方式，承担弱势群体的医疗救助责任[10]。

5. 新加坡

新加坡通过建立医疗基金帮助贫困居民支付医疗费用，主要救助对象为穷人或个人承担的医疗费用较高以至于影响基本生活的人。

6. 韩国

韩国医疗救助的对象主要是无职业和收入来源者、无家可归者、个人收入低于全人群平均收入 25%的人以及自付高额医疗费用者[10]。

国外虽然没有专门的大病医疗救助制度，但都针对贫困人群建立了医疗救助，救助对象的界定与收入等经济状况挂钩，救助对象不局限于病种，以费用救助模式为主，对于因病无法支付医疗费用的人群都给予救助，以保障贫困人群及其他无力支付高额医疗费用人群的卫生服务需求得到满足。

3.3　大病医疗救助补偿方案

3.3.1　2019 年各省份大病医疗救助覆盖范围

大病医疗救助覆盖范围主要分为三类：按病种界定、按费用界定以及结合病种和费用界定。

按费用界定的大病医疗救助也存在多种形式。大部分省份将大病保险起付线作为判断大病医疗救助的依据，规定单次住院医疗费用经过基本医疗保险报销后，医疗救助政策范围内个人自付部分超过当地大病保险起付线的患者被纳入大病救助对象，如安徽省、河南省均采用此类标准。浙江省给出了起付线具体的金额，规定患者合规医疗费用经过基本医疗保险、大病保险和住院医疗救助报销后超过两万元的部分纳入大病医疗救助。

结合病种和费用的救助方式分为两类。一是吉林省规定救助对象住院发生的政策范围内自付医疗费用年度累计超过大病保险起付线的，给予大病住院费用补助。针对部分特殊病种，重点救助对象政策范围内自付医疗费用在封顶线内给予全额补助。二是重庆市规定对医疗费用过高、自付费用难以承受的前七类救助对象给予大病医疗救助。特殊病种以外的其他疾病，在二级及以上医疗机构一次住院治疗费用超过三万元的，经过基本医疗保险报销后，属于医疗保险政策范围内的自付费用，给予大病医疗救助（表 3-3）。

表 3-3　2019 年各地大病医疗救助覆盖范围

类别	大病医疗救助覆盖范围	省市
费用	救助对象单次住院医疗费用经过基本医疗保险报销后，医疗救助政策范围内个人自付部分超过当地大病保险起付线	安徽、河南、黑龙江、湖北、江苏、陕西
	年度内因住院或治疗门诊特定疾病发生医疗费用，经基本医疗保险、大病保险和住院医疗救助报销后个人承担部分在两万元（含）以上	天津
	医疗救助对象在定点医疗机构发生的规定范围内的医疗费用，扣除基本医保、大病保险和其他补充医疗保险补偿后的个人负担部分，纳入医疗救助范围	浙江

类别	大病医疗救助覆盖范围	省市
病种＋费用	救助对象住院发生的政策范围内自付医疗费用年度累计超过大病保险起付线的,给予大病住院费用补助。针对部分特殊病种,重点救助对象政策范围内自付医疗费用封顶线内给予全额补助	吉林
	对医疗费用过高、自付费用难以承受的前七类救助对象给予大病医疗救助。特殊病种以外的其他疾病,在二级及以上医疗机构一次住院治疗费用超过三万元的,经过基本医疗保险报销后,属于医疗保险政策范围内的自付费用,按特殊病种的救助比例给予救助	重庆

3.3.2　2019 年各地大病医疗救助起付线

《救助意见》明确指出"对重点救助对象应当全面取消救助门槛;对因病致贫家庭重病患者可设置起付线,对起付线以上的自付费用给予救助"。大部分省市均采取相同规定,因病致贫家庭重病患者起付线与大病保险相衔接。重庆市和青海省规定了具体的起付线标准。北京市、辽宁省等地区不设起付线(表 3-4)。

表 3-4　各地因病致贫家庭重病患者大病医疗救助起付线

起付线	省市
因病致贫家庭重病患者起付线与大病保险相衔接	安徽、甘肃、广东、河北、黑龙江、湖北、江苏、江西、山东、山西、浙江
3 万元	重庆
8 万元	青海
不设起付线	北京、辽宁、陕西、天津

3.3.3　2019 年各省份大病医疗救助报销比例

《救助意见》指出"综合考虑患病家庭负担能力、个人自付费用、当地筹资情况等因素,分类分段设置重特大疾病医疗救助比例和最高救助限额。原则上重点救助对象的救助比例高于低收入救助对象,低收入救助对象高于其他救助对象;同一类救助对象,个人自付费用数额越大,救助比例越高"。各省份设置的报销比例基本符合这一要求,各省份对不同救助对象的报销比例进行了阶梯形设置(表 3-5)。部分省份对因病致贫患者的报销比例做出了明确规定,也有许多省份未对因病致贫患者的报销比例做出明确规定。

表 3-5 各地因病致贫家庭重病患者大病医疗救助报销比例

报销比例	省份
50%	江西、青海
不低于 50%	湖南、浙江、辽宁
不低于 70%	河南
80%	甘肃
综合考虑患病家庭负担能力、个人自付费用、当地筹资情况等因素，分类分段设置大病医疗救助比例	安徽、福建、黑龙江、湖北

3.3.4 2019 年各省份大病医疗救助封顶线

大部分省份对封顶线没有明确规定，只提及各地市根据实际情况分别设置封顶线。部分省份规定了大病医疗救助封顶线，从辽宁省的不低于 1 万元到青海省的 10 万元不等。陕西省规定大病医疗救助封顶线不低于 1.5 万元。重庆市按病种和费用分别规定了大病医疗救助封顶线：按病种救助不低于 10 万元，按费用救助不低于 6 万元（表 3-6）。

表 3-6 各地因病致贫家庭重病患者大病医疗救助封顶线

封顶线	省份
不低于 1 万元	辽宁
不低于 1.5 万元	陕西
2 万元	河南
不低于 3 万元	江西
6 万元	甘肃
8 万元	北京、浙江
病种：不低于 10 万元；费用：不低于 6 万元	重庆
10 万元	天津、青海

但是各省份大病保险方案仍存在许多问题。部分省份起付线设置过高。较低的起付线能达到更广的保障范围，过高的起付线则会缩小受益人群覆盖面。例如，安徽省和河南省城乡居民基本医疗保险起付线达到了 1 万元至 2 万元，这种情况可能难以解决大部分患病群众的困难，只能对少数医疗费用负担较大的患者有所帮助。另外，大病保险的报销比例设置也值得商榷。部分省份报销比例分段设置过高，如山东省设置分段起付线为 10 万元、20 万元和 30 万元，实际在报销过程中，经过

基本医疗保险报销后自付费用达到 10 万元的患者非常少，大部分患者集中在报销前段，而这部分的报销比例有限，因此这种过高的报销分段设置并不合理。

全国各省份大病医疗救助方案差别较大，各地对因病致贫家庭的界定并不清晰。除此之外，部分省份较高的大病保险起付线也会影响大病医疗救助的覆盖人群，造成受益人群覆盖面过窄。一些省份的封顶线设置过低，仅一万元的封顶线会导致救助的费用覆盖水平有限，无法给予充分的经济保障，也发挥不了大病医疗救助的兜底作用。

3.4　不同大病医疗救助模式下医保帮扶效果研究

2021 年 2 月 25 日，习近平总书记在全国脱贫攻坚总结表彰大会上宣布"我国脱贫攻坚战取得了全面胜利，现行标准下 9899 万农村贫困人口全部脱贫""完成了消除绝对贫困的艰巨任务"[①]，但是习近平总书记指出"设立过渡期，保持主要帮扶政策总体稳定"[①]。对现有帮扶政策逐项分类优化调整，合理把握调整节奏、力度、时限，逐步实现由集中资源支持脱贫攻坚向全面推进乡村振兴的平稳过渡。

医疗救助作为我国多层次医疗保障制度体系的重要组成部分，在医保帮扶工作中也发挥了重要作用。为进一步缓解大病患者疾病经济负担、防止医疗弱势人群因病致贫，《救助意见》明确指出大病医疗救助对象范围应适当拓展到因病致贫家庭重病患者，同时合理确定救助标准，切实保障大病医疗救助医保帮扶效果的实现。

国内研究主要集中于大病医疗救助对象界定、不同救助方案和模式比较以及大病医疗救助与基本医保、大病保险等衔接的问题上，而有关大病医疗救助对因病致贫家庭重病患者的覆盖和救助水平情况，以及拓展救助对象后如何精准界定因病致贫对象问题的研究仍不足。与此同时，大病医疗救助从按病种救助转为按费用救助模式后是否能有效扩大救助范围、保障大病医疗救助公平性，相关研究较为缺乏。本节通过分析 2016 年湖北省 A 地大病医疗救助模式转变前后政策实施效果，为进一步完善大病医疗救助制度提供政策建议。

3.4.1　资料及方法

1. 资料来源

通过机构调查获取当地 2013 年和 2016 年两年的基本医疗保险数据库及医疗救

---

①《习近平：在全国脱贫攻坚总结表彰大会上的讲话》，https://www.gov.cn/xinwen/2021-02/25/content_5588869.htm，2021 年 12 月 1 日。

助数据库，并采取多阶段随机抽样的方法，根据社会经济水平（好、中、差）在当地抽取 2～5 个乡镇，对所抽乡镇内的大病患者进行现场问卷调查，得到两年大病患者现象调查库。其中，2013 年共计获得 459 份有效问卷，2016 年共获得 433 份有效问卷。同时收集当地 2013 年和 2016 年有关大病医疗救助的相关政策文件。

数据库核心变量包括：①两年医疗救助库中患者姓名、对象类型和救助金额；②两年基本医疗保险和大病患者现象调查库中患者住院补偿信息，包括患者医疗证号、姓名、住院总费用、纳入补偿费用、实际拨付金额等信息；③两年大病患者现象调查库中患者人口学特征、卫生服务利用和家庭收入等信息。

2. 概念界定

（1）因病致贫。根据 A 地当年的大病医疗救助政策，并结合文献，使用致贫性卫生支出的概念，若经基本医保、大病保险及各类补充医疗保险报销后，得到大病医疗救助前患者自付费用超过家庭支付能力，即因病致贫。每个家庭的支付能力采用家庭当年收入减去当地家庭基本生活所需费用（即户贫困线）得到。本研究对 2013 年收入和费用指标均经过标准化处理，统一采用 2016 年 A 地户贫困线标准，考虑到当地绝对贫困线有一定局限性，故采用相对贫困的概念，使用 1/2 收入平均数法，将 A 地农村居民人均可支配收入（15 462 元）的 1/2 作为个体贫困线，乘以户均人口数（3.6 人）得到户贫困线标准 27 832 元（相关数据通过 A 地 2013 年、2016 年统计年鉴获取）。

（2）实际救助比 = 救助金额/救助前患者自付费用。

（3）灾难性卫生支出发生率指发生灾难性卫生支出的家庭占样本家庭总数的百分比（本书以家庭年收入的 40% 为标准）。

（4）灾难性卫生支出相对差距 = 发生灾难性卫生支出家庭的差距总和/发生灾难性卫生支出家庭总数。

3. 统计方法

采用 Excel 2013 以患者的医疗证号和姓名为依据，联合使用 IF、VLOOKUP 等内置函数对所需核心变量进行整理和匹配，使用 SPSS 19.0 对数据进行描述统计分析和卡方检验。

3.4.2　结果

1. 两年大病医疗救助政策对比

A 地 2013 年大病医疗救助政策限定为 20 个病种，2016 年则取消病种限制，转为按费用救助的模式，但针对不同救助对象均设置了较高的起付线，同时将救助范围均限定为救助对象年度累计个人合规自付费用。两年大病医疗救助政策均将低收入救助对象（家庭人均收入低于低保标准150%以下）重病患者纳入救助，在此基础上，2016年大病医疗救助对象范围拓展至因病致贫对象，根据患者医疗费用、家庭实际财产情况确定是否给予大病医疗救助，具体救助政策整理内容如表3-7所示。

表3-7　2013年和2016年两年大病医疗救助政策

年份	救助对象	起付线	政策范围内救助比例	救助封顶线
2016	低收入救助对象	1.2万元	1.2万~3.6万元（含）：40%	1万元
			3.6万元以上：50%	
	因病致贫对象	2.4万元	2.4万~4.8万元（含）：30%	1万元
			4.8万元以上：40%	
2013	低收入救助对象	0（部分病种2万元）	60%（部分病种15%~60%）	7 000元~15 000元

2. 两年大病患者大病医疗救助受益情况

A地对不同救助对象实行分类救助，因此，本章将救助对象分为常规救助对象和非常规救助对象，其中，非常规救助对象按是否发生致贫性卫生支出又分为因病致贫对象和非因病致贫对象。

A地2016年因病致贫对象救助覆盖率为14.1%，远低于常规救助对象（100%），且较2013年无显著性差异（卡方检验 P 值为0.916）。A地2016年非常规救助对象救助覆盖率与2013年相比无显著性差异（卡方检验 P 值为0.673）。2013年和2016年均有部分非因病致贫对象得到大病医疗救助，具体结果如表3-8所示。

表3-8　两年大病患者大病医疗救助基本情况

不同救助对象	2016年			2013年		
	大病患者人数/人	得到救助人数/人	救助覆盖率/%	大病患者人数/人	得到救助人数/人	救助覆盖率/%
常规救助对象	99	99	100	23	23	100
非常规救助对象	334	44	13.2	436	53	12.2
其中：因病致贫对象	263	37	14.1	299	43	14.4
非因病致贫对象	71	7	9.9	137	10	7.3

3. 两年大病患者大病医疗救助补偿情况

如表 3-9 所示，A 地 2016 年因病致贫对象不可报销费用比例和救助前人均自付费用占比均远高于常规救助对象（分别为 14.9% 和 32.0%），且因病致贫对象实际救助比仅为 6.7%，与常规救助对象（16.7%）存在较大差距。与 2013 年相比，2016 年因病致贫对象救助前人均自付费用占比有所下降，实际救助比明显降低。

表 3-9　两年大病医疗救助受益人群补偿情况

年份	救助对象	人均住院费用/元	不可报销费用比例/%	救助前人均自付费用占比/%	救助前人均合规自付费用/元	人均救助金额/元	实际救助比/%	救助后人均自付费用占比/%
2016	非常规救助对象	99 467	27.6	46.9	19 218	3 483	7.5	43.4
	其中：因病致贫对象	112 171	28.4	46.9	20 805	3 514	6.7	43.8
	非因病致贫对象	32 314	13.2	46.7	10 828	3 322	22.0	36.4
2013	非常规救助对象	98 334	24.9	53.8	28 419	7 799	14.7	45.9
	其中：因病致贫对象	112 819	26.1	55.2	32 827	7 579	12.2	48.5
	非因病致贫对象	36 051	8.5	34.8	9 464	8 745	69.8	10.5

4. 2016 年大病医疗救助补偿效果分析

如表 3-10 所示，2016 年因病致贫对象救助后人均自付费用仍处于较高水平，其中，救助后灾难性卫生支出发生率和相对差距均远高于常规救助对象（分别为 74.7% 和 19 215 元），且差异具有统计学意义（经卡方检验 P 值小于 0.001）。因病致贫对象救助后灾难性卫生支出发生率明显高于所有非常规救助对象合计值。

表 3-10　2016 年大病医疗救助补偿效果情况

不同救助对象	家庭年收入/元	救助后人均自付费用/元	救助后灾难性卫生支出发生率/%	救助后灾难性卫生支出相对差距/元
因病致贫对象	22 104	36 571	95.4%	29 204
非常规救助对象合计	36 360	33 359	79.9%	27 800

3.4.3　讨论

1. 相比常规救助对象，因病致贫对象疾病经济负担往往更加严重

研究结果显示，因病致贫对象救助后灾难性卫生支出发生率和相对差距仍远

高于常规救助对象，疾病经济负担较常规救助对象更加严重。其原因有两点：一是因病致贫对象住院费用本就高昂且基本医疗保险和大病保险保障水平低，经基本医疗保险和大病保险报销后，A 地因病致贫对象救助前人均自付费用水平远远超过常规救助对象，几乎是常规救助对象的两倍；二是因病致贫对象大病医疗救助水平远低于常规救助对象，A 地因病致贫对象救助覆盖率和实际救助比均低于常规救助对象，A 地 2016 年救助范围限定为年度累计合规自付费用，针对因病致贫对象设置了较高的起付线（2.4 万元），远高于常规救助对象起付线标准（1.2 万元），同时因病致贫对象政策救助比和封顶线均远低于常规救助对象，导致因病致贫对象实际救助水平有限。此外，部分因病致贫对象属于经济困难边缘人群，虽未达到低保标准，但其较重的疾病经济负担也应是大病医疗救助政策设计时考虑的重点。

2. 转为按费用救助模式后，并未有效提升救助覆盖率

相关研究表明，大病医疗救助的发展趋势是从按病种救助转向按费用救助，转为按费用救助模式后能够显著改善大病医疗救助的公平性，从而有效减轻大病患者的疾病经济负担。然而本书研究结果显示，A 地 2016 年转为按费用救助后，非常规救助对象救助覆盖率并未有效提高，因病致贫对象救助覆盖率反而略有下降。一方面，尽管 A 地将大病救助对象范围拓展至因病致贫对象，但设定了较高的起付线，且经家庭经济状况核对后也会剔除部分不符合条件的对象，导致并未有效提高实际救助覆盖率。另一方面，由于 A 地对因病致贫对象设定了统一的起付线标准，部分经济状况较好的非因病致贫对象也得到了大病医疗救助，造成有限的资金被分散，从而影响大病医疗救助的实施效果。

3. 救助对象范围虽逐步扩大，但救助力度仍较弱

《救助意见》指出，大病医疗救助对象范围要适当拓展到发生高额医疗费用、超过家庭承受能力、基本生活出现严重困难的因病致贫家庭重病患者。本书的研究结果显示，在逐步扩大救助对象范围的同时，一方面由于基本医保和大病保险保障水平的提高，另一方面出于对救助资金稳定性的考虑，A 地对因病致贫对象政策范围内救助比例和封顶线均进行了调整，导致因病致贫对象实际救助比明显下降，资金使用更加保守，使得本就相对较低的救助水平进一步降低。

3.5　大病医疗救助"一站式"结算——以结核病为例

结核病是全世界面临的重大公共卫生问题和社会问题，其流行严重制约了我

国经济和社会的发展，是我国重点防控的乙类传染病。全国各省份也逐年加大了对结核病防治经费的投入，加强了结核病防治工作的力度，并取得了显著效果，但是结核病疫情仍不容乐观，其防治形势依然十分严峻。结核病患者的沉重经济负担，直接影响着结核病患者的诊疗，给结核病防治工作的顺利开展带来了巨大挑战。

医疗救助"一站式"结算是指结核病患者在定点医疗机构结算医疗费用时，在获得医疗保险报销之后，同时获得医疗救助补偿，实现医疗救助的一次性结算，患者只需承担自付费用的服务方式。由定点医疗机构垫付医疗救助基金支付的部分，垫付部分由民政部门与定点医疗机构定期结算。

本书通过文献查阅和现场调查相结合的方式，对典型地区结核病医疗救助"一站式"结算工作进行评估。2018 年 7～9 月先后在宁夏回族自治区、浙江省和吉林省开展实地调研，通过机构调查收集典型地区结核病患者医疗救助"一站式"结算相关政策、当地医疗救助的统计年报表及年度总结等，分别对省级和县市（区）民政部门和定点医疗机构相关负责人员进行访谈，了解结核病患者医疗救助"一站式"结算实施过程中的经验和困难。在运用交易费用理论和利益相关者理论分析的基础上，结合数理统计分析方法进行典型案例分析，科学评价样本地区结核病医疗救助"一站式"结算的实施效果，探讨经验和问题，为后续进一步开展医疗救助"一站式"结算提供依据。

3.5.1 结核病医疗救助"一站式"结算的实施效果

1. 宁夏回族自治区平罗县

1）医疗救助"一站式"结算的实施效果

自全自治区实施医疗救助"一站式"结算以来，平罗县 2017 年救助人次较上一年度有所增加，其中，"一站式"结算政策救助 3590 人次，占全部救助人次的80.6%。

2）结核病患者"一站式"结算的救助实施效果

在"一站式"结算覆盖方面，自 2017 年 10 月全自治区"一站式"结算实施以来，平罗县共救助结核病患者 32 人次，其中，享受"一站式"结算救助的结核病患者 19 人次，占比达 59.4%，远低于全县"一站式"救助人次占比（80.6%）。享受"一站式"结算救助的结核病患者中，在县市级定点医疗机构就医的患者占一半以上（表 3-11）。

表 3-11　2017 年平罗县"一站式"结算实施以来结核病患者医疗救助情况

项目	"一站式"结算救助		事后审批救助	合计
	县市级定点医疗机构	省级定点医疗机构		
救助人数/人	10	9	13	32
人均医疗费用/元	5 594	21 900.3	18 374.8	15 372.3
医疗保险报销比例/%	73.9	77.2	63.7	70.3
救助前患者人均自付费用/元	1 460.4	4 985.4	6 669.9	4 568.1
人均救助金额/元	805.5	3 059.1	4 120.1	2 785.9
救助后患者人均自付费用/元	654.9	1 926.3	2 549.8	1 782.2

在医疗费用方面，享受"一站式"结算的结核病患者人均救助金额为 1873 元，占救助前患者人均自付费用的 59.8%，其中，在省级定点医疗机构就医的结核病患者人均救助金额占救助前患者人均自付费用的 61.4%，人均救助金额高达 3059.1 元。在"一站式"结算实施前，这部分医疗救助金额需要患者垫付，"一站式"结算实施后，患者只需支付个人应缴纳部分，自付金额下降超过 50%，县市级定点医疗机构就诊患者只需自付 654.9 元，省级定点也只需自付 1926.3 元，极大地减轻了结核病患者就医的资金支付压力。事后审批救助患者的人均医疗费用为 18 374.8 元，远高于"一站式"救助患者（13 318 元），救助前需要人均自付 6669.9 元，这部分患者由于不能实时获得医疗救助，面临着较大的资金垫付压力。定性访谈资料显示平罗县结核病患者向省级定点医疗机构就诊的人次并没有明显变化。

2. 浙江省海宁市

1）医疗救助"一站式"实施效果

医疗救助"一站式"结算项目试点以来，2017～2018 年上半年海宁市救助人数较 2016 年有所增加，合计救助人数达 3977 次（不包括大病合理诊疗救助），其中，"一站式"结算救助 2962 人次，占全部救助人次的 74.5%，较 2016 年（69.5%）有所增加，增加了 5 个百分点。事后审批结算救助 1015 人次，占全部救助人次的 25.5%。

2017～2018 年上半年海宁市事后审批结算救助患者人均医疗费用接近同期享受"一站式"结算救助的人均医疗费用的两倍。2017～2018 年上半年救助水平有所提高，享受"一站式"结算救助的人均救助金额达 2642.1 元，较 2016 年增加 7.5%；享受事后审批结算救助的人均救助金额达 5203.9 元，较 2016 年增加了 11.9%。享受事后审批结算救助的人均救助金额接近同期"一站式"结算人均救助金额的 2 倍（表 3-12）。

表 3-12　海宁市医疗救助"一站式"结算实施情况

项目	"一站式"结算		事后审批结算		合计	
	2016 年	2017~2018 年上半年	2016 年	2017~2018 年上半年	2016 年	2017~2018 年上半年
救助人数/人	1 648	2 962	722	1 015	2 370	3 977
人均医疗费用/元	17 113.9	18 310.2		31 352.4		21 638.8
医疗保险报销比例/%	71.76	72.38				
救助前人均自付费用/元	4 832.4	5 057.8				
人均救助金额/元	2 458.6	2 642.1	4 649.6	5 203.9	3 126.1	3 295.9
救助后人均自付费用/元	2 373.8	2 415.7				

注：2017~2018 年上半年大病合理诊疗救助相关数据未列入表格

2）结核病患者"一站式"救助实施效果

在结核病患者"一站式"结算救助覆盖率方面，2017~2018 年上半年享受住院"一站式"结算救助的结核病患者有 3 人，占全部结核病患者救助人次的33.3%，较 2016 年（63.6%）明显下降。2016 年和 2017~2018 年上半年结核病患者住院"一站式"结算救助人次占比均远低于同期全部患者"一站式"结算救助人次占比（分别为69.5%和74.5%）。调研结果发现，虽然实施了医疗救助"一站式"结算，结核病患者却并未更多地流向实现"一站式"结算的定点医疗机构。与 2016 年相比，2017~2018 年上半年"一站式"结算结核病患者人数有所下降，而事后审批结算结核病患者人数有所上升（表 3-13）。

表 3-13　海宁市住院结核病患者医疗救助"一站式"结算实施情况

项目	"一站式"结算		事后审批结算		合计	
	2016 年	2017~2018 年上半年	2016 年	2017~2018 年上半年	2016 年	2017~2018 年上半年
救助人数/人	7	3	4	6	11	9
人均医疗费用/元	13 091.5	8 173.0	3 996.9	7 110.9*	9 784.4	7 464.9
医疗保险报销比例/%	67.0	59.0				
救助前人均自付费用/元	4 325.1	3 354.9				
人均救助金额/元	1 977.9	1 998.7	1 406.0	1 752.7	1 769.9	1 834.7
救助后人均自付费用/元	2 347.2	1 356.2				

*表示事后审批结算人均医疗费用小于"一站式"结算人均医疗费用，可能是因为当地存在其他支付方式改革措施，需要进一步探究，也可能是由于结核病患者医疗救助人次样本量过小，随机误差比较大

在结核病患者"一站式"结算救助水平方面，2017~2018 年上半年享受住

院"一站式"结算救助的结核病患者人均医疗费用 8173.0 元，较 2016 年有所下降，人均救助金额 1998.7 元，较 2016 年有所上升。在医疗救助"一站式"结算实施前，医疗救助应付金额（1998.7 元）需要患者先行垫付，出院后再根据医疗费用凭证及相关材料去民政窗口报销，医疗救助"一站式"结算实施后，结核病患者则不需垫付此部分费用，只需支付经基本医保、大病保险和医疗救助补偿后的个人应缴纳部分（1356.2 元），极大地减轻了结核病患者就医资金支付压力。

3. 吉林省德惠市

1）医疗救助"一站式"实施效果

2017～2018 年上半年德惠市合计医疗救助达 30 304 人次，较 2016 年有所增加，其中，"一站式"结算救助 25 437 人次，占比达 83.9%。2017～2018 年上半年德惠市门诊"一站式"结算救助达 2757 人次，占全部门诊救助人次的 50%。2017～2018 年上半年德惠市住院"一站式"结算救助达 22 680 人次，占全部住院救助人次的 91.5%，较 2016 年（86.7%）有所增加。

2017～2018 年上半年德惠市事后审批结算救助患者住院次均医疗费用接近同期享受"一站式"结算患者的 4.6 倍。2017～2018 年上半年救助水平有所提高，享受"一站式"结算救助的住院救助金额达 1146.0 元，较 2016 年增加 10.5%；享受事后审批结算救助的住院救助金额达 2903.2 元，较 2016 年增加了 25.7%。2016 年享受事后审批结算救助的住院救助金额超过同期"一站式"结算救助金额的 2 倍（表 3-14）。

表 3-14　德惠市 2016～2018 年上半年医疗救助实施情况

项目	"一站式"结算		事后审批结算		合计	
	2016 年	2017～2018 年上半年	2016 年	2017～2018 年上半年	2016 年	2017～2018 年上半年
门诊救助/人次		2 757	231	2 754	231	5 511
门诊次均医疗费用/元		5 857.0	13 461.8	22 573.1	13 461.8	14 210.5
门诊医保报销费用占比/%		85.2	78.2	80.8	78.2	81.7
门诊救助前自付费用/元		867.2	2 938.4	4 323.3	2 938.4	2 594.3
门诊救助金额/元		669.6	2 518.5	3 575.9	2 518.5	2 122.0
门诊救助后自付费用/元		167.6	419.9	747.4	419.9	457.3
住院救助/人次	14 923	22 680	2 288	2 113	17 211	24 793
住院次均医疗费用/元	5 898.7	6 794.5	20 492.7	31 289.2	7 838.8	8 882.1

续表

项目	"一站式"结算		事后审批结算		合计	
	2016年	2017~2018年上半年	2016年	2017~2018年上半年	2016年	2017~2018年上半年
住院医保报销费用占比/%	70.6	77.5	54.4	57.3	65.0	71.4
住院救助前自付费用/元	1 731.4	1 526.9	9 352.5	13 368.3	2 744.5	2 536.1
住院救助金额/元	1 037.1	1 146.0	2 309.4	2 903.2	1 206.2	1 295.8
住院救助后自付费用/元	694.3	380.9	7 043.1	10 465.1	1 538.3	1 240.3

注：2016 年德惠市未开展门诊医疗救助"一站式"结算

2）结核病患者"一站式"救助实施效果

在结核病患者"一站式"结算救助覆盖率方面，2017～2018 年上半年享受门诊"一站式"结算救助的结核病患者有 24 人次，占全部门诊结核病患者门诊救助人次的 82.8%。2017～2018 年上半年享受住院"一站式"结算救助的结核病患者有 10 人次，占全部住院结核病患者救助人次的 7.5%，较 2016 年（5.5%）稍有上升。2017～2018 年上半年结核病患者享受门诊"一站式"结算救助人次占比远高于同期全部患者门诊"一站式"结算救助人次占比（50%），但是享受住院"一站式"结算救助人次占比远低于同期全部患者住院"一站式"结算救助人次占比（91.5%）（表 3-15）。

表 3-15　德惠市结核病患者 2016～2018 年上半年医疗救助"一站式"结算实施情况

项目	"一站式"结算		事后审批结算		合计	
	2016年	2017~2018年上半年	2016年	2017~2018年上半年	2016年	2017~2018年上半年
门诊救助/人次		24	3	5	3	29
门诊次均医疗费用/元		767.6	4 427.2	8 774.1	4 427.2	2 148.0
门诊医保报销费用占比/%		57.3	59.5	76.3	59.5	2 148.0
门诊救助前自付费用/元		327.7	1 792.6	2 081.4	1 792.6	70.7
人均门诊救助金额/元		313.7	1 428.9	1 043.0	1 428.9	630.1
门诊救助后自付费用/元		14.0	363.7	1 383.4	363.7	439.4
住院救助/人次	11	10	188	124	199	134
住院次均医疗费用/元	1 860.8	1 538.7	11 008.5	21 019.3	10 357.2	259.0
住院医保报销费用占比/%	58.6	60.8	55.3	61.8	10 502.8	19 565.5
住院救助前自付费用/元	770.0	603.5	4 921.0	8 032.2	55.3	61.8
人均住院救助金额/元	505.7	530.9	3 490.1	4 906.6	4 691.5	7 477.8
住院救助后自付费用/元	264.3	72.6	1 430.9	3 125.6	3 325.1	4 580.1

在结核病患者"一站式"结算救助水平方面，2017~2018年上半年享受门诊"一站式"结算救助的结核病患者的人均救助金额为313.7元，占救助前自付费用的95.7%，门诊医疗救助"一站式"结算后患者只需要自付14.0元，极大地缓解了患者的疾病经济负担。2017~2018年上半年享受住院"一站式"结算救助的结核病患者的人均救助金额为530.9元，占救助前自付费用的88.0%，较2016年有明显增长。德惠市事后审批结算救助的结核病患者门诊和住院次均医疗费用远高于同期"一站式"结算的患者，这部分患者仍面临着比较大的垫付负担。

3.5.2　结核病医疗救助"一站式"实施效果定性资料分析

借鉴政策效果评估模式中的目标评估模式，基于结核病医疗救助"一站式"结算的政策目标，结合利益相关者理论，从救助对象、民政部门和定点医疗机构三个角度评估其实施效果。结核病患者医疗救助"一站式"结算工作的开展方便经济困难人群报销医疗费用，减轻结核病患者个人垫付医疗费用的负担，同时减轻了民政部门医疗救助工作人员负担，但是加大了定点医疗机构的工作量，增加了资金垫付压力。

1. 方便救助对象报销，减轻结核病患者的负担

各典型地区结核病医疗救助"一站式"结算实施之后，医疗救助程序进一步简化。结核病患者在结算医疗费用时，医疗费用在基本医疗保险和大病保险等报销后，剩余部分由定点医疗机构根据医疗救助部门相关规定先行垫付，医疗救助对象仅需支付自付部分，对于大病保险等无法即时结算的地区，可根据当地大病保险报销政策模拟计算医疗救助对象应报销金额，从而实现医疗救助的"一站式"结算。

从报销手续的复杂程度上看，在医疗救助"一站式"结算实施之前，救助对象需要先垫付由医疗救助基金支付的部分，然后携带个人书面申请、患者出院小结（诊断证明）、基本医保住院医疗费用结算单、患者户口本、身份证、社会救助证、特困供养人员和低收入家庭证明、银行账号等复印件相关材料，在出院后一定时限内向民政部门提出个人申请，报销手续较为烦琐，且经常会出现材料不齐全、材料缺乏有效凭证、报销时限已过等问题，使报销过程更加复杂。在医疗救助"一站式"结算实施之后，救助对象的个人信息和就医信息都可以通过"一站式"结算平台与民政机构直接连接，救助对象就医后凭社保卡等即可实现医疗救助"一站式"结算，在出院时即可获得救助，免去了准备材料、往返民政部门等程序，报销手续简化。

访谈中部分访谈者提出医疗救助"一站式"结算实施之前，救助对象从出院

垫付资金到得到救助至少需要一个月，医疗救助"一站式"结算的使用极大地简化了结核病患者门诊和住院医疗救助程序，缩短了救助周期，避免了"住院半个月、报销跑半年"的现象，使医疗救助对象一次性享受到基本医疗保险和民政救助政策，提高了救助效率。从减轻参保人垫付压力上看，医疗救助"一站式"结算实施之后医院只收取总费用中个人应缴纳部分，其余由县民政局、人社局、医保中心等部门统一结算，免去了患者先垫付医疗费用的压力。

"没有这个系统的话，患者救助是需要医院开结算单，然后患者拿账单去乡镇核对救助对象信息，之后再去医院，由医院垫付之后，医院再和民政部门结算。而且之前只是在县域内，省级不可以'一站式'结算，需要事后结算，大概要30 天。这个即时结算还是给老百姓省了不少事情的，方便了群众。"宁夏回族自治区民政局工作人员说道。

2. 方便经办机构管理，减轻结算人员的工作负担

从经办机构结算工作强度上看，在医疗救助"一站式"结算实施之前，样本地区结核病患者医疗救助需通过手工报销的方式，由救助对象出院后向相应民政部门提出申请，民政部门在核对救助对象住院信息之后对救助对象个人进行救助，主要工作内容包括以下业务：接收材料、审核材料的真实性、根据处方和发票对诊疗和药物类别分类并手工汇总、汇总结果手工验算、联系救助对象、报销就医费用。由于民政部门直接对接救助对象个人，且以手工结算救助为主，经办机构工作量较大。在医疗救助"一站式"结算实施之后，利用"一站式"结算平台，网络传输数据，利用系统进行救助核对和结算，民政部门直接与医疗机构进行结算，效率得到了极大的提升。在访谈中，经办机构工作人员也认为医疗救助"一站式"结算的实施切实减少了结算中的工作量。

"民政老系统不用了，现在和医保联网，可以实现'一站式'结算。低保对象会标识出来，且每月更新，根据低保标识结算。新系统上线以后窗口工作人员不需再做识别工作，工作量减轻了，效率也提高了，对账也简单了。"海宁市人民医院信息科工作人员说道。

从经办机构结算工作复杂度上看，在医疗救助"一站式"结算实施之前，经办机构工作人员复杂的工作主要集中于根据救助对象的各种票据，人工对救助金额进行计算和核对。在医疗救助"一站式"结算实施之后，民政部门的业务类型发生了改变，在系统内与各级医疗机构核对救助账单、定时推送低保对象名单成为"一站式"结算工作的核心，经办机构结算工作难度下降。

3. 增加医疗机构的工作量，加重医疗机构的资金压力

结核病医疗救助"一站式"结算的实施给定点医疗机构带来了两方面的影响。

首先，医疗机构结算工作量增加。原先在民政局办理的医疗救助结算工作现在转交到医院医保部门，增加了工作人员的工作量。在全区实现医疗救助"一站式"结算的宁夏回族自治区，各医疗机构工作人员还需要与各县（市、区）的民政部门进行结算，大大增加了医院结算人员的工作负担。对于城乡居民基本医疗保险和医疗救助系统没有对接的地区还要增加新的工作窗口和结算人员。

"工作人员的工作量的话，（医院）医保部门还是比较重的，因为毕竟和各个部门结算还是比较麻烦。"平罗县人民医院医保科主任说道。

其次，结核病医疗救助"一站式"结算的实施会增加定点医疗机构的垫付负担。医疗机构需要预先垫付医疗救助资金，再定期和民政部门结算。对于按月结算的地区，该资金压力尚能承担，但是部分地区（如平罗县）等按季度结算，造成定点医疗机构垫付资金压力过大，特别是对于宁夏回族自治区第四人民医院这种省级定点医疗机构而言，全区的医疗救助"一站式"结算意味着该医疗机构需要垫付全区各县（市、区）常规救助对象的医疗救助费用，这部分人群的总医疗费用往往较高，医疗救助金额也高于县域内就诊的患者，进一步加大了该医疗机构的资金压力。

参 考 文 献

[1] 毛立坡, 张琳. 常规医疗救助与重特大疾病医疗救助辨析[J]. 中国医疗保险, 2014, (6): 43-44.

[2] 顾雪非, 向国春, 李婷婷, 等. 重特大疾病医疗救助政策研究[J]. 中国民政, 2015, (7): 14-16.

[3] 成呈. 大病医疗救助对象范围与救助标准探讨: 基于全国 29 省《大病医疗救助实施方案》的比较[J]. 卫生经济研究, 2016, (11): 47-50.

[4] 孙菊, 谢佳, 姚强, 等. 我国重特大疾病医疗救助因病致贫对象界定方法研究: 基于湖北省 M 市实证[J]. 中国卫生政策研究, 2017, 10(4): 1-7.

[5] 姚强, 谢佳, 孙菊. 重特大疾病医疗救助因病致贫对象界定的理论与方法探析[J]. 中国卫生经济, 2017, 36(3): 33-36.

[6] 杨自根. 国外弱势群体医疗救助的实践及启示[J]. 卫生经济研究, 2017, (1): 58-60.

[7] DeNavas-Walt C, Proctor B D, Smith J C. Income, poverty, and health insurance coverage in the United States: 2012[R]. United States Census Bureau, 2013.

[8] Benitez J A, Creel L, Jennings J. Kentucky's Medicaid expansion showing early promise on coverage and access to care[J]. Health Affairs(Millwood), 2016, 35(3): 528-534.

[9] Moote A L, Moote D C. The Great Plague: The Story of London's Most Deadly Year[M]. Baltimore: Johns Hopkins University Press, 2004.

[10] Joshi V D, Lim J F. Health insurance in Singapore: who's not included and why?[J]. Singapore Medical Journal, 2010, 51(5): 399-405.

第4章　大病医疗保障制度评价

重大疾病医疗保障制度落地实施后能否有效减轻大病患者的疾病经济负担、促进卫生服务的利用？如何评价重大疾病医疗保障制度的实施效果？基于以上问题的思考，本章系统、全面地对我国重大疾病医疗保障制度进行了评价。

4.1　多维度评价——基于全民健康覆盖视角的大病医疗保障制度综合评价

4.1.1　全民健康覆盖视角

全民健康覆盖（universal health coverage，UHC）视角的提出让我们对大病医疗保障体系的保障效果有了更加全面的认知。2005年第58届世界卫生大会第一次提出了全民健康覆盖的概念，WHO各成员国提议通过建立更加公平有效的筹资体系，促进全民健康覆盖的实现。《2010年世界卫生报告》详细阐述了各国家如何通过调整卫生筹资制度来实现全民健康覆盖，提出了全民健康覆盖包括全民覆盖、全民财务保护和全民获得优质卫生保健三个方面[1]（图4-1）。作为一个多维度的概念，全民健康覆盖通过医疗保障制度来提供保护措施，以抵御自付费用带来的灾难性后果，在实现财务保护之外，也强调向所有人提供安全、有效、优质的卫生保健服务。WHO总干事谭德塞博士指出，确保全民健康覆盖、避免因病致贫是实现联合国可持续发展目标之卫生目标的基石。为全面实现可持续发展目标，必须将"全民健康"作为所有努力的重中之重，因为只有人人健康，他们的家庭、社区和国家才能受益。全民健康覆盖也逐渐成为我国卫生体系发展的新方向。党的二十大报告提出："健全覆盖全民、统筹城乡、公平统一、安全规范、可持续的多层次社会保障体系。"①这与全民健康覆盖的理念十分契合。

我们在研究大病医疗保障体系如何避免因病致贫的同时，也应该关注医疗保

---

① 《习近平：高举中国特色社会主义伟大旗帜　为全面建设社会主义现代化国家而团结奋斗——在中国共产党第二十次全国代表大会上的报告》，https://www.chinacourt.org/article/detail/2022/10/id/6979112.shtml，2024年1月13日。

障效果的公平性。全民健康覆盖概念的提出，丰富了健康公平的内涵，提示我们在关注大病医疗保障体系，减轻大病患者疾病经济负担，达到费用覆盖的同时，也要考虑大病医疗保障覆盖的人口和服务。大病医疗保障体系在实现全民健康覆盖过程中需要在人口覆盖、费用覆盖、服务覆盖三个方面权衡。

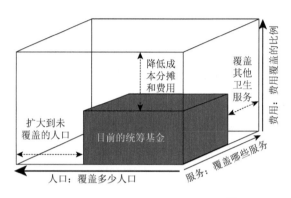

图 4-1　全民健康覆盖的三个维度[2]

在全民健康覆盖的三个维度中，大病保险的人口覆盖是指享受大病保险补偿的人口占总人口的比例；服务覆盖是指大病保险覆盖了哪些服务，如有无突破基本医保报销目录范围；费用覆盖是指大病保险对患者医疗负担的减轻程度。从目标定位分析可知，大病保险主要是运用概率论和大数法则实现风险共担。因此，准确测量疾病风险、达到人口覆盖对于大病保险来说至关重要，即大病保险在降低疾病经济负担的基础上，致力于降低其广度。

与大病保险不同，大病医疗救助的人口覆盖是指享受大病医疗救助的因病致贫的大病患者占总人口的比例，其人口覆盖是大病保险人口覆盖的子集。一般来说，大病医疗救助和大病保险的报销范围保持一致，因此，两者的服务覆盖范围是相同的。费用覆盖是指大病医疗救助减轻患者疾病经济负担的程度。从大病医疗救助的定位出发，其主要的功能是对因病致贫患者实现兜底，保障困难群众的基本医疗权利。因此，其主要的侧重点在于覆盖全部因病致贫患者。和大病保险不同，大病医疗救助并不强调覆盖广泛的人口，其重点在于精准识别纳入大病患者中的全部因病致贫家庭，并对其实施充足的保障，即大病医疗救助在兼顾广度的同时更加关注如何降低深度（图 4-2）。

在本书中，我们将使用全民健康覆盖的三个维度对现行大病医疗保障体系的效果进行评价，同时在方案优化过程中，除了实现避免因病致贫的目标，我们也将人口覆盖和服务覆盖作为保障效果的参考指标，更加全面地衡量每一种方案的效果。

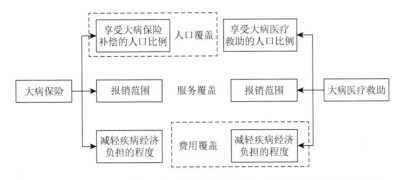

图 4-2　基于全民健康覆盖视角的大病保险和大病医疗救助定位分析

4.1.2　评价现行的大病医疗保障体系补偿方案的保障效应

为了全面评价现行的大病医疗保障体系补偿方案的保障效应,我们基于图 4-1 中 WHO 提出的三个维度——人口覆盖、服务覆盖和费用覆盖,构建大病医疗保障体系全民健康覆盖效应指标集。

1. 人口覆盖

人口覆盖即制度覆盖的人群比例,是指特定服务项目、特定筹资制度等覆盖的人口比重[2]。在本书中,大病医疗保障体系的人口覆盖比例是指享受大病医疗保障制度的患者占全部农村患者的比例。由于当地的城乡居民基本医疗保险覆盖率高达 99%,因此本书中的全部农村患者为城乡居民基本医疗保险系统中的所有农村患者。

大病医疗保障人口覆盖比 = 获得大病医疗保障体系补贴的农村患者/全部的农村患者×100%

2. 服务覆盖

2014 年 WHO 对服务覆盖指标提出的建议包括两方面的内容。一是针对预防服务,明确了六个指标:满足计划生育政策的需求、至少四次产前检查、儿童麻疹疫苗接种、经改善的水源、适当的卫生条件和烟草禁用。二是针对治疗服务,明确了五个干预措施领域的另外六个指标:熟练的助产服务、抗反转录病毒治疗、肺结核病例检测和治愈率、心理健康干预、高血压治疗与糖尿病治疗[2]。后续许多研究对服务覆盖指标做出了补充。Boerma 等在构建全民健康覆盖监测框架与指标时,指出全民健康覆盖服务利用方面的评价应包括健康促进和疾病预防、治疗、康复与缓解,补充了儿童疟疾和肺结核的控制、儿童营养不良的治疗等指标[3]。部分研究将医疗服务质量指标,如手术结局、并发症发生率等指标也纳入服务评价体系[4]。本书集中于大病医疗保障对农村患者的影响，预防保健服务以及治疗服务中的指标并不适用于本书。

对于服务覆盖指标，其他研究也进行了不同的尝试。Atun 在评价土耳其全民健康覆盖进展时将医疗机构地理可及性作为服务覆盖指标，尤其关注了农村地区居民的可及性问题[5]。张朝阳和孙磊将服务网络覆盖程度等指标作为评价全民健康覆盖的重要工具[6]。大病保险的可报销医疗机构与基本医疗保险相同，对地理可及性以及服务网络覆盖程度影响很小，因此这些指标不适用于本书。

陈燕丽等学者提出用城乡居民基本医疗保险可报销药品目录和可报销诊疗条目数占药品目录总条数和诊疗目录总条数的百分比来表示服务覆盖程度[7]，该研究表明可报销费用占比在体现服务覆盖程度方面有一定的可行性。结合这种理念，我们将患者的可报销费用占总医疗费用的比例纳入本书研究[8]。

Saksena 等在进行全民健康覆盖测量研究时指出医疗卫生服务利用是实现公民健康保障的基础和前提，卫生服务利用情况反映了居民医疗需要的实际满足程度。公民是否存在卫生服务利用障碍或不利用的情况，在一定程度上反映医疗卫生体系的整体状况，反映全民健康覆盖的服务覆盖水平[9]。该研究建议将服务未利用情况纳入全民健康覆盖测量中。具体服务未利用的指标包括因经济原因应就诊未就诊率、因经济原因应住院未住院率、因经济原因提前出院率，这三个指标被广泛运用在国家卫生服务调查、中国健康与养老追踪调查（China Health and Retirement Longitudinal Study，CHARLS）数据库中[10, 11]。总结相关文献，我们对大病医疗保障的服务覆盖维度指标进行了汇总（表 4-1）。

表 4-1　大病医疗保障的服务覆盖维度指标

指标	指标内涵
可报销费用占比	纳入大病医疗保障体系的报销金额占总费用的比重
因经济原因应就诊未就诊率	应该就诊因经济原因而放弃就诊的人数占应就诊总人数的比例
因经济原因应住院未住院率	应该住院因经济原因而放弃住院的人数占应住院总人数的比例
因经济原因提前出院率	因经济原因提前出院的人数占住院总人数的比例

3. 费用覆盖

WHO 推荐的两项跟踪卫生系统中财务保障水平的常用指标包括灾难性卫生支出及致贫性卫生支出[12]。前者表明所有收入水平的家庭出现灾难性卫生支出超出其收入情况的数量，后者表明因卫生支出造成巨大的困难导致家庭收入跌入贫困线以下的程度。与灾难性卫生支出相比，致贫性卫生支出对患者生活的影响更为深入，能够更直观地表达疾病与贫困之间的循环关系，被国内外研究广泛应用。

大病医疗保障体系最终的目标是解决大病患者的因病致贫问题，因此本书中采用致贫性卫生支出作为费用覆盖指标。

测量致贫性卫生支出的两个基础指标是因病致贫发生率和因病致贫平均缺口[13]。因病致贫发生率是指因为疾病支出导致家庭陷入贫困的家庭在所有家庭中所占的比例，因病致贫平均缺口是指贫困人口消费或收入与贫困线之间差距的平均值。通过比较大病医疗保障补偿前后因病致贫发生率和因病致贫平均缺口的变化，即可得到大病医疗保障体系的减贫效果。

另外，疾病造成的经济负担包括短期负担和长期负担。短期负担通常使用的指标是实际医疗保健支出和医疗支出占收入的比重。这些指标可以反映患者在一年之内的短期负担[14]，但是研究表明，疾病累积的长期负担（如借债）可能更加严重，相对应的测量却较为缺乏[15]。

由高额的自付费用引起的问题之一是医疗债务。发展中国家的农村家庭总是使用有限的储蓄来支付医疗费用，其中，大多数依靠借款来为首付的医疗费用提供资金。例如，在柬埔寨的农村地区，大病发生一年后有 62% 的家庭因偿还治疗费用带来初始债务的家庭继续支付高利率（每月介于 2.5% 和 15% 之间），甚至有几户家庭不得不出售土地偿还债务[16]。Krishna 的研究认为，由自付费用引起的与健康相关的支出和债务是造成经济困难的主要因素，也是构成所需医疗保健的主要障碍[17]。医疗债务还可能通过影响其信用评分而降低其获得贷款的能力。此外，美国一系列研究表明医疗债务是家庭破产的主要原因之一。

本书对因病借债的发生率和强度进行了研究。其中，因病借债定义为因为大病导致家庭发生的借债。因病借债的发生率指的是在大病家庭中因病借债家庭所占的比例。因病借债的强度是指大病家庭中因病产生借债的平均额度[18, 19]。综合全民健康覆盖的国内外文献，发现费用覆盖的指标较多，具体包括以下三个方面：①补偿信息，如人均补偿额度、实际补偿比等；②因病致贫的相关指标；③因病借债的相关指标（表 4-2）。

表 4-2　费用覆盖相关指标及计算方法

指标	指标内涵
人均补偿额度	医疗保障人均补偿金额
实际补偿比	医疗保险补偿额度占总费用的比重
因病致贫的发生率	卫生支出造成巨大的困难导致跌入贫困线以下的家庭占所有家庭的比例
因病致贫的强度	每个因病致贫人（户）超出最大支付能力的费用部分的平均值
因病借债的发生率	因为罹患大病导致借债的家庭数占所有家庭的比例
因病借债的强度	因为罹患大病借债的平均额度

综合全民健康覆盖三个维度的评价指标，我们可以构建如下大病医疗保障全民健康覆盖评价指标集（表4-3），其中，人口覆盖数据来自当地医保和医疗救助数据库，服务覆盖和费用覆盖部分指标的计算涉及收入以及服务未利用情况，因此数据均来自患者调查数据库。

表4-3　大病医疗保障全民健康覆盖评价指标集

维度	指标
人口覆盖	大病医疗保障人口覆盖比
服务覆盖	可报销费用占比
	因经济原因应就诊未就诊率
	因经济原因应住院未住院率
	因经济原因提前出院率
费用覆盖	人均补偿额度
	实际补偿比
	因病致贫的发生率
	因病致贫的强度
	因病借债的发生率
	因病借债的强度

4. 数据收集

1）机构调查

2012年，国家卫生健康委统计信息中心在《世界卫生组织通报》（*Bulletin of the World Health Organization*）上发表了一项关于2003～2011年中国获得医疗服务和医疗保障的横断面趋势研究，结果显示相较于东部地区（发生率为11.9%），中西部地区家庭更容易出现灾难性卫生支出（发生率分别为13.7%和13.3%）[20]。因此，我们将选择中西部地区的样本进行研究。还有研究表明，家庭成员中住院发生灾难性卫生支出的概率更高，因此我们将研究视角聚焦于中西部地区患者的住院补偿。

本书按照经济发展水平的高低，分别选取湖北A地和贵州B地作为样本地区。调查该地区经济水平、大病保险基金、补偿政策、大病医疗救助基金、救助政策及实施情况。通过当地医保部门获得2010～2016年该地区城乡居民基本医疗保险住院补偿数据库和统计报表，其中包括所有获得大病补偿的患者名单、住址、住院日期、诊断、总医疗费用及自付费用等变量。通过民政系统获得2014～2016年

当地大病医疗救助数据库和统计报表，机构调查的数据将作为大病医疗保障补偿
方案动态调整的基础。

2）入户调查

本书于 2014 年和 2017 年分别在湖北 A 地和贵州 B 地进行了入户调查。根据
收集到的城乡居民基本医疗保险住院补偿数据库信息，采取分层整群抽样，按社
会经济发展水平把该县（市）所有乡镇分为好、中、差三类，从每类乡镇中抽取
2～5 个乡镇。对抽取的乡镇的所有大病患者进行整群抽样。预期发放问卷 1000 份，
由于患者外出打工、治疗、死亡或其他原因，有部分患者或家属不能接受调查，
实际收回问卷 613 份（2014 年）和 854 份（2017 年）。由于本书关注 2016 年大病
医疗保障体系的运行效果，因此主要使用 2017 年收集的问卷，其他问卷将在本章
其他维度评价中进一步使用。

调查表参照国家卫生服务调查入户问卷以及中国健康与养老追踪调查进行精
简，调查变量包括社会人口学特征、收入和支出、健康状况、参加医疗保障情况、
医疗服务利用等，并根据大病需求的特点进行适当增补或改良，不涉及住院医疗费
用、补偿和救助的数据，后述数据将通过城乡居民基本医疗保险住院补偿数据库、
大病保险数据库以及大病医疗救助数据库获得准确资料。由经过培训的调查员进行
入户调查，调查对象为家庭户主，将借鉴国家卫生服务调查现场调查质量控制方法
保证调查质量。农村的收入是问卷的关键变量，本书采用渐进式询问法，初始询问
得到家庭收入区间后，不断缩小区间范围，较为准确地得到当地农村居民的家庭年
收入。问卷收回后采用双重录入法，确保问卷数据的准确性，同时在问卷中保留患
者的联系方式，数据录入中如有疑问进行二次询问，以确保问卷的完整性。

3）关键人物访谈

与两个地区城乡居民基本医疗保险、大病保险管理部门、经办的商业保险机
构领导进行访谈，内容包括：大病保险政策实施背景、筹资、补偿模式利弊、实
施效果和完善建议。在问卷调查过程中对大病患者进行简单访谈，主要涉及大病
医疗保障政策意见以及疾病经济负担直观感受等内容。

4.1.3　实施方案的全民健康覆盖保障效应

基于 4.1.2 节中形成的全民健康覆盖评价指标集，对样本地区实施方案全民健
康覆盖的保障效应进行评价，发现大病医疗保障体系补偿方案存在的问题，为后
续方案优化提供指导。

1. 样本地区基本情况

A 地是湖北省辖市，截至 2016 年，A 地户籍人口为 156.35 万人。2017 年，

A 地国民生产总值为 718.66 亿元，较 2016 年增长 8.59%，在湖北省排名第 13 位。2016 年城镇居民人均可支配收入为 26 845 元，农村居民人均可支配收入为 15 462 元，当地低保线为 3800 元，户均人口 3.7 人（表 4-4）。

表 4-4　样本地区 2016 年基本情况

地区	农村居民人均可支配收入/元	当地低保线/元	户均人口/人
A 地	15 462	3 800	3.7
B 地	9 700	3 528	2.9

资料来源：《2016 年 A 地统计年鉴》和《中华人民共和国 2016 年国民经济和社会发展统计公报》

B 地是贵州省遵义市下辖县，截至 2015 年，B 地户籍总人口为 30.5 万人。2015 年，B 地国民生产总值为 64.46 亿元，较 2014 年增长 16.6%。2016 年全年农村居民人均可支配收入为 9700 元，城镇居民人均可支配收入为 24 492 元。当地低保线为 3528 元，户均人口 2.9 人。两地的经济水平均处于中等水平，代表了大部分中西部地区的情况。

2. 样本地区大病医疗保障体系政策

1）大病保险政策

A 地从 2013 年 5 月开始实施大病保险，大病保险实施之前（2010 年至 2013 年 4 月），A 地城乡居民基本医疗保险政策规定基层医院起付线从 100 元降至 0 元，同时各个级别医院的报销比例有不同程度的提高。由于大病保险筹资来源于城乡居民基本医疗保险，受制于基金数额，当地政府在实施大病保险的同时降低了城乡居民基本医疗保险的报销比例。2013 年 4 月后，二级医院的报销比率从 80%降至 60%，在 2016 年该比例又上升至 70%。2016 年该地区的大病保险筹资标准为上一年度城乡居民基本医保人均筹资标准的 5%～10%，当地 2015 年城乡居民基本医疗保险筹资标准为 500 元/人，其中，财政补助 380 元，个人缴费 120 元。因此，当地的大病保险人均筹资标准为 25～50 元（表 4-5）。

表 4-5　A 地 2010～2016 年城乡居民基本医保政策

时间	一级医院		二级医院		市外就医		报销封顶线/元
	起付线/元	报销比例/%	起付线/元	报销比例/%	起付线/元	报销比例/%	
2013 年 1～4 月	0	90	200	80	500	60	100 000
2013 年 5 月～2015 年 12 月	100	90	500	60	800	50	100 000
2016 年	100	90	500	70	800	65	100 000

2014 年 A 地大病保险起付线为 8000 元，其中，8000～30 000 元、30 000～50 000 元以及 50 000 元以上的报销比例分别为 50%、60% 和 70%。当地医保部门并没有设置大病保险封顶线。起付线在 2016 年进行了调整，由 8000 元变为12 000 元，分段报销比例调整为 12 000～30 000 元报销 55%，30 000～100 000 元报销 65%，100 000 元以上报销 75%（表 4-6）。

表 4-6　A 地 2014～2016 年大病保险政策

时间	起付线/元	报销分段	报销比例/%
2014～2015 年	8 000	8 000～30 000 元（含 30 000 元）	50
		30 000～50 000 元（含 50 000 元）	60
		50 000 元以上	70
2016 年	12 000	12 000～30 000 元（含 30 000 元）	55
		30 000～100 000 元（含 100 000 元）	65
		100 000 元以上	75

B 地 2016 年住院实行起付线制度，起付线金额不列入报销范围，按照医疗机构等级划分起付线和报销比例。以三级医疗机构为例，起付线为 1500 元，1500 元到8000 元范围内的补偿比例为 55%，大于等于 8000 元为 65%，未经转诊备案登记的患者的报销比例降为 30%。每人每年累计最高补偿封顶线为 20 万元（表 4-7）。

表 4-7　贵州省 B 地 2016 年城乡居民基本医疗保险补偿政策

医疗机构等级	起付线/元	纳入补偿范围内的住院医疗费用	补偿比例/%	备注
一级	500	500 元<医疗费用<8000 元	55	经转诊备案登记
		医疗费用≥8000 元	65	
二级	1000	1000 元<医疗费用<8000 元	55	
		医疗费用≥8000 元	65	
三级	1500	1500 元<医疗费用<8000 元	55	
		医疗费用≥8000 元	65	
一级	1500	1500 元<医疗费用	30	未经转诊备案登记
二级、三级	2000	2000 元<医疗费用	30	

B 地 2016 年开始实施大病保险制度，其中，大病起付线为 8000 元。8000～60 000 元的报销比例为 50%，60 000 元以上为 60%，未经转诊备案登记的大病患者的报销比例降为 30%。2016 年该地区的大病保险筹资标准为每人 30 元（表 4-8）。

表 4-8　2016 年贵州省 B 地参合农村居民大病报销比例

报销分段	报销比例/%	备注
8 000～60 000 元	50	经转诊备案登记
60 000 元以上	60	
8 000 元以上	30	未经转诊备案登记

注：8 000 元以上不含 8 000 元；60 000 元以上不含 60 000 元

2）大病医疗救助政策

表 4-9 为 2016 年两地的大病医疗救助政策，A 地对因病致贫患者实行统一的界定标准，将因病致贫救助对象界定为患者合规自付费用在 24 000 元及以上的非常规救助对象，B 地综合考虑大病患者医疗费用和家庭收入情况，将因病致贫救助对象界定为合规自付费用超过家庭前 12 个月总收入的 1/2 的患者。A 地针对因病致贫救助对象设置了较高的起付线，B 地针对所有救助对象均取消了起付线。从救助比例上看，B 地政策范围内救助比例高于 A 地，两地封顶线均较低，两地大病医疗救助基金均来源于医疗救助基金，未单独筹资。

表 4-9　2016 年两地的大病医疗救助政策

地区	因病致贫纳入标准	起付线/元	政策范围内救助比例	救助封顶线/元
A 地	24 000 元	24 000	24 000～48 000 元（含）：30% 48 000 元以上：40%	10 000
B 地	家庭前 12 个月总收入的 1/2	0	50%	10 000

3）样本地区大病医疗保险基金收支现状

本书收集了 2014 年和 2015 年 A 地城乡居民基本医疗保险基金的收支情况，在大病保险实施前，A 地城乡居民基本医疗保险基金结余逐年增加，这和不断增长的筹资相关。在 2014 年实施大病保险后，大病保险支出为 2920.6168 万元，超过了大病保险筹资。2015 年大病保险筹资和支出均明显下降，大病保险出现基金结余。

3. 样本地区大病医疗保障体系人口覆盖

根据本章的分析，人口覆盖维度指标是指大病医疗保障覆盖人口。大病医疗保障覆盖人口包括大病保险覆盖和大病医疗救助覆盖。由于 A 地和 B 地的大病医疗救助都基于大病保险，因此大病医疗保障覆盖人口＝大病保险覆盖人口。由于大病保险是年度累计报销，因此本书将大病保险数据按人次累加，计算本年度内同一患者的年度数据。

表 4-10 显示 2016 年 A 地城乡居民基本医疗保险住院总人口为 100 288 人，其中，大病医疗保障覆盖了 4068 人，占总住院人口的比例为 4.06%，大病医疗保障中享有大病医疗救助的人口为 1087 人，占总住院人口的 1.08%，占所有大病患者的 26.72%。和 A 地相比，B 地 2016 年住院总人口仅为 35 189 人，其中，大病医疗保障覆盖了 909 人，含大病医疗救助人口 158 人。大病医疗保障覆盖比例为 2.58%，大病医疗救助覆盖比例 1 为 0.45%，均明显低于 A 地。

表 4-10　2016 年样本地区人口覆盖维度评价

项目	A 地	B 地
城乡居民基本医疗保险住院总人口/人	100 288	35 189
大病医疗保障覆盖人口/人	4 068	909
其中：		
大病保险覆盖人口/人	4 068	909
大病医疗救助覆盖人口/人	1 087	158
大病医疗保障覆盖比例/%	4.06	2.58
其中：		
大病保险覆盖比例/%	4.06	2.58
大病医疗救助覆盖比例 1/%	1.08	0.45
大病医疗救助覆盖比例 2/%	26.72	17.38

注：大病医疗救助覆盖比例 1 = 大病医疗救助覆盖人口/城乡居民基本医疗保险住院总人口×100%，大病医疗救助覆盖比例 2 = 大病医疗救助覆盖人口/大病保险覆盖人口×100%

4. 样本地区大病医疗保障体系服务覆盖

因为服务覆盖和费用覆盖中许多指标涉及收入以及服务未满足的情况，需要使用患者的调查数据。因此对这两部分的评价，本书采用调查数据库。由表 4-10 可知，本书研究 A 地区的大病患者为 4068 人，B 地区的大病患者为 909 人。本书抽取的样本量分别接近两个地区总量的 10%和 50%，数据具有代表性。

1）调查对象的一般人口学特征

在调查的 854 名大病患者中，以男性为主，占比为 52.7%；年龄分布在 18～64 岁的人最多，其次是 65 岁及以上老年人；婚姻状况主要为已婚，占比为 78.6%；教育水平以小学及以下文化程度为主，占比为 60.2%。A、B 两地家庭人口数分别为 3.3 人和 3.5 人，两地家庭总收入中位数分别为 26 100.0 元和 24 000.0 元（表 4-11）。

表 4-11　调查对象的一般人口学特征

项目	人口学特征	人数	构成比
地区	A 地	434 人	50.8%
	B 地	420 人	49.2%
性别	男	450 人	52.7%
	女	404 人	47.3%
年龄	0~17 岁	64 人	7.5%
	18~64 岁	609 人	71.3%
	65 岁及以上	181 人	21.2%
婚姻状况	已婚	671 人	78.6%
	未婚	109 人	12.8%
	离婚	11 人	1.3%
	丧偶	63 人	7.4%
教育水平	小学及以下	514 人	60.2%
	初中或同等水平	257 人	30.1%
	高中或同等水平	60 人	7.0%
	大专及以上	23 人	2.7%
家庭人口数（SD）/人	A 地	3.3（0.07）	
	B 地	3.5（0.07）	
家庭总收入（IQR）/元	A 地	26 100.0（35 096.0）	
	B 地	24 000.0（32 475.0）	

注：1. SD 为标准差，IQR 为四分位间距；2. 数据之和不为 100% 是数据修约所致

2）服务覆盖维度

在所调查的大病患者中（表 4-12），A 地的人均住院次数为 5.8 次，市外就医比例为 43.4%。B 地的人均住院次数为 3.3 次，市外就医比例为 37.4%。两地的大病医疗救助对象的人均住院次数均高于所有大病患者，且具有统计学意义（$P < 0.05$）。

表 4-12　2016 年样本地区大病患者调查对象就医情况

项目	人均住院次数/次	市外就医比例/%	卡方检验 P 值
A 地大病患者	5.8	43.4	<0.001
其中：大病医疗救助对象	10.8	12.4	
B 地大病患者	3.3	37.4	<0.001
其中：大病医疗救助对象	5.4	50.8	

"（我）得的是胃癌，医院肯定是经常去的。我定期要去化疗的，基本上每隔一两个月就要去一次，基本上都是（去）省里面，市里面的医院还是不太行。" A 地大病患者 A 说道。

表 4-13 通过对不同收入组的大病患者的卫生服务利用情况进行比较，评价2016 年保障方案下卫生服务利用的公平性。无论是 A 地还是 B 地，高收入患者的人均住院次数和天数均明显低于低收入组。产生这种情况的原因在于，高收入组的大病患者可能病情较轻，医疗服务需求低于低收入组，也从侧面反映了卫生服务利用公平性较好。

表 4-13　2016 年样本地区卫生服务利用的公平性

地区	收入分组	人均住院次数/次	人均住院天数/天
A 地	低收入	6.2	70.8
	中低收入	6.8	64.8
	中等收入	6.0	66.2
	中高收入	5.5	57.4
	高收入	4.5	52.7
B 地	低收入	3.3	37.3
	中低收入	3.7	35.0
	中等收入	3.9	41.3
	中高收入	2.9	32.4
	高收入	2.9	29.8

通过对两地大病患者调查对象的基本医保报销目录内可报销费用占比进行分析发现，相比 A 地，B 地的大病患者医疗费用中可报销费用占比更高，为90.62%，A 地仅为 77.41%，两者相差 13.21%。两地的大病医疗救助患者可报销费用占比均高于全部大病患者（图 4-3）。

由于大病医疗保障的主要目的是改善患者的经济状况、防止因为经济原因出现不能及时治疗等服务不可及的情况，因此，服务维度我们采用大病患者因经济原因应住院未住院以及因经济原因提前出院的比例作为评价指标。

如表 4-14 所示，在样本地区中，A 地的大病患者因经济原因应住院未住院的人数为 55 人，占比为 12.67%。因经济原因提前出院的人数为 72 人，占比为 16.59%。A 地调查数据库的大病医疗救助患者中，应住院未住院的患者占比为 13.89%，提前出院的患者占比为 18.75%，均高于普通大病患者。B 地大病患者中 29 人因经济原因出现应住院未住院的情况，占比仅为 6.90%，51 人因经济原因提前出院，占比为 12.14%。

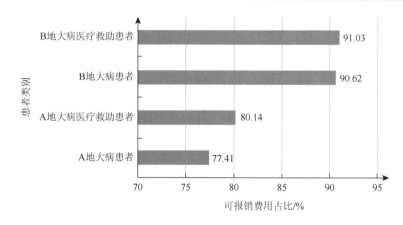

图4-3　2016年样本地区大病患者调查对象的基本医保报销目录内可报销费用占比

表4-14　2016年样本地区大病患者调查对象医疗服务未满足情况

项目	总人数/人	应住院未住院		提前出院	
		人数/人	占比/%	人数/人	占比/%
A地大病患者	434	55	12.67	72	16.59
其中：大病医疗救助患者	144	20	13.89	27	18.75
B地大病患者	420	29	6.90	51	12.14
其中：大病医疗救助患者	60	3	5.00	6	10.00

"上次出院是我自己要求回来的，（医生）没说我可以出院了，叫我多住几天，但是太贵了呀，一天都要花好多钱。打针输液啊，吃饭啊，什么都很花钱，我就回来了。"A地大病患者B说道。

5. 2016年样本地区大病医疗保障体系费用覆盖

在费用覆盖维度，我们采用实际补偿比、因病致贫的发生率和强度以及因病借债的发生率和强度等指标来衡量大病医疗保障的效果。

1）实际补偿比

表4-15根据赔付的环节对大病患者的医疗费用及赔付金额进行了统计。在A地，调查数据库中大病患者的总医疗费用为74 631元，基本医保赔付了33 792元，大病保险赔付了8069元，大病医疗救助赔付了1341元。大病患者的自付费用为31 214元。大病医疗救助患者的总医疗费用为90 735元，其中，基本医保支付了44 669元，大病保险支付了11 512元，大病医疗救助支付了4040元，患者需要自付30 225元。

表 4-15　2016 年样本地区大病患者调查对象实际报销费用　　　　单位：元

项目	总医疗费用	基本医保	大病保险	大病医疗救助	其他	自付费用
A 地大病患者	74 631	33 792	8 069	1 341	214	31 214
其中：大病医疗救助患者	90 735	44 669	11 512	4 040	289	30 225
B 地大病患者	66 073	35 463	5 776	1 065	1 067	22 703
其中：大病医疗救助患者	106 440	60 510	11 406	7 452	2 091	24 982

注：部分变量存在缺值，合计后总医疗费用有少许差异，以真实值为准

在 B 地，调查数据库中大病患者的总医疗费用为 66 073 元，基本医保赔付了 35 463 元，大病保险赔付了 5776 元，大病医疗救助赔付了 1065 元。大病患者的自付费用为 22 703 元。大病医疗救助患者的总医疗费用为 106 440 元，其中，基本医保支付了 60 510 元，大病保险支付了 11 406 元，大病医疗救助支付了 7452 元，患者需要自付 24 982 元。

"这个（大病保险）帮了我好多，国家这个政策好，我可以说，没有这个补助，我后来都治不起病的。" B 地大病患者 C 说道。

"我们家没得钱啊，看这个病花了好多钱了，（我）有时候都不想治了，太贵了。医保报了好多（钱），但是每个月都要花钱，有的也报不了。" A 地大病患者 D 说道。

表 4-16 为报销各环节的实际补偿比。A 地大病患者的总实际补偿比为 58.17%，其中，基本医保补偿比为 45.28%，大病保险补偿比为 10.81%，大病医疗救助补偿比为 1.80%，患者的自付比例为 41.83%，目录外费用占比高达 22.59%。大病医疗救助患者的总实际补偿比为 66.69%，基本医保补偿比为 49.23%，大病保险补偿比为 12.69%，大病医疗救助补偿比为 4.45%，患者的自付比例为 33.31%，自付比例明显低于全部大病患者。

表 4-16　2016 年样本地区大病患者调查对象实际补偿比

项目	总实际补偿比/%	基本医保补偿比/%	大病保险补偿比/%	大病医疗救助补偿比/%	大病医疗保障补偿比/%	自付比例/%
A 地大病患者	58.17	45.28	10.81	1.80	12.61	41.83
其中：大病医疗救助患者	66.69	49.23	12.69	4.45	17.14	33.31
B 地大病患者	65.64	53.67	8.74	1.61	10.35	34.36
其中：大病医疗救助患者	76.53	56.85	10.72	7.00	17.72	23.47

B 地大病患者的总实际补偿比为 65.64%，明显高于 A 地。其中，基本医保补偿比为 53.67%，大病保险补偿比为 8.74%，大病医疗救助补偿比为 1.61%，患者的自付比例为 34.36%，目录外费用占比仅为 9.38%。大病医疗救助患者的总实际

补偿比为76.53%，基本医保补偿比为56.85%，大病保险补偿比为10.72%，大病医疗救助补偿比为7.00%，患者的自付比例为23.47%。

"多报销肯定是好的呀！我当然希望可以多报一点，现在能报差不多一半吧，反正比之前多一点。（自己）还不是要出大头，关键是好多钱要另外出，有的药医院说没有，要我们出去买。"A地大病患者E说道。

2）因病致贫的发生率和强度

根据第3章的内容，本书考虑了两种贫困线：绝对贫困线和相对贫困线。绝对贫困线采用样本当地的最低生活保障标准，相对贫困线采用当地农村居民收入的1/3。根据两地的平均收入以及贫困线，我们可以计算出当地大病患者的最大支付能力。

由表4-17可知，A地的绝对贫困线为3800元，相对贫困线为3386元。其中，由绝对贫困线计算的最大支付能力为20 977元，由相对贫困线计算的最大支付能力为22 345元。B地的绝对贫困线为3528元，相对贫困线为2794元。其中，由绝对贫困线计算的最大支付能力为16 990元，由相对贫困线计算的最大支付能力为19 559元。本书发现当地的绝对贫困线是当地农村居民收入的1/3~1/2，说明当地的贫困线测算较为精准，两者差异较小，因此本书拟采用绝对贫困线作为判断标准。

表4-17　2016年样本地区大病患者调查对象最大支付能力

地区	人均收入/元	户均人口/人	绝对贫困线/元	相对贫困线/元	最大支付能力1)/元	最大支付能力2)/元
A地	10 157	3.3	3 800	3 386	20 977	22 345
B地	8 382	3.5	3 528	2 794	16 990	19 559

　　1）是用绝对贫困线计算的最大支付能力，2）是用相对贫困线计算的最大支付能力

因为因病致贫是以家庭为单位计算的，我们将城乡居民基本医保补偿系统中大病患者及其家庭年度的医疗费用进行累计。计算两地因病致贫的发生率和强度，发现A地大病患者在获得大病医疗保障前因病致贫的发生率为72.81%，经大病医疗保障赔付后，因病致贫的发生率下降到67.74%。其中，大病保险贡献了3.92%，大病医疗救助贡献了1.15%。B地大病患者在获得大病医疗保障前因病致贫的发生率为64.76%，经大病医疗保障赔付后，因病致贫的发生率下降到60.00%。其中，大病保险贡献了3.57%，大病医疗救助贡献了1.19%。A地的大病医疗保障体系解决因病致贫的程度为6.96%（表4-18），因病致贫缓解程度为12.10%（表4-19）。B地大病患者的因病致贫解决程度为7.35%，因病致贫缓解程度为12.39%。

表 4-18　2016 年样本地区大病患者调查对象因病致贫的发生率与解决程度

项目	大病医疗保障前因病致贫的发生率/%（1）	大病医疗保障赔付后因病致贫的发生率/%（2）	差值/%（3）=（1）-（2）	大病保险贡献/%	大病医疗救助贡献/%	因病致贫解决程度/%（4）=（3）/（1）
A 地大病患者	72.81	67.74	5.07	3.92	1.15	6.96
其中：大病医疗救助患者	79.86	71.53	8.33	4.86	3.47	10.43
B 地大病患者	64.76	60.00	4.76	3.57	1.19	7.35
其中：大病医疗救助患者	80.00	68.33	11.67	3.33	8.34	14.59

表 4-19　2016 年样本地区大病患者调查对象因病致贫的平均缺口与缓解程度

项目	大病医疗保障前平均缺口/元	大病医疗保障后平均缺口/元	差值/元	大病保险贡献/元	大病医疗救助贡献/元	因病致贫缓解程度/%
A 地大病患者	27 654	19 696	7 958	7 006	952	12.10
其中：大病医疗救助患者	35 941	22 479	13 462	10 592	2 870	
B 地大病患者	20 524	14 969	5 555	4 744	811	12.39
其中：大病医疗救助患者	34 314	18 302	16 012	10 330	5 682	

在因病致贫的平均缺口方面，A 地大病医疗保障前平均缺口为 27 654 元，大病保险降低了 7006 元，大病医疗救助降低了 952 元，大病医疗保障后平均缺口为 19 696 元。B 地大病医疗保障前平均缺口为 20 524 元，大病保险降低了 4744 元，大病医疗救助降低了 811 元，大病医疗保障后平均缺口为 14 969 元。和 A 地相比，B 地的大病医疗救助患者的因病致贫平均缺口下降更多，主要的作用在于大病医疗救助，B 地大病医疗救助贡献了 5682 元，是 A 地的近 2 倍（表 4-19）。

3）因病借债的发生率和强度

在表 4-20 中，A 地大病患者因病借债的发生率为 65.90%，因病借债的强度为 39 573 元。A 地大病医疗救助患者因病借债的发生率为 76.39%，强度为 50 479 元，均高于全部大病患者。B 地大病患者因病借债的发生率为 72.86%，因病借债的强度为 32 947 元。B 地大病医疗救助患者因病借债的发生率为 80.00%，强度为 55 867 元。

表 4-20　2016 年样本地区大病患者调查对象因病借债的发生率和强度

项目	发生率/%	强度/元
A 地大病患者	65.90	39 573
其中：大病医疗救助患者	76.39	50 479
B 地大病患者	72.86	32 947
其中：大病医疗救助患者	80.00	55 867

"肯定借钱了啊,我女儿给了 1 万(元),也找亲戚借了几万元,也不知道后面怎么还,这个病也还没治好。"B 地大病患者 F 说道。

4.1.4　大病医疗保障方案全民健康覆盖保障效应的局限性

通过对中部 A 地和西部 B 地的大病医疗保障效应进行分析,发现由于大病医疗保障方案设计不足,全民健康覆盖保障效应有限。

1. 大病患者人口覆盖有限

在覆盖人口比例方面,B 地现行的大病医疗保障方案仅覆盖了当地住院人口的 2.58%,明显低于 A 地(4.06%)。实践经验表明,大病患者一般占住院患者的 5%左右,B 地的人口覆盖比例过低。过低的人口覆盖会将许多需要被纳入大病医疗保障的人群排除在外,保障效果十分有限。

有文献[21]指出根据风险范围与保障倾向不同,可将保障方案分为三种类型:第一,风险型,主要针对高风险人群进行补偿;第二,福利型,主要针对低收入人群,增加社会整体福利;第三,福利风险型,将上述两者进行结合。虽然大病医疗保障体系关注高风险人群,更倾向于风险型保障,但是也应关注大病医疗保障受益面,将容易发生因病致贫的家庭应纳尽纳,防止出现悬崖效应,体现公平性原则。

B 地大病医疗保障覆盖比例较低的原因是大病保险起付线设置过高。当地根据上一年度农民年人均纯收入确定大病保险起付线。但有学者[22]指出大病患者由于疾病失去劳动力,往往年收入较低。同时,部分家庭成员会选择暂时放弃工作来照顾患者,由此造成了误工损失,整个家庭的收入明显下降。2016 年 B 地是西部欠发展县,当地农村居民大多以打工为生,大病带来的收入损失更加明显。另外也有学者提出,收入往往呈现偏态分布,对于大病患者来说,按照人均可支配收入设置起付线仍然会使很多患者面临疾病经济风险[23]。

2. 大病患者服务覆盖不足

在服务覆盖方面,A 地的大病患者目录外费用高达 16 862.65 元,占医疗总费用的 22.59%,远高于 B 地(9.38%)。A 地目录外费用较高的原因在于当地大病患者中恶性肿瘤患者占比较高(超过 1/4),许多化疗药物并未纳入城乡居民基本医保报销目录范围。此外,A 地的农村居民可支配收入远高于 B 地,大病患者在治疗时对报销目录的敏感性会低于 B 地,因此 A 地的目录外费用较高。

从实践经验来看,对于合规医疗费用的拓展,主要有两种思路:一是通过谈判把高价创新药纳入报销目录;二是当患者的医疗费用达到较高的水平时,所有的费用都给予一定的报销[24]。但是基于边际效益递减规律，对于所有费用都给予报销并不能有效地提升大病医疗保障效果，同时还可能会诱导患者过度利用医疗服务，产生道德风险，导致基金透支。将国家谈判药品纳入基本医保报销目录不仅可以增加高值药品的可及性，切实扩大服务覆盖范围，在配合相应的监管措施下还可以提高医保基金使用效率。因此，将谈判药品纳入医保是更为有效的方案。

在服务利用方面，无论是大病保险患者还是大病医疗救助患者，人均年住院次数均明显较高，市外就医比例也高达 40%，这与大病患者本身疾病的特征有关。大部分重大疾病，如恶性肿瘤、终末期肾病、脑卒中等，病情严重且迁延不愈，导致大病患者重复入院进行化疗或者透析，增加了年住院次数。同时，A、B 两地均为县城，医疗资源有限，针对大病的治疗能力有限。面对复杂的病情，患者市外就医比例明显增高。较高的人均住院次数与市外就医比例均给大病患者带来了严重的疾病经济负担，其他研究也呈现相似的结果[25]。

样本地区的大病患者均存在一定程度上的服务未满足现象。A 地的大病患者因经济原因应住院而未住院占比达 12.67%，明显高于 B 地。因经济原因提前出院的比例也达到了 16.59%。该地区因经济原因放弃治疗的（应住院未住院或者提前出院）情况说明疾病经济负担仍是卫生服务利用的一个重要阻碍。有文献指出，服务未利用情况会导致患者病情加重、残疾甚至死亡，对发病率和死亡率也有负面的影响[26]。医疗服务未利用是一个全球问题。Glasziou 等[26]发现由于经济障碍，即使是高收入国家，也难以获得医疗服务。最近对 11 个经济合作与发展组织成员进行的调查发现，由费用而导致患者无法获得医疗服务的人口百分比为 4%（英国）～37%（美国），中位数为 15%（德国）[27]。

3. 大病患者费用覆盖较差

从入户调查数据看，大病患者面临高额的个人自付费用，A、B 两地患者自付费用分别为 31 214 元和 22 703 元。大病医疗保障前，两地患者因病致贫的发生率高达 72.81% 和 64.76%。经过大病医疗保障后，因病致贫的发生率仅下降了 5 个百分点左右，因病致贫解决程度十分有限。因病致贫的平均缺口下降分别为 7958 元和 5555 元。两地经历过大病医疗保障后，平均缺口仍然超过 14 000 元，这也说明即使享受了大病医疗保障的补偿，大病患者的疾病经济负担仍然十分严重。

两地因病借债的发生率分别高达 65.90% 和 72.86%，大病患者疾病经济负担处于较高水平。在面临严重的疾病经济负担时，借债成为支付医疗费用的重要来源之一。但是，因病借债往往会带来一系列负面影响。在短期内，借债可以缓解患者的医疗费用压力，帮助患者支付高额医疗费用，但同时也会造成家庭收入进一步下降，患者可能会因为债务因素陷入经济困难，甚至放弃治疗。Krishna[17]、

Kalousova 和 Burgard[28]的研究指出因病借债是导致未来家庭收入下降、陷入经济困难的最大因素。另外，我国农村地区的借贷市场比较简单，不像发达国家的银行可以提供专业疾病贷款，大部分患者依靠的是私人借贷，这种贷款会导致患者长期处于高利息负债的状况，影响整个家庭的长期收入与发展。例如，研究发现在柬埔寨，有 62%的因病借债家庭在一年后仍需要支付高利率贷款，部分家庭甚至通过出售土地等资产进行还款[29]。因此提高大病医疗保障水平，降低因病借债的发生率，对缓解患者疾病经济负担具有重要意义。

4.1.5　大病医疗保障制度的公平性分析

1. 数据来源

本书采用与 4.1.2 节的研究相同的数据，在问卷调查结果部分，关注公平性分析，因此要求所有患者的数据必须包含完整的家庭收入信息，在原有数据上进行筛选，最终得到问卷 613 份（2014 年）和 834 份（2017 年）。

2. 公平性测量指标

测量灾难性卫生支出的两个基础指标是灾难性卫生支出发生率和灾难性卫生支出差距，在此基础上，又进一步发展了灾难性卫生支出平均差距和灾难性卫生支出相对差距等两个指标，随后又采用集中指数来反映灾难性卫生支出在不同收入人群中的分布，更全面地评价灾难性卫生支出。

1）灾难性卫生支出发生率

灾难性卫生支出发生率是指发生了灾难性卫生支出的家庭占全部样本家庭的百分比，该指标反映的是灾难性卫生支出发生的密度。

2）灾难性卫生支出平均差距

灾难性卫生支出差距等于发生灾难性卫生支出家庭的卫生支出占家庭消费的百分比与界定标准之差，把全部发生灾难性卫生支出家庭的差距之和除以样本家庭数，就可以得到灾难性卫生支出平均差距，该指标反映的是灾难性卫生支出发生的强度，即对全样本人群影响的严重程度[30]，用公式表示如下：

$$\mathrm{AG}_{\mathrm{CHE}} = \sum (P - 10\%) / N$$

其中，$\mathrm{AG}_{\mathrm{CHE}}$ 为灾难卫生支出平均差距；P 为在发生灾难性卫生支出的家庭中卫生支出占家庭消费的百分比；N 为样本家庭总数。

3）灾难性卫生支出相对差距

该指标为灾难性卫生支出平均差距与发生率的比值，即全部发生灾难性卫生支出家庭的差距之和除以发生了灾难性卫生支出的家庭数，它能同时反映灾难性卫生支出发生的密度和强度，该指标重点关注发生了灾难性卫生支出的家庭，反映灾难性卫生支出对这些家庭生活水平影响的严重程度，其值越大，说明灾难性卫生支出对家庭影响的严重程度越大[31]，用公式表示如下：

$$RG_{CHE} = \sum (P-10\%) / N_r$$

其中，RG_{CHE} 为灾难性卫生支出相对差距；N_r 为发生了灾难性卫生支出的家庭数。

4）集中指数

集中指数在卫生经济学中用于衡量与社会经济状况相联系的健康不公平程度。以横轴表示人群累计百分比（从社会经济状况最差到最好），纵轴表示人群健康累计百分比（如患病、死亡等），画出一条从左下角到右上角的集中曲线。如果健康水平在社会经济组之间的分布是均匀平等的，则集中曲线与对角线重合；如果较差的健康水平集中在较高的社会经济组，则集中曲线在对角线下方，反之，在对角线上方。集中曲线与对角线的距离越远，不公平程度越高。集中曲线与对角线之间面积的两倍称作集中指数，集中曲线在对角线上方时为负值，在下方时为正值[32]。

3. 数据结果

在大病保险实施前后（基线和末期），分别有 613 名和 834 名患者接受调查。两次接受调查的患者的基本情况较为相似，在性别、年龄、婚姻状况、教育水平等变量上不存在明显差异，也说明两次调查的患者较为相似，数据可比性较高。在末期调研中，仅有 27.9% 的患者仍在职，明显低于基线，主要原因是大病患者往往患病年限较长，随着疾病的发展，保持正常工作的患者的比例逐渐下降。与基线相比，更多的大病患者前往县域外医疗机构就医（74.3%），这与大病保险的实施有关。随着大病保险的实施，患者疾病经济负担进一步减轻，更倾向前往县域外更高级别的医疗机构治疗，调研对象基本情况见表 4-21。

表 4-21　调研对象基本情况

变量		基线（$n=613$）	末期（$n=834$）	P 值
性别	男性	320 人（52.2%）	439 人（52.6%）	0.870[a]
	女性	293 人（47.8%）	395 人（47.4%）	
年龄	≤17 岁	63 人（10.3%）	63 人（7.6%）	0.189[a]
	18～64 岁	427 人（69.7%）	595 人（71.3%）	
	≥65 岁	123 人（20.1%）	176 人（21.1%）	
婚姻状况	已婚	480 人（78.3%）	657 人（78.8%）	0.828[a]
	其他	133 人（21.7%）	177 人（21.2%）	

续表

变量		基线（n＝613）	末期（n＝834）	P 值
教育水平	未上过学	130 人（21.2%）	192 人（23.0%）	0.687[a]
	小学	244 人（39.8%）	309 人（37.1%）	
	初中	188 人（30.7%）	257 人（30.8%）	
	高中及以上	51 人（8.3%）	76 人（9.1%）	
家庭成员数量	≤2 人	163 人（26.6%）	242 人（29.0%）	0.537[a]
	3～5 人	355 人（57.9%）	460 人（55.2%）	
	≥6 人	95 人（15.5%）	132 人（15.8%）	
工作状态	在职	282 人（46.0%）	233 人（27.9%）	＜0.001[a]
	其他	331 人（54.0%）	601 人（72.1%）	
收入	家庭年收入/元（标准差）	53 219.5（53 120.5）	31 986.4（39 363.8）	＜0.001[b]
医疗机构类别	县域内	258 人（42.1%）	214 人（25.7%）	＜0.001[a]
	县域外	355 人（57.9%）	620 人（74.3%）	
疾病类型	急性疾病	133 人（21.7%）	188 人（22.5%）	0.702[a]
	慢性疾病	480 人（78.3%）	646 人（77.5%）	
地区	A 地	270 人（44.0%）	434 人（52.0%）	0.003[a]
	B 地	343 人（56.0%）	400 人（48.0%）	

注：数据之和不为 100% 是数据修约所致

a 为卡方检验；b 为非参数检验

本书按照家庭收入，将样本分为三组。大病保险实施后，所有住院患者的自付费用由 39 363.2 元大幅下降至 28 426.1 元，其中，低收入患者的下降幅度最大（由 44 507.6 元至 29 214.2 元）。所有变化均具有统计学意义（P＜0.001）。中等收入和高收入患者的灾难性卫生支出发生率下降幅度较大，分别下降 2.4 和 0.4 个百分点。灾难性卫生支出平均差距在低收入组（−11.8）中有所下降，但在中等收入组（0.7）中有所增加。灾难性卫生支出相对差距的结果与平均差距相似（表 4-22）。

表 4-22　患者在基线和最终评估时的经济负担（按收入等级）

变量	收入等级	基线	末期	差距	P 值
		均数（标准差）	均数（标准差）		
自付费用	低收入	44 507.6（44 507.5）	29 214.2 元（22 345.4）	−15 293.4 元	＜0.001[a]
	中等收入	38 594.0 元（27 424.9）	29 385.0 元（27 783.9）	−9 209.0 元	＜0.001[a]
	高收入	35 780.6 元（29 182.0）	25 784.6 元（16 324.5）	−9 996.0 元	＜0.001[a]
	总和	39 363.2 元（33 013.1）	28 426.1 元（24 021.5）	−10 937.1 元	＜0.001[a]

续表

变量	收入等级	基线	末期	差距	P 值
		均数（标准差）	均数（标准差）		
自付费用/收入	低收入	2 292.6%（13 811.1）	1 106.5%（1 350.5）	−1 186.1%	0.275[a]
	中等收入	103.3%（90.6）	164.6%（201.9）	61.3%	<0.001[a]
	高收入	36.4%（38.1）	40.8%（32.0）	4.4%	0.052[a]
	总和	582.7%（6 625.4）	322.5%（741.1）	−260.2%	0.019[a]
灾难性卫生支出发生率	低收入	100%（0）	100%（0）	0	
	中等收入	100%（0）	97.6%（15.4）	−2.4%	0.006[b]
	高收入	90.9%（28.8）	90.5%（29.4）	−0.4%	0.900[c]
	总和	97.7%（15.0）	96.4%（18.6）	−1.3%	0.020[b]
灾难性卫生支出平均差距	低收入	22.8（138.1）	11.0（13.5）	−11.8	0.275[a]
	中等收入	0.9（0.9）	1.6（2.0）	0.7	<0.001[a]
	高收入	0.3（0.4）	0.3（0.3）	0	0.050[a]
	总和	5.7（66.3）	3.1（7.4）	−2.6	0.018[a]
灾难性卫生支出相对差距	低收入	22.8（138.1）	11.0（13.5）	−11.8	0.275[a]
	中等收入	0.9（0.9）	1.6（2.0）	0.7	<0.001[a]
	高收入	0.3（0.4）	0.3（0.3）	0	0.019[a]
	总和	5.9（67.0）	3.3（7.5）	−2.6	0.003[a]

注：收入分为三个层次，其中，低收入水平为 min-Q25 区间（最低收入-下四分位数），中等收入水平为 Q25-Q75 区间（下四分位数-上四分位数）；高收入水平为 Q75-max 区间（上四分位数-最大值），Q 表示分位数

a 为秩和检验；b 为 Fisher 精确检验；c 为卡方检验

表 4-23 显示，因病借债发生率从 62.8% 上升到 69.1%（P<0.001），低收入组的变化最小（从 64.7% 上升到 64.9%，P = 0.969）。但所有患者的因病借债额度减少了 7209.4 元，高收入组变化最大（减少了 8119.9 元，P = 0.756）。

表 4-23　基线和最终评估时的因病借债发生率和金额（按收入等级）

变量	收入等级	基线	末期	差距	P 值
		均数（标准差）	均数（标准差）		
因病借债发生率	低收入	64.7%（47.9）	64.9%（47.8）	0.2%	0.969[a]
	中等收入	69.6%（46.1）	72.3%（44.8）	2.7%	0.432[a]
	高收入	47.4%（50.1）	66.7%（47.3）	19.3%	<0.001[a]
	总和	62.8%（48.4）	69.1%（46.3）	6.3%	<0.001[a]

变量	收入等级	基线	末期	差距	P 值
		均数（标准差）	均数（标准差）		
因病借债额度	低收入	48 883.6 元(58 477.2)	41 146.0 元(60 625.5)	−7 737.6 元	0.194[b]
	中等收入	43 532.7 元(53 443.7)	37 083.9 元(46 985.0)	−6 448.8 元	0.504[b]
	高收入	38 583.2 元(59 410.1)	30 463.3 元(43 333.4)	−8 119.9 元	0.756[b]
	总和	43 624.8 元(56 289.1)	36 415.4 元(49 965.5)	−7 209.4 元	0.192[b]

a 为卡方检验；b 为秩和检验

大病保险实施后，住院服务的利用有所提高，但在不同收入群体中增加程度不同。所有患者的住院次数从 2.6 次显著增加到 4.6 次（$P<0.001$），其中，中等收入患者增加得最多（$P<0.001$）。住院时长也有同样的变化。放弃住院患者的比例从 16.2% 下降到 14.9%，其中，低收入组的变化最小（从 20.9% 到 19.9%，$P=0.778$）（表 4-24）。

表 4-24　基线和最终评估时的住院次数和住院时长（按收入等级）

变量	收入等级	基线	末期	差距	P 值
		均数（标准差）	均数（标准差）		
住院次数	低收入	2.8 次（3.4）	4.6 次（5.6）	1.8 次	0.001[a]
	中等收入	2.5 次（1.8）	5.1 次（7.9）	2.6 次	<0.001[a]
	高收入	2.5 次（2.1）	3.7 次（5.3）	1.2 次	0.012[a]
	总和	2.6 次（2.4）	4.6 次（6.8）	2 次	<0.001[a]
住院时长	低收入	37.9 天（48.8）	52.5 天（70.6）	14.6 天	0.026[a]
	中等收入	32.5 天（35.9）	51.9 天（68.4）	19.4 天	<0.001[a]
	高收入	29.2 天（29.3）	41.0 天（57.1）	11.8 天	0.020[a]
	总和	33.0 天（38.2）	49.3 天（66.5）	16.3 天	<0.001[a]
放弃住院患者的比例	低收入	20.9%（40.8）	19.9%（40.0）	−1%	0.778[b]
	中等收入	16.7%（37.3）	15.6%（36.3）	−1.1%	0.717[b]
	高收入	10.4%（30.6）	8.5%（28.1）	−1.9%	0.546[b]
	总和	16.2%（36.8）	14.9%（35.6）	−1.3%	0.445[b]

a 为 t 检验；b 为卡方检验

自付费用和灾难性卫生支出平均差距的集中指数在基线和末期都为负，表明自付费用和灾难性卫生支出平均差距都是有利于低收入人群的。大病保险实施后，自付费用的集中指数由–0.045 变为–0.035，灾难性卫生支出平均差距的集中指数增加了 0.188（表 4-25）。这一变化清楚地表明，危重病对低收入人口的严重经济影响在干预后显著降低。但灾难性卫生支出平均差距的集中指数在最后阶段为–0.670，表明仍然存在严重的针对低收入人群的疾病经济负担不平等。

表 4-25　干预前后指标集中指数

项目	基线	末期	差距
自付费用	–0.045	–0.035	0.010
自付费用/收入	–0.843	–0.650	0.193
灾难性卫生支出发生率	–0.022	–0.024	–0.002
灾难性卫生支出平均差距	–0.858	–0.670	0.188
灾难性卫生支出相对差距	–0.854	–0.659	0.195
因病借债发生率	–0.053	0.006	0.059
因病借债额度	–0.038	–0.064	–0.026
住院次数	–0.009	–0.031	–0.022
住院时长	–0.041	–0.035	0.006
放弃住院患者的比例	–0.128	–0.138	–0.010

4.2　多指标评价——大病患者因病借债缓解分析

高额的自付费用导致的问题之一是医疗债务。了解医疗债务的分布及其影响因素十分重要，它可以帮助学者了解医疗支付是如何影响家庭消费和导致经济困难的，并深入了解医疗融资体系提供的财务保护水平。然而，中国的医疗债务状况尚不得而知。此外，大多数关于健康相关债务的研究都是基于所有患者，尚不清楚大病患者是否有类似的影响因素。随着癌症、心血管疾病等危重疾病的患病率越来越高，越来越多的人面临高额医疗费用的挑战，这会加重患者及其家人的经济负担，最终可能导致他们破产。在这部分研究中，我们旨在探讨中国中西部两个代表性农村地区患者的医疗债务情况，并探索与该结果相关的因素。

1. 数据来源

本书采用与上述研究相同的数据，在问卷调查结果部分，关注因病借债分析，因此要求所有患者的数据必须包含完整借债以及应对策略信息，在原有数据上进行筛选，最终得到问卷 826 份（2017 年），删除了借债条目缺失的问卷。

2. 变量设置与分析方法

1）医疗债务

医疗债务被定义为源自医疗保健支出或通过借贷为自付医疗支出融资的个人债务，因此在本书中医疗债务将与借贷互换。在我们的分析中，医疗债务的结果是参与者对以下问题的回答：您或您的家人是否因您的危重疾病、治疗或该治疗的持久影响而不得不借钱或负债？

2）应对策略

根据以往的研究，医疗费用的应对策略有收入、储蓄、借贷、求助家人等。在本书中，我们提出了有关家庭过去一年为自付费用提供资金的方式的问题。这些手段包括：①储蓄（包括收入）；②借款；③亲属的经济援助；④其他。

3. 变量

以往针对医疗债务的研究探索了各种变量与医疗债务之间的关系。例如，Ma 等分析了医疗债务与性别、年龄、收入等 14 个变量之间的相关性[33]。Christy 等发现，受过高等教育或没有房子的人容易面临更大的医疗债务风险[34]。

本书收集了患者的四个人口统计变量。地区是一个二分变量，年龄是一个连续变量，根据工作年龄（18～64 岁）的定义，本书将年龄分为三类。本书还收集了有关家庭规模的信息，该变量被定义为居住在家庭中的人数，且能够代表家庭内部生产、消费和再生产的共享功能[35]。人均家庭收入被分为五组，最低五分位数对应第 1 级，最高五分位数对应第 5 级。本书还收集并转换了有关医疗保健利用和报销的八个变量。医院水平是一个二分变量，衡量医院机构是否高于市级，是患者追求的医疗质量的代理变量。住院时间和住院天数分为四组。住院费用分为五组，最低五分位数对应第 1 级，最高五分位数对应第 5 级。可报销费用率等于城乡居民基本医疗保险报销目录中的可报销金额除以住院费用。有效报销率等于实际收到的医疗保险报销金额除以住院费用。非直接医疗费用包括交通费用、食宿费用以及其他与医疗保健相关但不包括在医疗支出中的费用。间接费用是指与患者及其家属损失的与时间相关的费用。医疗援助和亲属的经济援助等是二分变量，简单地衡量为是或否。

4. 数据分析

在这部分研究中，数据中的观测值的聚类为零。首先，当发生医疗费用时，患者会决定是否通过借贷来支付自付费用，这是一个二分类事件。其次，医疗债务患者的医疗债务负担存在较大差异，为连续非正态分布变量。医疗债务的大量零值破坏了随机误差的正态性假设[36]。为了解决这个问题，Duan 等提出了两个模型，第一部分用 probit 模型估计老人是否有医疗费用，第二部分用线性模型估计非零的医疗费用[37]。在这项研究中，采用两部分模型来探索与医疗债务相关的因素。两部分模型的估计将第一部分视为对数回归模型，将第二部分视为对数线性回归模型，因为医疗债务的负载满足对数正态分布。

如表 4-26 所示，2016 年危重症患者大部分处于工作年龄（71.4%）。家庭规模均数为 3.8 人。更多患者到市医院及以上的医院就医。住院总费用中位数为 56 158.7 元，远高于人均家庭收入中位数 6250.0 元。平均非直接医疗费用为 2860.0 元，平均间接费用为 2000.0 元。从亲属那里获得经济援助的患者比例为 28.2%，获得医疗救助的患者比例为 24%。重大疾病患者发生医疗借债的比例超过 50%，借债额度中位数为 20 000.0 元。

表 4-26　2016 年样本的基本信息

变量	分类	数量	占比
地区	A 地	431 人	52.2%
	B 地	395 人	47.8%
年龄	<18 岁	62 人	7.5%
	18～64 岁	590 人	71.4%
	≥65 岁	174 人	21.1%
家庭规模均数/人（标准差）		3.8（1.70）	
人均家庭收入中位数/元（四分位间距）		6 250.0（8 516.7）	
医院等级	县医院及以下	211 人	25.5%
	市医院及以上	615 人	74.5%
住院次数平均数/次（标准差）		4.6（6.7）	
住院天数平均数/天（标准差）		49.0（66.2）	
住院总费用中位数/元（四分位间距）		56 158.7（52 100.0）	
目录内费用中位数/元（四分位间距）		46 815.3（44 058.8）	
医保报销中位数/元（四分位间距）		31 074.0（35 327.0）	
平均非直接医疗费用/元（四分位间距）		2 860.0（3 852.3）	
平均间接费用/元（四分位间距）		2 000.0（10 000.0）	

续表

变量	分类	数量	占比
患病年限平均数/年（标准差）		3.2（4.8）	
是否从亲属那里获得经济援助	是	233 人	28.2%
	否	593 人	71.8%
是否获得医疗救助	是	198 人	24.0%
	否	628 人	76.0%
是否发生医疗借债	是	568 人	68.8%
	否	258 人	31.2%
借债额度中位数/元（四分位间距）		20 000.0（50 000.0）	

在 826 名受访者中，当发生巨额医疗支出时，家庭最常见的应对策略是借债（约 68.8%），其次是使用储蓄（60.1%）。28.2%的患者从亲属那里获得经济援助。如图 4-4 所示，在考虑医疗费用健康支付应对策略组合时，最高的组合是"借款和储蓄"（占 33.9%），而 14.9%的受访者仅依靠借款来进行健康支付。只有 10.7%的受访者完全依赖储蓄。

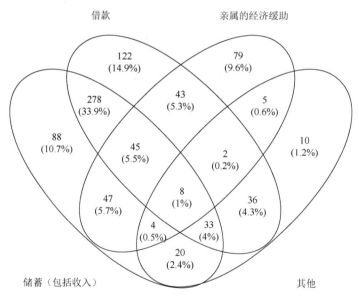

图 4-4　医疗费用健康支付的应对策略

表 4-27 给出了两部分模型的结果。第三列显示了 logit 模型的估计系数，第四列显示了它们的 Z 值。债务负担方程系数的估计值及其 T 值分别列于第五列和第六列。在参与方程中，可报销费用率和从亲属那里获得经济援助是医疗借债发生的保护因素。与 0～17 岁患者相比，处于工作年龄的患者（18～64 岁）发生医疗借债的可能性大约是其的 2.25 倍。实际补偿比和非直接医疗费用是医疗借债发生的危险因素。在 log（债务负担）方程中，生活在低收入地区（B 地），收入较高可能会减轻医疗债务负担。年龄是医疗债务负担的保护因素，而在市医院及以上医院就医、非直接医疗费用高、实际补偿比高可能会增加高医疗债务负担的风险。

表 4-27　农村居民医疗借债的影响因素——两部分模型

自变量		是否发生医疗借债		医疗债务额度对数	
		系数（标准误）	Z 值	系数（标准误）	T 值
地区	A 地	对照组		对照组	
	B 地	0.477*（0.224）	4.529	−0.204*（0.092）	−2.228
年龄	≤17 岁	对照组		−0.178*（0.082）	−2.173
	18～64 岁	0.811*（0.325）	6.209		
	≥65 岁	−0.201（0.372）	0.293		
家庭规模	≤4 人	对照组		对照组	
	≥5 人	0.241（0.197）	1.489	−0.002（0.074）	−0.025
人均家庭收入		−0.118（0.066）	3.866	−0.065*（0.027）	−2.455
医院等级	县医院及以下	对照组		对照组	
	市医院及以上	−0.023（0.247）	0.009	0.322***（0.100）	3.214
住院次数		0.042（0.091）	0.211	0.024（0.037）	0.644
住院天数		0.079（0.099）	0.637	−0.069（0.038）	−1.786
住院医疗费用		−0.101（0.086）	1.392	−0.181***（0.033）	5.499
可报销费用率		−0.359*（−0.150）	5.732	−0.091（0.061）	−1.491
实际补偿比		0.306*（0.122）	6.305	0.022（0.048）	0.459

自变量		是否发生医疗借债		医疗债务额度对数	
		系数 （标准误）	Z 值	系数 （标准误）	T 值
非直接医疗费用		0.237*** （0.073）	10.552	0.099*** （0.028）	3.517
间接费用		0.108 （0.082）	1.716	−0.015 （0.031）	−0.502
是否从亲属那 里获得经济 援助	否	对照组		对照组	
	是	−1.464*** （0.205）	50.965	−0.179 （0.099）	−1.808
是否获得医疗 救助	否	对照组		对照组	
	是	0.449 （0.250）	3.235	0.017 （0.090）	0.193
常数		−0.021 （0.631）	0.001	10.329 （0.340）	30.337
样本量		$n = 826$		$n = 568$	
拟合优度		$R^2 = 0.280$		$R^2 = 0.228$	

*表示在 0.05 水平上显著；***表示在 0.001 水平上显著

　　健康覆盖不仅指所有人都能以负担得起的费用公平获得卫生服务，而且还指卫生服务费用的覆盖范围[1]。医疗债务率反映了家庭经济负担和财务保护水平。在本书中，研究表明，在中国农村地区的重症患者中，医疗债务是一个非常普遍和严重的现象。与其他针对所有普通患者的研究相比，本书中危重症患者的医疗债务率要高得多。Collins 等发现在 2010 年 24%的成年人承担了医疗债务[38]，这意味着医疗债务是疾病经济负担的一个严重指标，患有严重疾病的家庭在财务风险方面的保护很差。

　　危重病患者的医疗债务（包括发生率和负担）的常见分布可归因于几个因素。首先，本书表明年龄是危重病患者医疗债务的关键决定因素。与其他研究一致，处于工作年龄的患者的医疗债务率较高[39]。一种解释是对于农村居民来说，处于工作年龄的患者的工资收入可能是家庭唯一的收入来源。危疾的冲击会使家庭失去主要的收入来源，进而造成高额的收入损失。Ekwueme 等的发现可以证明这一点。危疾造成的收入损失对于处于工作年龄的患者来说往往更为严重[40]。因此，从长远考虑，这部分人更愿意借钱治病，以供日后养家糊口。另一种解释是家庭中的决策权。作为养家糊口的人，处于工作年龄的患者往往拥有决定家庭资源分配的权力，并且出于成本效益的考虑，年轻患者治愈后的寿命更长。因此，他们可能更愿意接受治疗，更有可能产生医疗债务，而老年人在面临重大疾病时可能会决定放弃治疗。另外，由于计划生育，老年人的家庭网络通常比年轻一代要大。他们可以更多地依靠后代或其他家庭网络的转移支付医疗费用，这是经济支持的重要来源。而且，老年人通常患有慢性和长期疾病，而年轻人则可能面临短期健康冲击。慢性和长期疾病可以让家庭有时间筹措医疗费用，而短期健康冲击通常需要在短时间内支付巨额的医疗费用。因此，年轻人可能只有有限的储蓄来应对冲击并承担更多债务。在实践中，由于人口老龄化和伦理考量，许多国家的医疗保障制度向老年人倾斜，这可能忽略了处于工作年龄的患者比老年人更容易遭受疾病侵害的事实。严重的疾病、处于工作年龄的人群的健康冲击更有可能使家庭陷入经济困难。因此，完善与处于工作年龄的患者相关的医疗保障制度迫在眉睫。

其次，报销增幅不足可能是与医疗债务有关的因素之一。我们发现有效报销率是医疗债务发生的风险因素。医疗保险的完善增加了患者获得医疗保健的机会，释放了健康需求，这可能是医疗债务发生率提高的一个因素。一些因经济原因放弃治疗的住院病人开始就医。这些住院病人通常属于低收入人群，他们中的大多数需要通过借贷来支付自付费用，而随着卫生支出的快速增长以及相对不足的社会保险支持，农村重病患者家庭的财务风险更大。

最后，更多危重病住院患者到市级以上医院就医可能是增加医疗债务负担的另一个因素，这不仅会导致患者的住院费用更高，如在补充药物和额外检查上的支出，而且还会导致额外的交通、食宿等方面的成本。此外，在市级以上医院就医可能会限制住院治疗的报销，因为它倾向于鼓励城乡居民基本医疗保险采取更加谨慎和限制性的方法，这意味着在市级以上医院住院的患者可能会面临更高的免赔额和较低的报销率[30]。重症病情复杂，综合治疗也增加了其不可报销的费用。在某种程度上，高级别的住院服务利用可能与重症病情复杂有关。患者认为县级综合医院的诊断和治疗选择有限，而且身体状况较差的人员也可能促使他们到更高级别的医院寻求治疗。随着基础设施的重大改善，患者前往市级或更高级别的医院变得更加容易。如果没有控制县域外就医的措施，高等级医疗服务机构的住院比例可能会继续增加。因此，全面控制还需要进一步努力，以有效减轻患者的经济负担。除了增加城乡居民基本医疗保险的报销比例，还需要加强县级医疗机构的服务能力。

4.3　大病保险对降低老年脑血管疾病负担的效果研究
——基于间断时间序列模型

1. 数据来源与分析方法

本书采用与上述研究相同的数据，以湖北省 A 地为样本地区进行研究，该地区于 2013 年 5 月开始实施大病保险。通过机构调查获取了 2010~2016 年 A 地区城乡居民基本医疗保险住院患者补偿信息数据库，根据年龄段（≥65 岁）和疾病诊断筛选出所有老年脑血管疾病患者，收集所有住院患者个人住院费用及城乡居民基本医疗保险补偿情况，同时收集当地 2010~2016 年城乡居民基本医疗保险和大病保险的政策信息，从起付线、补偿比例、封顶线和补偿范围等维度对补偿模式进行系统的政策分析，运用总医疗费用、目录外费用、患者自付费用、实际补偿比等指标分析大病保险的实施效果。

　　间断时间序列是一种有效评价干预措施长期影响的准实验研究，它在综合考虑事物原有发展趋势的基础上，通过干预措施实施前后事物状态的比较，来发现干预措施的实施效果。该方法广泛适用于政策评价领域。

$$Y_t = \beta_0 + \beta_1(T) + \beta_2(X_t) + \beta_3(XT_t) + \varepsilon_t$$

其中，Y_t 为 2010 年 1 月至 2016 年 12 月之间每月变化的时间段内的结果变量；T 为自研究开始以来的时间序列（2010 年 1 月 = 1，2010 年 2 月 = 2，……，2016 年 12 月 = 84）；X_t 为观测点所处的干预阶段，干预前用代码"0"表示，干预后用"1"表示，在本书中，A 地于 2013 年 5 月开始实施大病保险，因此 2013 年 5 月之前为 0，之后为 1；XT_t 为交互项，表示干预后的时间序列，它在 2013 年 5 月之前全部为 0，然后从 2013 年 5 月每月增加 1（2015 年 5 月 = 1，2015 年 6 月 = 2，……）；ε_t 为随机误差；β_1 为干预前事物的变化趋势，即斜率；β_2 为干预时事物的变化水平；β_3 为干预后事物的变化趋势与干预前的差值；β_0 为截距。

　　由于大病保险是年度结算，为了研究大病保险的长期变化，本书将所有大病患者的补偿记录按照纳入报销的费用比例分散到患者的每条就诊记录中，计算所有老年脑血管疾病患者的每月负担及费用变化。纠正自相关可避免低估标准误。本书研究采用德宾-沃斯顿（Durbin-Watson）检验自相关，当 DW 检验值大于等于 1.8 且小于等于 2.2 时，因变量之间相互独立。如果变量存在自相关，我们使用广义最小二乘法进行校正。本书对因变量进行迪基-福勒检验（Dickey-Fuller test）来确定时间序列是否具有季节性，若存在季节性现象则进行季节性校正。在进行分析时，因变量 Y 要呈正态分布，由于费用经常呈现偏态分布，我们对 Y 取常数对数。

　　2. 数据分析结果

　　A 地老年脑血管疾病患者 2016 年为 5898 人，其中，163 人获得了大病保险，比例为 2.76%。该地区老年脑血管疾病患者大病保险覆盖比例较低，均不超过 5%。2013 年为 2.39%，2014 年上升至 4.18%，2015 下降到 2.88%（表 4-28）。

表 4-28　A 地老年脑血管疾病患者大病保险覆盖比例（2013～2016 年）

项目	2013 年	2014 年	2015 年	2016 年
老年脑血管疾病患者人数/人	3342	7272	5385	5898
其中，获得大病保险人数/人	80	304	155	163
大病保险覆盖比例/%	2.39	4.18	2.88	2.76

通过以上分析可以发现，老年脑血管疾病患者的总医疗费用在大病保险实施前呈上升趋势，每月增长 32.155 元（$\beta_1 = 32.155, P < 0.001$），实施后呈下降趋势，每月降低 39.719 元（$\beta_3 = -39.719, P < 0.001$）。目录外费用变化趋势和总医疗费用相反，在大病保险实施前呈下降趋势（$\beta_1 = -37.274, P < 0.001$），大病保险实施后呈上升趋势（$\beta_3 = 40.588, P < 0.001$）。老年脑血管疾病患者的自付费用在大病保险实施后呈现上升趋势，但是结果无统计学意义（$\beta_3 = 4.495, P = 0.337$）。实际补偿比在干预前不断上升（$\beta_1 = 0.591, P < 0.001$），但是在干预后反而有所下降（$\beta_3 = -0.567, P < 0.001$），如表 4-29 所示。老年脑血管疾病患者费用的变化趋势如图 4-5 所示。

表 4-29　大病保险前后老年脑血管疾病患者费用间断时间序列分析

指标	大病保险实施前				大病保险实施后				大病保险实施前后				DW 检验
	β_1	标准误	t	P	$\beta_1 + \beta_3$	标准误	t	P	β_3	标准误	t	P	
总医疗费用	32.155	8.224	3.91	0.000	−7.604	6.791	−1.120	0.266	−39.719	10.783	−3.68	0.000	2.093
Log 总医疗费用	0.010	0.003	3.82	0.000	−0.002	0.002	−1.090	0.279	−0.011	0.003	−3.74	0.000	2.093
目录外费用	−37.274	7.759	−4.80	0.000	3.314	5.188	0.639	0.525	40.588	10.408	3.90	0.000	2.358
Log 目录外费用	−0.055	0.011	−4.87	0.000	0.005	0.009	0.533	0.596	0.060	0.016	3.66	0.000	2.451
自付费用	−9.429	3.062	−3.08	0.003	−4.935	3.481	−1.418	0.160	4.495	4.654	0.97	0.337	2.057
Log 自付费用	−0.008	0.003	−2.95	0.004	−0.003	0.002	−1.239	0.219	0.005	0.003	1.44	0.153	2.100
实际补偿比	0.591	0.055	10.65	0.000	0.023	0.043	0.541	0.590	−0.567	0.075	−7.53	0.000	2.212

注：$\beta_1 + \beta_3$ 为大病保险实施后事物的变化趋势

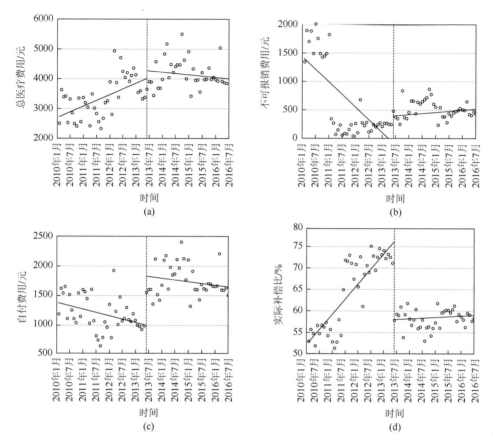

图 4-5　A 地老年脑血管疾病患者费用的变化趋势（2010～2016 年）

4.4　多人群评价——农村儿童大病医疗保障水平研究

本书采用与上述研究相同的数据，选取湖北省 A 地作为研究样本地区，收集 2014～2016 年城乡居民基本医疗保险及医疗救助数据库，将数据库中享受大病保险补偿的患者界定为全人群大病患者，基于 A 地政策，即个人年度累计自付费用超过大病保险政策起付线的患者，其中，0～14 周岁的患者为儿童大病患者或大病患儿，如 2016 年，将享受大病医疗保险补偿的患者中生于 2002 年 1 月 1 日后的部分患者界定为儿童大病患者或大病患儿。

2013 年，大病医疗救助对象为五保、低保、低收入对象（表 4-30），2016 年增加了因病致贫对象（表 4-31）。除特困供养人员不设起付线外，大病医疗救助对象为个人年度累计自付费用超过大病保险政策起付线的患者。2016 年，全面取消救助病种限制。为防止过度医疗，救助范围限于医保可报销范围内自付费用（儿童先天性心脏病/急性白血病除外）。经过 2016 年的政策调整，A 地的大病医疗救助与大病保险政策接轨，首先是从病种保障到费用保障的转变，其次是从 2013 年未设置起付线，到 2016 年设置与大病保险一致的起付线。除了特困供养人员的保障水平有所提高，可获得全额大病医疗救助外，其他救助对象的政策补偿水平有所降低，且补偿范围从整个基本医保可报销范围缩小到大病起付线以上，救助封顶线也有所降低。

表 4-30　2013 年大病医疗救助方案

指标	方案内容
起付线	无
救助比	儿童先天性心脏病：20%～25%；儿童急性白血病：10%～20%；1 型糖尿病等 5 种疾病：五保/低保对象为 70%，低收入对象自付费用<5 万元，对超出部分按 60%救助，自付费用不足 5 万元的按《A 地城乡贫困群众医疗救助实施办法》相关规定救助；耐多药性肺结核、终末期肾病五保患者、城镇"三无"人员、农村分散供养孤儿：100%，其他低保对象：70%，低收入对象：60%
救助范围	儿童先天性心脏病/急性白血病为总自付费用；其他疾病为医保可报销范围内自付费用
封顶线	患有 1 型糖尿病、慢性粒细胞白血病、血友病、艾滋病机会性感染、唇腭裂的特困供养人员（五保、城镇"三无"人员和农村分散供养孤儿）3 万元/年，低保对象 2 万元/年，低收入对象个人自付费用在 5 万元以上的 1.5 万元/年

表 4-31　2016 年大病医疗救助方案

项目	特困供养人员	最低生活保障对象	低收入救助对象	其他对象（如因病致贫）
救助方式	全额补偿	大病起付线 1～3 倍 50%、3 倍以上 60%，限额 2 万元	大病起付线 1～3 倍 40%、3 倍以上 50%，限额 1 万元	大病起付线 2～4 倍 30%、4 倍以上 40%，限额 1 万元

资料来源：2016 年 A 地发布的 62 号政府令

医疗救助采取"一站式"结算救助和医后救助两种方式。前者针对的是救助对象在本市定点医疗机构发生的住院治疗费用，住院医疗救助资金由定点医疗机构垫付。后者针对的是救助对象转诊到非定点医疗机构后发生的住院治疗费用。

1. 儿童大病患者的医疗服务利用情况

表 4-32 显示，从 2014 年到 2016 年，全人群大病患者住院人数减少，其中，儿童住院人数增加；儿童大病患者的人均住院天数减少，人均住院次数增加，都低于全人群水平；全人群的人均住院天数和人均住院次数均增加。

表 4-32　2014～2016 年大病患者就医情况

年份	大病患者	住院人数/人	人均住院天数/天	人均住院次数/次
2014	儿童	264	38.45	1.44
	全人群	4620	52.72	2.60
2015	儿童	307	33.00	1.63
	全人群	4743	51.61	2.96
2016	儿童	301	33.94	1.74
	全人群	4199	57.55	2.93

　　从 2014 年到 2016 年，儿童大病患者的人均住院费用大幅上升，人均自付费用小幅上升，说明 A 地大病保障制度发挥了一定的疾病经济风险保护作用（表 4-33）。儿童大病患者的人均住院费用和人均自付费用均低于全人群。

表 4-33　2014～2016 年大病患者住院费用情况

分析对象	人均住院费用/元			人均自付费用/元		
	2014 年	2015 年	2016 年	2014 年	2015 年	2016 年
儿童大病患者	39 487.49	41 168.03	50 354.01	19 673.54	21 109.72	24 479.64
全人群大病患者	58 032.48	59 209.69	68 488.11	27 068.18	27 365.82	30 833.94

　　2. 儿童大病患者的保障水平

　　从 2014 年到 2016 年，儿童大病患者的累计实际补偿比上升，城乡居民基本医保实际补偿比略有下降，均低于全人群水平，大病保险实际补偿比上升，2015 年开始已经超过全人群水平（表 4-34）。全人群大病患者的累计实际补偿比和城乡居民基本医疗保险实际补偿比上升，但大病保险实际补偿比下降。

表 4-34　2014～2016 年大病患者住院补偿情况

大病患者	累计实际补偿比/%			城乡居民基本医疗保险实际补偿比/%			大病保险实际补偿比/%		
	2014 年	2015 年	2016 年	2014 年	2015 年	2016 年	2014 年	2015 年	2016 年
儿童	50.18	48.72	51.38	38.94	35.56	38.00	9.50	11.45	12.60
全人群	53.36	53.78	54.98	41.84	40.87	44.09	10.51	10.28	9.96

　　注：此处的累计实际补偿比的对象是儿童/全人群大病患者

　　从百分位数分布上看，儿童大病患者医保报销后的自付费用和可补偿费用均显著低于全人群水平，表明儿童大病患者能获得的大病医保报销额度低于全人群（表 4-35 和表 4-36）。

表 4-35 2016 年大病患者医保报销后的自付费用分布情况

分析对象	P25/元	P50/元	P75/元
儿童大病患者	15 517.37	22 432.11	36 005.80
全人群大病患者	19 188.35	28 150.61	45 922.14

注：P25 为下四分位数；P50 为中位数；P75 为上四分位数

表 4-36 2016 年大病患者医保报销后的可补偿费用分布情况

分析对象	P25/元	P50/元	P75/元
儿童大病患者	11 794.65	15 192.24	22 568.64
全人群大病患者	13 435.71	17 957.83	26 463.17

从 2014 年到 2016 年，儿童大病患者中救助对象累计实际补偿比和大病保险实际补偿比上升，基本医保和医疗救助实际补偿比下降，除了基本医保实际补偿比外 2016 年都已高于全人群水平；全人群中累计实际补偿比和基本医保实际补偿比上升，大病保险和医疗救助实际补偿比下降（表 4-37）。

表 4-37 2014～2016 年大病患者中救助对象住院补偿情况

大病患者中救助对象	累计实际补偿比/%			基本医保实际补偿比/%			大病保险实际补偿比/%			医疗救助实际补偿比/%		
	2014 年	2015 年	2016 年	2014 年	2015 年	2016 年	2014 年	2015 年	2016 年	2014 年	2015 年	2016 年
儿童	66.68	63.66	67.98	45.94	38.61	44.48	11.65	16.66	19.43	9.09	9.01	4.06
全人群	57.35	62.58	65.15	37.79	43.22	50.46	14.96	12.74	11.68	4.61	6.77	3.03

注：此处的累计实际补偿比的对象是儿童/全人群大病患者中救助对象

3. 儿童大病患者的人口覆盖

从 2014 年到 2016 年，儿童大病患者的大病保险覆盖比上升，医疗救助覆盖比下降，均明显低于全人群；全人群大病患者的大病保险覆盖比下降，医疗救助覆盖比上升（表 4-38）。

表 4-38 2014～2016 年大病患者的大病保险覆盖比、医疗救助覆盖比

大病患者	大病保险覆盖比/%			医疗救助覆盖比/%		
	2014 年	2015 年	2016 年	2014 年	2015 年	2016 年
儿童	2.03	2.49	2.36	13.64	10.75	8.31
全人群	5.30	4.70	4.26	12.97	26.97	25.39

注：儿童大病保险覆盖比＝儿童大病患者人数/儿童人数，儿童医疗救助覆盖比＝儿童大病患者中获得医疗救助的人数/儿童大病患者人数

4. 儿童大病患者的服务覆盖

2014～2016 年，儿童大病患者市外就医比例上升，高于全人群水平。全人群大病患者市外就医比明显下降（图 4-6）。

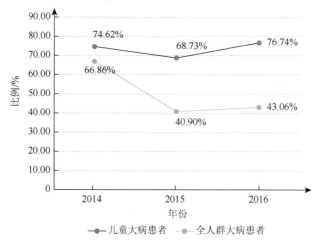

图 4-6　2014～2016 年大病患者市外就医比例

2016 年，市内实际补偿比除了医疗救助外，儿童大病患者均高于全人群水平，市外实际补偿比除了大病保险外，儿童大病患者均低于全人群水平（表 4-39）。虽然儿童大病患者的累计实际补偿比市外显著低于市内，但大病保险实际补偿比市外高于市内。

表 4-39　2016 年大病患者市内外实际补偿比

大病患者	累计实际补偿比/%	基本医保实际补偿比/%	大病保险实际补偿比/%	医疗救助实际补偿比/%
儿童市内	68.41	58.99	8.63	0.79
全人群市内	63.12	54.78	7.19	1.15
儿童市外	49.00	35.07	13.15	0.79
全人群市外	51.19	39.09	11.26	0.84

从 2014 年到 2016 年，儿童大病患者目录外费用比稳步下降，且除 2014 年外均低于全人群大病患者（表 4-40）。

表 4-40　2014～2016 年大病患者目录外费用比

分析对象	目录外费用比/%		
	2014 年	2015 年	2016 年
儿童大病患者	25.80	25.27	22.47
全人群大病患者	24.57	25.28	23.53

5. 变量间的关系

如表 4-41 所示,以 0.05 的检验水准,根据拟合优度检验分析数据,目录外费用比 P 值、累计实际补偿比 P 值均小于 0.05。故拒绝原假设,原假设为"各类别的观察频数与期望频数无显著差异",可认为目录外费用比和累计实际补偿比均不服从正态分布。

表 4-41 目录外费用比和累计实际补偿比的拟合优度检验

类别	目录外费用比 P 值	累计实际补偿比 P 值
渐近显著性(双侧)	<0.001	0.001

对就医级别进行二分类划分,市内 = 0,市外 = 1,目录外费用比和累计实际补偿比是非正态分布连续变量,因此采用斯皮尔曼(spearman)等级相关系数分析。

如表 4-42 所示,通过两变量的 spearman 相关性分析,可得目录外费用比和就医级别的相关系数为 0.296,$P<0.001$,按 0.05 的检验水准拒绝原假设,可认为目录外费用比和就医级别之间有线性正相关关系。

表 4-42 spearman 相关性分析

对象	P 值	相关系数
目录外费用比和就医级别	<0.001	0.296
累计实际补偿比和就医级别	<0.001	−0.440
累计实际补偿比和目录外费用比	<0.001	−0.709

通过表 4-42 可得累计实际补偿比和就医级别的相关系数为 −0.440,$P<0.001$,按 0.05 的检验水准拒绝原假设,可认为累计实际补偿比和就医级别之间有线性负相关关系。

通过表 4-42 可得累计实际补偿比和目录外费用比的相关系数为 −0.709,$P<0.001$,按 0.05 的检验水准拒绝原假设,可认为累计实际补偿比和目录外费用比之间有线性负相关关系。

参 考 文 献

[1] 世界卫生组织. 卫生系统筹资: 实现全民覆盖的道路[R]. 日内瓦: 世界卫生组织, 2010.

[2] World Health Organization. Making fair choices on the path to universal health coverage: final report of the WHO consultative group on equity and universal health coverage[R]. Geneva: WHO, 2014.

[3] Boerma T, AbouZahr C, Evans D, et al. Monitoring intervention coverage in the context of universal health coverage[J]. PLoS Medicine, 2014, 11(9): e1001728.

[4]   Ramke J, Gilbert C E, Lee A C, et al. Effective cataract surgical coverage: an indicator for measuring quality-of-care in the context of universal health coverage[J]. PLoS One, 2017, 12(3): e0172342.

[5]   Atun R. Transforming Turkey's health system—lessons for universal coverage[J]. New England Journal of Medicine, 2015, 373(14): 1285-1289.

[6]   张朝阳, 孙磊. 全民健康覆盖的内涵界定与测量框架[J]. 中国卫生政策研究, 2014, 7(1): 19-22.

[7]   陈燕丽, 李跃平, 卢若艳. 福建省新型农村合作医疗制度全民健康覆盖程度的定量研究[J]. 中国全科医学, 2017, 20(35): 4412-4416.

[8]   罗会秋. 基于 UHC 视角的农村居民大病保险补偿模式及实施效果分析[D]. 武汉: 华中科技大学, 2016.

[9]   Saksena P, Hsu J, Evans D B. Financial risk protection and universal health coverage: evidence and measurement challenges[J]. PLoS Medicine, 2014, 11(9): e1001701.

[10]   应桂英, 甘华平, 力晓蓉, 等. 四川省城乡居民住院服务未利用情况及其影响因素分析[J]. 现代预防医学, 2011, 38(6): 1045-1047.

[11]   王丽丹. 全民健康覆盖视角下的安徽省居民健康公平性研究[D]. 合肥: 安徽医科大学, 2015.

[12]   World Health Organization. Tracking universal health coverage: 2017 global monitoring report[R]. Geneva: WHO, 2017.

[13]   Wagner A K, Graves A J, Reiss S K, et al. Access to care and medicines, burden of health care expenditures, and risk protection: results from the World Health Survey[J]. Health Policy, 2011, 100(2/3): 151-158.

[14]   Kankeu H T, Saksena P, Xu K, et al. The financial burden from non-communicable diseases in low- and middle-income countries: a literature review[J]. Health Research Policy and Systems, 2013, 11: 31.

[15]   Galbraith A A, Ross-Degnan D, Soumerai S B, et al. Nearly half of families in high-deductible health plans whose members have chronic conditions face substantial financial burden[J]. Health Affairs(Millwood), 2011, 30(2): 322-331.

[16]   van Damme W, van Leemput L, Por I, et al. Out-of-pocket health expenditure and debt in poor households: evidence from Cambodia[J]. Tropical Medicine and International Health, 2004, 9(2): 273-280.

[17]   Krishna A. Pathways out of and into poverty in 36 villages of Andhra Pradesh, India[J]. World Development, 2006, 34(2): 271-288.

[18]   宫习飞. 新型农村合作医疗制度对降低疾病经济负担作用研究[D]. 济南: 山东大学, 2009.

[19]   孙梅, 李程跃, 吕军, 等. 界定与测量农村居民因病致贫: 新型农村合作医疗保险方案研制思路之四[J]. 中国卫生资源, 2013, 16(3): 160-162.

[20]   Li Y, Wu Q H, Xu L, et al. Factors affecting catastrophic health expenditure and impoverishment from medical expenses in China: policy implications of universal health insurance[J]. Bulletin of the World Health Organization, 2012, 90(9): 664-671.

[21]   朱铭来, 宋占军. 大病保险对家庭灾难性医疗支出的风险分散机制分析[J]. 中国卫生政策研究, 2012, 5(12): 4-7.

[22]   项莉, 罗会秋, 潘瑶, 等. 大病医疗保险补偿模式及补偿效果分析: 以 L 市为例[J]. 中国卫生政策研究, 2015, 8(3): 29-33.

[23]   武秀芳. 城乡居民大病保险政策实施存在问题及对策分析[J]. 人才资源开发, 2017, (14): 53-54.

[24]   董朝晖. 大病保险政策的关键问题探讨[J]. 中国医疗保险, 2017, (7): 15-19.

[25]   Elshaug A G, Rosenthal M B, Lavis J N, et al. Levers for addressing medical underuse and overuse: achieving high-value health care[J]. The Lancet, 2017, 390(10090): 191-202.

[26]   Glasziou P, Straus S, Brownlee S, et al. Evidence for underuse of effective medical services around the world[J]. The Lancet, 2017, 390(10090): 169-177.

[27]　Davis K, Stremikis K, Squires D, et al. Mirror, Mirror on the Wall[M]. New York: Commonwealth Fund, 2014.

[28]　Kalousova L, Burgard S A. Debt and foregone medical care[J]. Journal of Health and Social Behavior, 2013, 54(2): 204-220.

[29]　Li L, Jiang J N, Xiang L, et al. Impact of critical illness insurance on the burden of high-cost rural residents in central China: an interrupted time series study[J]. International Journal of Environmental Research and Public Health, 2019, 16(19): 3528.

[30]　Xiang L, Pan Y, Hou S Y, et al. The impact of the new cooperative medical scheme on financial burden of tuberculosis patients: evidence from six counties in China[J]. Infectious Diseases of Poverty, 2016, 5(1): 1-12.

[31]　Zhou C C, Long Q, Chen J Y, et al. The effect of NCMS on catastrophic health expenditure and impoverishment from tuberculosis care in China[J]. International Journal for Equity in Health, 2016, 15(1): 172.

[32]　Fleurbaey M, Schokkaert E. Equity in health and health care[C]//Pauly M V, Mcguire T G, Barros P P. Handbook of Health Economics. Amsterdam: Elsevier B.V, 2011: 1003-1092.

[33]　Ma J D, Xu J, Zhang Z G, et al. New cooperative medical scheme decreased financial burden but expanded the gap of income-related inequity: evidence from three provinces in rural China[J]. International Journal for Equity in Health, 2016, 15: 72.

[34]　Christy K, Hampton-Stover E, Shobe M, et al. Perceived health status and health insurance status: protective factors against health-related debt?[J]. Social Work in Health Care, 2013, 52(6): 525-537.

[35]　Ezeoke O P, Onwujekwe O E, Uzochukwu B S. Towards universal coverage: examining costs of illness, payment, and coping strategies to different population groups in Southeast Nigeria[J]. The American Journal of Tropical Medicine and Hygiene, 2012, 86(1): 52-57.

[36]　Ghosh P, Albert P S. A Bayesian analysis for longitudinal semicontinuous data with an application to an acupuncture clinical trial[J]. Computational Statistics & Data Analysis, 2009, 53(3): 699-706.

[37]　Duan N H, Manning W G, Morris C N, et al. A comparison of alternative models for the demand for medical care[J]. Journal of Business & Economic Statistics, 1983, 1(2): 115.

[38]　Collins S R, Robertson R, Garber T C, et al. Young, uninsured, and in debt: why young adults lack health insurance and how the Affordable Care Act is helping: findings from the Commonwealth Fund Health Insurance Tracking Survey of Young Adults, 2011[J]. Issue Brief(Commonwealth Fund), 2012, 14: 1-24.

[39]　Seifert R W, Rukavina M. Bankruptcy is the tip of a medical-debt iceberg[J]. Health Affairs(Millwood), 2006, 25: W89-92.

[40]　Ekwueme D U, Yabroff K R, Guy Jr G P, et al. Medical costs and productivity losses of cancer survivors: United States, 2008-2011[J]. Morbidity and Mortality Weekly Report, 2014, 63(23): 505.

第5章 大病医疗保障制度动态调整机制

5.1 大病医疗保障制度动态调整研究背景

随着经济的不断发展，全民健康覆盖成为我国卫生服务体系发展的新方向[1]。但是重大疾病带来的经济负担会导致群众陷入因病致贫或者因病返贫的情境中，是实现全民健康覆盖的重要阻碍因素之一。

随着社会经济的不断发展，我国社会医疗保险制度改革逐步推进。

大病保险和大病医疗救助共同构成了大病医疗保障体系。我国大病医疗保障体系的目的是促进大病患者医疗服务利用，降低患者疾病经济负担，减少因病致贫[2]，与全民健康覆盖卫生服务覆盖和财务保障覆盖目标一致。

各地大病医疗保障体系补偿方案呈现出多元化的特点，学者在补偿方案设计方面也存在一定分歧，这些问题直接影响了大病医疗保障体系的公平性和可持续性。在大病医保方面，虽然各地大病保险补偿比例一般为50%~70%，但起付线、补偿范围和封顶线的设置差异较大。朱铭来和宋占军指出根据农民人均纯收入确定起付线并不合理，其明显高于大病患者的灾难性卫生支出标准，可能会导致实际受益人群有限，风险分散效果不足[3]。由于疾病特点，大病患者的基本医保报销目录外费用通常较多，但大部分地区补偿范围并未超越基本医保补偿范畴，仅江苏省例外。部分地区仍保留了大病保险封顶线，仇雨临和黄国武指出封顶线设置会影响部分超高额费用患者的实际补偿水平，且封顶线的有无对于基金支付压力的影响甚微[4]。

由于各种原因，大病保险基金测算在以政府为主导的保险上也未能得到充足发展，少数地区出现了基本医疗保险管理机构和商业保险公司因为大病医保补偿方案设计和筹资水平不能协商一致，导致第二年大病保险延期开展的现象。有研究指出大病保险实施后，在筹资机制不完善的情况下，出现了经营该业务的商业保险公司全面亏损的局面，影响了大病保险的可持续发展[5]。

大病医疗保障体系补偿方案主要参数的合理设定，不仅直接决定其全民健康覆盖保障效应，还将影响基金支出规模和大病医疗保障体系的可持续发展。随着社会经济的不断发展，调整单一制度的补偿参数已经无法满足大病患者日益增长的卫生服务需求和疾病经济负担。不断变化的疾病谱和外部支付环境也对滞后的方案调整提出了挑战。因此，为了最大限度地实现全民健康覆盖，大病医疗保障体系要提高联合保障效应，将大病医保和大病医疗救助在补偿方案上进行有效契合。各地需要动态调整优化大病医疗保障体系补偿方案，并精细测算，科学地确定大病医疗保障体系的基金支出规模，为确定适宜的筹资标准提供科学依据，但各地对于如何科学确定补偿参数和精算基金支出规模均缺乏相关理论和实践指导。

我国实行大病保险和大病医疗救助后，是否提高了大病患者医疗服务可及性，缓解了患者经济风险，有效促进了全民健康覆盖？全民健康覆盖公平性如何？如何对大病医疗保障体系补偿方案进行动态优化，提高全民健康覆盖实现程度，在公平优先的同时又具有较好的成本效果？方案动态优化后基金支出如何变化，是否会带来基金风险？这些问题已成为当前加快推进大病医疗保障体系工作迫切需要解决的问题。另外，在组建医保局的大背景下，将大病保险和大病医疗救助结合起来的大病医疗保障体系的补偿方案的研究更具有现实意义。

基本医保、大病保险、医疗救助三重制度综合保障是大病患者减轻疾病经济负担的基础。目前基本医保制度日趋成熟，基金运行稳定，各地补偿方案变动很小。因此本书集中于大病医疗保障体系的补偿方案研究。虽然我国城乡大病医疗保障制度正在同步全面推进，但由于我国中西部地区农村大病患者全民健康覆盖问题更为突出[6]，因此本书将仅选择典型的中西部农村地区进行研究，从全民健康覆盖视角分析大病医疗保障体系的保障效应，构建动态模型模拟并分析不同补偿方案基金的支出规模，优化大病医疗保障体系补偿方案，保障基金的正常运行与收支平衡，使有限的基金得到最有效的利用，最大程度帮助居民抵御重大疾病风险。本书为评估大病医疗保障体系的保障效应提供了科学的视角和定量方法，同时为在适宜的筹资水平下动态优化和合理选择大病医疗保障体系补偿方案、提高大病患者全民健康覆盖实现程度提供了理论和实践依据，以促进我国城乡医疗保障制度的不断完善。

5.2　大病医疗保障体系补偿方案动态优化概念模型构建

大病医疗保障体系运行中面临一系列问题，如何科学设计补偿方案参数、如何在提高补偿水平的同时保证医保基金的可持续性，这些挑战都使得方案的调整成为必然。为明确大病医疗保障体系补偿方案动态优化思路，本书基于全民健康覆盖视角，结合系统论、福利经济学理论、疾病风险理论等相关理论，构建大病医疗保障体系补偿方案动态优化概念模型。

5.2.1　大病医疗保障体系目标定位分析

大病保险和大病医疗救助都致力于解决因病致贫、因病返贫问题，但是这两种制度的功能定位和运作方式差异较大。为了更好地进行大病医疗保障体系补偿方案的调整，我们要弄清楚大病医疗保障体系中大病保险和大病医疗救助的目标定位。

1. 大病保险目标定位分析

要明确大病保险的目标定位，应该先梳理大病保险和基本医疗保险之间的关系。大病保险是在基本医疗保险的基础上，对大病患者发生的高额医疗费用给予进一步保障的一种保险制度，是基本医疗保障制度的拓展和延伸。针对大病保险的属性，有学者认为由于保障范围和经办方式不同，大病保险应该是一项独立的新险种，应该单独进行筹资和补偿设计[7]。也有学者提出大病保险是基本医疗保险在新形势下的必然趋势，是基本医疗保险的一个有机组成部分，从性质上来说其并不是一项独立的制度[8]。

从实践经验来看，首先，大病保险的筹资仍来自基本医疗保险，由于没有额外筹资，大病保险很难从整体上提高保障待遇，而是通过优化待遇结构来提高基金使用的公平性和效率。其次，在受益对象方面，所有参合居民一旦符合标准也会享受大病保险，覆盖人群和基本医保保持一致。最后，大病保险的补偿与基本医保密切联系，是对基本保险报销后合规自付费用的"二次报销"，因此大病保险其实仍是基本医保制度的拓展和延伸，具有保险的基本特点。

作为保险的一种，大病保险具有保险的三个基本要素：①特定风险的存在；②多数经济单位的结合；③概率论以及大数法则原理的运用[9]。风险是保险存在的基本要素，有集中（风险于参保人）和分散（参保人）风险的功能。保险费率是根据风险的大小，运用概率论和大数法则的原理计算出来的。结合三个基本要素，我们可以发现：首先，大病保险作为保险的一种，其主要识别的疾病风险是住院患者中罹患大病、医疗费用超过一定数值的高额疾病风险；其次，大病保险的覆盖范围与基本医保一致，是多数经济单位的结合，具有良好的风险共担的效果；最后，不管投保人是否能够承担得起疾病经济风险造成的损失，医疗保险是以风险事件的发生，即产生医疗费用作为补偿的条件[10]。大病保险在设计的过程中，应该具有统一的补偿方案，充分运用概率论和大数法则，不考虑个人的收入水平。

公共经济理论将社会产品分为公共产品和私人产品，按照公共产品的定义，个人在消费公共产品或劳务时，不会影响他人对该产品或劳务的消费量，其区别于私人产品的典型特征包括效用的不可分割性、消费的非竞争性和受益的非排他性。相反，凡由个别消费者占有和享用，具有敌对性、排他性和可分性的产品就是私人产品。准公共产品则介于二者之间。根据这三条标准，首先，大病保险满足效用的不可分割的特性，因为凡是参加基本医保的群众都自动参加大病保险，产品所有权属于政府。其次，大病保险满足受益的非排他性，因为个人医疗费用报销的行为，不排斥他人申请补偿的权利[11]，但是医疗的资源和服务是有限的，当医疗产品的消费者数量从零增加到医疗资源最大承受力的时候，每增加一位医疗消费者，将会降低全体消费者的效用。因此，大病保险属于准公共产品。

大病保险准公共产品的性质决定了它不能以追求利润最大化为出发点，而应以追求公共利益为己任。政府作为社会管理者，满足城乡居民大病保险需求是其义不容辞的责任。在实行大病保险的过程中，既要体现医疗服务的公平性，又要防止过度的医疗福利带来的道德风险。综上所述，大病保险是识别并结合多数经济单位承担高额医疗费用风险、对相关疾病治疗进行补偿的一种保险制度，属于准公共产品，其核心的功能是实现风险共担、减轻大病患者的疾病经济负担。

2. 大病医疗救助目标定位分析

大病医疗救助是在基本医保和大病保险的基础上，对因病致贫的大病患者进行的具有保障性质的救助，属于社会救助的一种形式，具有福利性。现代社会保障事业发展过程中具有重要价值和影响的著作《贝弗里奇报告》指出社会救助的特点是针对低收入群体，是基于家庭收入调查的信息，对贫困线以下的群体进行补偿[12]。因此，大病医疗救助在进行对象识别时需要考虑患者的家庭收入与医疗费用负担的比例，不仅仅按照自付费用识别救助患者。

与大病保险不同，大病医疗救助更多的是发挥兜底功能。在属性上，大病医疗救助属于社会救助的一种，主要依靠政府财政与社会慈善基金，而大病保险属于社会保险，更多依靠政府财政和个人筹资。从待遇来看，大病医疗救助只覆盖因病致贫人群，需要将自付费用和家庭收入进行比较，而大病保险覆盖全体参保人，对所有高费用患者进行"二次补偿"，并不涉及收入调查。大病保险不能替代更不能包揽大病医疗救助的保障职能[13]。

大病医疗救助和常规医疗救助也存在区别。虽然它们都是对高额医疗费用导致的低收入人群进行兜底救助，但是常规医疗救助是对民政部门确定的社会救助对象进行的医疗救助，针对的是经济困难人群。与常规医疗救助的不同在于，大病医疗救助的对象为因为大额医疗费用而陷入经济困难的所有大病患者，而不仅仅限于农村五保户与低保户等人群。

综上所述，大病医疗救助是对经过基本医保和大病保险报销后，依然经济困难的大病患者进行补偿的一种社会救助制度，其核心的功能是实现费用兜底，保障困难群众的基本医疗权益。

5.2.2　基础理论分析

在确定大病医疗保障体系的定位和目标之后，应如何优化其补偿政策？具体包括哪些步骤？补偿方案的参数应如何设置？从这些问题出发，我们将综合运用系统论、福利经济学理论、道德风险理论和疾病风险理论，初步提出基于全民健康覆盖视角的大病医疗保障体系动态优化模型，并在后续实证测算后对其进一步调整。

1. 系统论

1932 年学者冯·贝塔朗菲创建了系统论，认为系统是由若干要素以一定结构形式联结构成的有机整体，具有单个要素所没有的特点与功能。系统论提出了要素、结构、功能等概念，强调了各要素、要素与系统、系统与环境之间的关系[14]。一般系统论要求处理社会问题时遵循整体性和联系性、层次结构性、动态平衡性和时序性等原则[15]。

按照大病患者报销流程图（图 5-1），参合患者总医疗费用分为目录内费用和目录外费用，针对目录内费用，基本医保按照一定比例给予报销，之后达到大病保险起付线的部分，大病保险给予报销；如果在经历基本医保和大病保险后自付费用仍然较高，再对剩余可报销费用进行大病医疗救助报销，最终得以解决。其中，大病保险和大病医疗救助合并称为大病医疗保障体系。从大病医疗保障体系的赔付过程来看，它涉及多个要素和多个环节，是一个具有整体功能的系统性过程，符合系统论的基本特点。

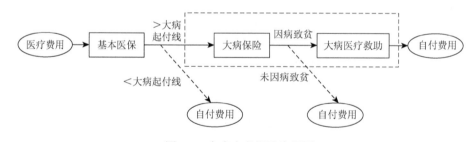

图 5-1　大病患者报销流程图

1）系统内要素及关联分析

大病医疗保障体系包括大病保险和大病医疗救助两个部分。这两个保障制度分别可视为独立的子系统，每个子系统内拥有众多要素。从参与者的角度来看，大病保险包含医保部门、商业保险公司、大病患者、医疗机构等要素。大病患者在医疗机构中发生医疗服务利用行为，产生医疗费用，医疗费用经历基本医保后参与大病保险。医保部门通过制定大病保险补偿方案来参与大病保险制度，其中，大病保险补偿方案包含报销范围、起付线、报销分段与报销比例、封顶线等要素。在部分地区，医保部门也是提供主体。许多地区由商业保险公司承办大病保险，作为服务提供方。

从参与者的角度来看，大病医疗救助包含民政部门、大病医疗救助患者、医疗机构等要素。民政部门通过制定大病医疗救助补偿方案来参与大病医疗救助制度，其中，大病医疗救助补偿方案包含因病致贫纳入标准、救助分段、救助比例、封顶线等要素。最终患者在经历大病保险和大病医疗救助后需支付自付费用。根据要素以及要素之间的关联，我们总结了大病医疗保障体系要素集（图 5-2）。因为本书关注大病医疗保障补偿方案的调整，因此在后续分析中更加关注补偿方案各要素以及要素之间的关联。

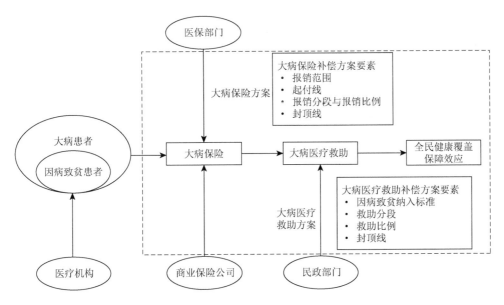

图 5-2　大病医疗保障体系要素集

大病医疗救助范围一般和大病保险报销范围保持一致，故略去

2）系统外部环境分析

大病医疗保障体系并不是孤立存在的，它处在一定的外部环境之中并且和外部环境相互作用。大病医疗保障体系的外部环境包括政治、经济、社会、文化等方面，而从补偿方案来说，最密切相关的是医疗保险的支付方式改革及谈判药品纳入基本医保报销目录两个方面，这两个外部环境政策通过影响系统内部两个子系统的补偿现状，进而影响到整个大病医疗保障体系的补偿效果和基金支出。

为了更好地控制医保基金的不合理增长、提高医保基金的使用效率，各省份也对医保支付方式进行了积极探索。2019 年国家医保局进一步印发了《关于印发疾病诊断相关分组（DRG）付费国家试点技术规范和分组方案的通知》（医保办发〔2019〕36 号），对支付方式改革的细节进行了阐述。支付方式改革可以有效提高参保人群的受益程度、有效控制患者住院均次费用的不合理增长、促进医疗机构内部运行机制的转变，最终提高医保基金的使用效率。在进行大病医疗保障补偿方案的调整时，应考虑支付方式改革带来的影响，以应对新形势提出的挑战。

随着国家医保药品目录准入谈判的不断推行，许多高值抗癌药品谈判成功并陆续纳入基本医保报销目录范围。大病患者的费用负担较重，由于疾病特点，许多费用无法纳入报销目录，限制了大病医疗保障的效果。谈判药品纳入报销目录后，可以有效地提高大病保险与大病医疗救助的报销比例，同时也会对基金支出造成冲击。

3）系统论原则

（1）整体性和联系性原则。整体性原则是系统论的中心思想，大病医疗保障是一个多层次多因素的有机整体，包含大病保险与大病医疗救助两个子系统，涉及医保部门、大病患者、医疗机构、补偿方案等要素系统。为了实现减轻大病患者医疗负担、解决因病致贫的目标，大病保险和大病医疗救助对合规医疗费用进行报销，形成合力，体现了整体性原则，因此在设计大病医疗保障体系补偿方案时，应测量大病保险和大病医疗救助的整体补偿效果。

另外，大病保险补偿方案调整和大病医疗救助补偿方案调整具有一定的关联性。首先，在实践中，许多地方将大病医疗救助的起付线设置为大病保险起付线或者大病保险起付线的两倍，两者的方案有直接的关联。其次，随着大病保险政策的调整，如报销比例增加，大病患者的自付费用会降低，相应地，进入大病医疗救助的患者所需救助费用也会降低，这种情况下达到同一保障效果所需的救助比例也会发生变化。因此，我们在对大病医疗保障补偿方案进行调整时，应将大病保险补偿方案和大病医疗救助补偿方案关联起来，共同调整，进一步加强两种制度间的衔接。

（2）层次结构性原则。从政策制定来看，大病医疗保障体系是惠及每一位大病患者的多层次的政策工程。通过第2章中对大病保险和大病医疗救助的政策分析可以看出，大病医疗保障体系是在不断的探索与实践中逐步完善和深化的循序渐进的过程。从按病种报销到按费用补偿，从单一大病保险到发挥基本医保、大病保险、大病医疗救助等制度的协同互补作用，大病医疗保障政策的演化实现了医保帮扶政策的层次性深化。从保障过程来看，大病患者首先经历大病保险的报销，其次通过对大病患者中因病致贫人群进行筛选，再进行大病医疗救助。这种递进式的保障措施可以在兼顾覆盖人群的同时，精准识别出需要进一步保障的困难人群，很好地体现了系统论的层次结构性原则。

（3）动态平衡性和时序性原则。大病医疗保障体系是一个不断变化的过程，在各地不断实践的过程中，应对大病医疗保障补偿方案进行动态调整，以适应经济水平的不断发展和疾病谱的改变。另外，大病医疗保障补偿方案也要和当地的医保基金达到一定的平衡状态，根据各地医保基金的使用情况，采取适当的大病医疗保障补偿方案。因此，我们在关注大病医疗保障补偿方案效果的同时，也应该关注基金支出，确保大病医疗保障体系的可持续发展。

另外，大病医疗保障体系不是现阶段特有的一个制度，它具有时间以及空间上的延续性，需要长期建设和不断完善。现行大病医疗保障补偿方案的效果会影响后续大病医疗保障补偿方案制定的方向，上一年的基金支出也会对下一年制定大病医疗保障补偿方案有所限制。因此，基于大病医疗保障体系的时序性，我们可以依据现行保障方案效果提出下一步的调整思路。

基于以上系统论的相关分析，我们初步得出大病医疗保障体系补偿方案动态调整机制。如图 5-3 所示，大病保险和大病医疗救助构成了一个整体，达到复合保障效果，共同减轻患者的自付费用负担，同时产生一定的基金支出。我们在进行方案调整时，要考虑现行方案的保障效果，提出具体调整方向。同时，外部环境中的支付方式改革以及谈判药品纳入基本医保报销目录也对保障效果和基金支出产生一定的影响，进而影响方案调整。但是在大病医疗保障体系中，大病保险和大病医疗救助的调整原则尚不清楚，保障效应是否仅局限于减轻医疗费用还值得商榷，基于以上疑问，本书将利用其他理论对模型进行补充和修正。

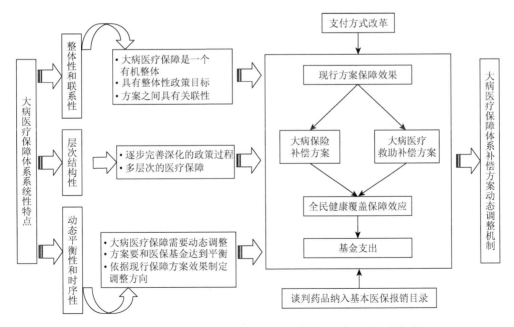

图 5-3　基于系统论的大病医疗保障体系补偿方案动态调整机制

2. 福利经济学理论

福利经济学是对资源和商品的分配如何影响社会福利进行研究的经济学分支学科。按照研究方法的发展和对增进经济福利的不同认识，福利经济学有新旧之分。旧福利经济学代表人物庇古认为，福利是对享受或满足的心理反应，福利有社会福利和经济福利之分，社会福利中只有能用货币衡量的部分才是经济福利[16]。庇古根据边际效用基数论提出两个基本的福利命题：国民收入总量越大，社会经济福利就越大；国民收入分配越是均等化，社会经济福利就越大。他认为，经济福利在相当大的程度上取决于国民收入的数量和国民收入在社会成员之间的分配情况。因此，要增加经济福利，在生产方面必须增大国民收入总量，在分配方面必须消除国民收入分配的不均等。

新福利经济学的创始人帕累托提出福利社会一直在寻求一种经济状态，在该经济状态下在其成员会创造最高的总体社会满意度，这就是社会福利最大化的新标准——帕累托最优理论[17]。该理论的定义是当经济处于帕累托效率状态时，就意味着无法重新分配资源，以使一个人的状况更好，又不会使至少一个人的状况恶化，社会福利便会最大化。经济政策的目标之一是使社会朝着帕累托高效状态发展。新福利经济学认为福利经济学发展的重点是经济效率。

福利经济学理论的核心思想可归纳为社会福利的最大化需通过追求效率和社会公平来实现。这一理论对大病医疗保障体系的构建以及补偿方案的优化具有深远影响。在大病医疗保障体系中，大病医疗救助的设计理念和补偿方案体现了旧福利经济学中强调收入分配均等化、关怀弱势群体及政府干预等思想。基金收支平衡的条件下实现农村大病患者医疗保障福利最大化，提高制度整体的效率，与新福利经济学的主要思想一致。

1）健康公平

首先，福利经济学提倡公平性。健康公平是指每个人都能有公平的机会发挥其全部的健康潜能，社会成员不受收入、社会地位、种族、年龄、性别等因素的限制和影响，均应该有同等的机会获取健康。从最开始的"人人享有卫生保健"[18]到含义更加丰富的"全民健康覆盖"[1]，健康公平一直是世界各国卫生体系不断追求的目标。一般而言，健康公平包括健康状态公平和卫生保健公平两大范畴，涉及卫生筹资的投入、卫生服务的提供和健康产出的影响的全部环节。在全民健康覆盖的视角下，大病医疗保障体系不仅要减轻患者的疾病负担，也应该确保大病患者能公平地获得所需的医疗卫生服务。

卫生服务利用公平性包括横向公平性和纵向公平性。前者指具有同样卫生服务需求的人可以得到相同的服务，后者是指卫生服务需求多的人比需求少的人应获得更多所需的卫生服务[19]。横向公平性方面，本书拟比较大病患者的卫生服务利用现状，分析不同家庭收入情况下卫生服务利用的公平性。纵向公平性方面，本书将大病患者的卫生服务利用和全人群进行比较，分析卫生服务需求更大的人群（大病患者）是否获得更多所需的卫生服务。

与卫生服务利用公平性相似，医疗保障的公平性也可以分为横向公平性和纵向公平性[20]。横向公平性主要由医疗保障的制度覆盖面来描述，相对于社会范围来说，医疗保险制度覆盖面的扩大，即医疗保险覆盖面越广泛，其公平性就越高。基于此，本书在对大病医疗保障体系补偿方案的动态优化中考虑加入保险覆盖率等指标，衡量大病医疗保障体系覆盖范围。同时本书测算不同方案下大病医疗保障补偿集中指数，观察大病患者受益公平性。纵向公平性一般是指医疗保障应该做到相对的公平，即根据参加医疗保障的居民的收入水平和支付能力来分级地确定参保者的医疗保障范围和水平。因此，在大病医疗救助的过程中，起付线设置应考虑患者的收入水平与支付能力，将因为罹患大病而无法支付医疗费用的大病患者纳入医疗救助，提高其保障水平，体现纵向公平性。另外，基于公平性的考虑，对于医疗服务需求较高而产生超高额医疗费用的人群也不应设置封顶线。

2）经济效率

福利经济学提出边际效用递减规律，即随着消费者消费某一物品的数量的增加，最后一单位物品的消费所带来的效用（即边际效用）通常会减少，将根据边际效用价值学说提出的主观福利概念和国民收入联系起来，认为经济福利受国民收入总量和分配的影响，收入边际效用即每单位收入的增加可带给个人的额外满足程度，其符合边际效用递减规律，基于此，福利经济学提出了"将富人的货币收入转移于穷人，会使满足增大"。一个国家如果想要获得更大的福利，提高制度福利的效率，可以将一部分富人的财富转移到低收入人群，维护公平，特别是保障低收入人群的福利水平有利于提高社会总福利，为建立具有收入再分配性质的社会保障制度提供了理论依据[21]。本书在设计大病医疗救助补偿方案时，考虑将自付费用和家庭收入的比值作为因病致贫的纳入标准，以期实现社会福利最大化。同时，由于边际效应递减，大病医疗保障也不宜设置过高的支付比例，否则会降低每单位投入的效用。

此外，大病保险的政策目标也决定了大病保险制度必须要精准地指向大病患者，防止大病保险演变为"普惠型"的"二次保障"而降低基金的使用效率。在大病保险制度设计之初，国务院医改办曾在全国城镇居民医保和新农合参保人群中随机抽取了 1 亿个样本，测算出大病发生概率为 0.2%~0.4%，若一个地级市有300 万~400 万的人口规模，则医疗费用超过 20 万元的大病患者一年内不超过五个[22]。另外，在之前的实践研究中发现，在住院患者中，大病患者的发生率约为 5%。近几年，由于居民整体健康水平和经济状况暂且未发生显著变化，重大疾病的发病率变化不大，因此，本书参照国务院医改办测算的结果和实践经验，认为大病保险的受益率应该占全部参保人群的 0.2%～0.4%或住院人群的 5%左右。影响大病保险受益面最关键的因素是大病保险的起付线和合规医疗费用的范围，若大病保险的受益比率很高，则说明大病保险的起付线过低或合规医疗费用的范围过宽，不能实现精准帮扶大病，反之亦然。同时，由于超高额费用患者数量有限，封顶线的设置并无必要。

综上所述，福利经济学提出的公平和效率理念对构建大病医疗保障体系补偿方案优化模型的借鉴意义如下：第一，基于健康公平理念，将自付费用和家庭收入的比值作为因病致贫的纳入标准，并在对大病医疗保障体系补偿方案进行评价时，引入医疗卫生服务公平性相关指标，全面评价方案效果；第二，基于效率原则，不宜设置过高的报销比例，大病保险的受益率也应控制在合理范围内。

3. 道德风险理论

医疗保险保障程度并不是越高越好，过高的保障程度难免带来浪费，影响到资源在其他方面的配置利用。道德风险指的是，当有了医疗保险，尤其是在医保报销比例较高的情况下，病人对医疗费用变得不敏感，导致所花费的医疗费用比在没有医疗保险的情况下大幅增加，由此需要增加保费或其他来源的资金，从而可能降低社会总福利[23]。

参保人员道德风险的主要成因有以下两点。一是个人支付医疗费用比例下降。由于大病保险对医疗费用的补偿，直接降低了个人支付医疗费用的比例，部分参保人员希望借助大病保险基金利用更多的医疗服务。二是参保后意识行为的改变。由于参加了大病保险，人们主观上可能存在一些侥幸心理，从而忽视自我保健，导致某些疾病发生率上升，增加了对大病保险基金的消耗。

如图 5-4 所示，有了大病保险之后，此人的卫生服务利用从 Q_U 攀升为 Q_I。A 点是社会效率均衡点，也就是社会角度最优点，此时卫生服务的边际成本等于边际收益。B 点是有了大病保险之后的效率点，此时获取卫生服务的边际成本（有保险补偿的价格）等于边际收益。P_U 与 P_I 之间的垂直距离表示价格扭曲程度，其影响道德风险引起的社会损失大小。如果价格扭曲程度很小，即使需求曲线相对富有弹性，它引起的风险也比较小。

在保险方案设计中，有多种方法可以用来降低道德风险，主要包括共同保险、共同支付、免赔额、守门人以及监管。其中，共同保险是指被保险人自付一定比例的费用。共同支付是指被保险人每次看病都要自付一笔固定金额。在大病医疗保障体系设计中，我们主要考虑采用共同保险以及免赔额（即起付线）来降低道德风险的影响。

图 5-5 表示在经过基本医保报销后，免赔额和共同保险联合使用下自付费用和总医疗费用的关系。在免赔区间，大病患者需要自己承担这部分金额，区间斜

率 m 为 1。对于超过起付线 Q 的那部分医疗费用,被保险人的自付比例为 a_1,通常等于 1-大病保险报销方案中第一阶段的报销比例。以此类推,在第二个报销分段中,患者的自付比例进一步下降,斜率逐渐降低,但是基于道德风险的存在,m 趋近于 0 却不等于 0。因此,我们在设置报销比例时不应过高,避免产生道德风险。

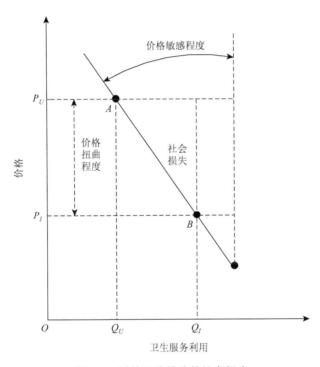

图 5-4　道德风险导致的社会损失

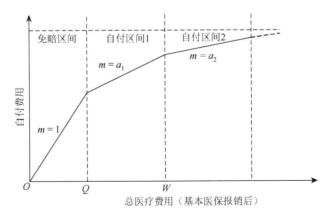

图 5-5　自付费用和总医疗费用之间的关系

起付线的设置也十分重要。合适的免赔额可以限制或消除大病保险的道德风险。如图5-6（a）所示，假设起付线为 W_a，当医疗费用大于 W_a 时，自付额为 P_c。在高起付线条件下，由于存在起付线 W_a，对于任何医疗服务量 $Q<W_a$，被保险人都要自付全部费用，这相当于患者并没有享受大病保险。由于被保险人的需求太低，远未达到 W_a，他的需求量仅为 Q_U。此时，不存在价格扭曲，不存在道德风险。

然而，如果起付线非常低，道德风险仍然可能存在。假设在另一个方案中规定了相同的自付额 P_c，但起付线 W_b 远低于 W_a。被保险人的需求曲线与他的自付价格曲线相交两次，一次相交于 U 点，一次相交于 B 点。需求曲线描述了个人从额外每单位卫生服务中得到的收益，即边际收益。对于 Q_U 和 W_b 之间的每单位医疗消费，支付的价格 P 大于边际收益，因此，这个区间的消费量产生的消费者剩余为负，这个损失用三角形 UXY 表示。对于超过 W_b 的那些医疗消费量，被保险人支付的价格为 P_c，因此 W_b 与 Q_B 之间的医疗消费量，产生的消费者剩余为正，这个收益用三角形 YZB 表示。如果这个收益（三角形 YZB）超过了损失（三角形 UXY），那么这个被保险人消费 Q_B 单位的医疗服务。这个额外消费量（Q_U 和 Q_B 之间的消费量）是道德风险引起的，而且价格扭曲会导致一定量的社会损失[图5-6（b）]。

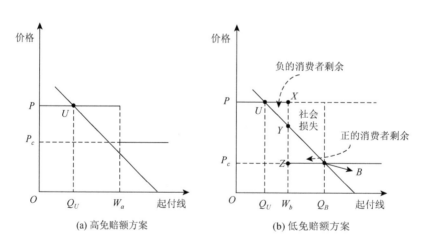

图5-6　不同起付线的保险方案

道德风险理论提示我们在设计大病医疗保障补偿方案时，不应为了达到高保障而过高地设计补偿水平，这样不仅会引起道德风险，还会造成医保基金负担过重。同时，强调大病医疗保障受益面的同时，大病保险的起付线不应设置过低。过低的起付线也会导致道德风险，损害社会利益。

4. 疾病风险理论

大病保险属于医疗保险的一种，而疾病风险是医疗保险产生的前提。疾病风险指疾病发生和死亡的概率及其对居民经济和生活等方面的影响程度[24]，它是一种具有纯粹风险性质的基本风险，只会带来风险损失而无风险收益。与一般风险不同，大病风险具有一定的特殊性。首先，大病风险具有严重性，直接危害人的心理健康或者生理健康，农村居民在遭遇重大疾病时可能会暂时地或者永久地丧失劳动能力，甚至失去生命。其次，大病风险具有较强的复杂性，引起大病的原因和大病引起的危害均具有复杂性特征。最后，大病风险带来的损害具有社会外溢性，大病不仅给患者自身造成损害，还会产生连带效应，对其家庭、人际环境造成损害。

更多的保险受益（低起付线）意味着更多的道德风险导致的社会损失，然而更少的保险受益（高起付线）意味着更多由风险暴露引起的社会损失。因此，如何平衡这种权衡十分重要。在保险设计中一般根据疾病经济风险的大小，运用概率论和大数法则原理测算补偿方案。准确测量人群的疾病经济风险分布特点是大病保险补偿方案研制的技术基础。目前国内学者对疾病经济风险的测量包括灾难性卫生支出、致贫性卫生支出以及相对风险度等指标[25]。本书利用致贫性卫生支出指标评价大病医疗保障的全民健康覆盖保障费用覆盖效果，同时利用相对风险度等指标在大病保险补偿方案研制时确定保险分段。

综上所述，在大病医疗保障体系补偿方案优化中，我们结合福利经济学中的健康公平和经济效率理念，综合道德风险理论以及疾病风险理论，确定了大病保险和大病医疗救助补偿方案中的参数设计原则（图 5-7）。

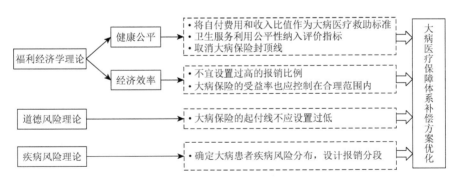

图 5-7　大病保险和大病医疗救助补偿方案中的参数设计原则

5.2.3　大病医疗保障体系补偿方案动态优化理论模型构建

本书在确定大病医疗保障体系目标定位的基础上，基于全民健康覆盖视角，结合系统论初步构建了大病医疗保障体系补偿方案动态优化整体框架，利用福利经济学理论、道德风险理论和疾病风险理论确定补偿方案优化的细节问题，最终构建了大病医疗保障体系补偿方案动态优化理论模型。

在模型中，首先，基于解决因病致贫的目标，我们根据大病医疗保障体系补偿方案的效果及问题来确定后续调整的方向。其次，构建补偿参数—全民健康覆盖保障效应之间的动态模型，结合大病患者就医经济风险，动态确定大病保险和大病医疗救助补偿参数，定量模拟不同补偿方案的全民健康覆盖保障效应。在补偿参数变化后对服务利用和费用的影响分析的基础上，结合外部环境变化，预测基金支出规模，构建补偿参数—基金支出之间的动态模型，最终构建补偿参数—全民健康覆盖保障效应—基金支出之间的动态模型（图 5-8）。

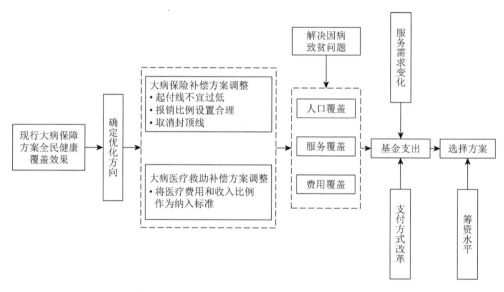

图 5-8　大病医疗保障体系补偿方案动态优化理论模型

根据大病医疗保障体系补偿方案动态优化理论模型，我们可以明确以下几点。

首先，大病医疗保障体系补偿方案动态优化的核心目标是解决因病致贫。对农村居民而言，疾病是排名第一的致贫因素，因病致贫是农村居民最为担忧的问题之一。无论是大病保险还是大病医疗救助，其政策目标均为提高大病患者健康保障水平，减轻医疗负担，解决因病致贫、因病返贫问题。本书认为，大病医疗保障补偿方案设计应当以实现制度目标为最高原则，即在制定具体方案时，需要优先确保能够消除农村居民的因病致贫风险。

其次，在调整大病医疗保障体系补偿方案时主要应遵循公平性、效率性、可持续性、统一与联系性原则以及相对稳定与动态调整原则。

（1）公平性原则。在设计大病医疗保障体系补偿方案的时候，不仅要考虑对患者的疾病经济负担的减轻，也要考虑覆盖的患者的人数以及服务，结合全民健康覆盖的视角，全面评价大病医疗保障体系的效果，最终达到全民健康覆盖。

（2）效率性原则。基于效率性原则，在进行大病医疗救助补偿方案设计时，应将自付费用与家庭收入的比值作为纳入标准，更加精准地识别因病致贫患者，提高整体社会福利。同时，大病医疗保障体系补偿方案设计应该考虑在支付方式改革的大环境下，如何更加有效地使用医保基金，结合支付方式的推行，探索新形势下的大病医疗保障体系补偿方案。

（3）可持续性原则。医疗保险基金收支平衡是医疗保险发挥分散医疗风险、补偿医疗费用支出等功能和作用的基本要求。在对大病医疗保障体系补偿方案优化的过程中，除了达到解决因病致贫问题这个最终的目的外，也应该考虑医保基金的支出和当地经济状况的适应性。如果不考虑一个地区的社会经济发展水平和承受能力，片面追求保障程度，必然影响大病医疗救助制度的可持续发展。

（4）统一与联系性原则。大病保险和大病医疗救助的政策目标是统一的，在计算保障效果的时候，要将两个制度的方案的补偿效果累计，得到整体的保障效应。同时，在方案优化的过程中，两个制度的方案设计是有关联的，确定了大病保险的方案后就可以根据制度目标计算出大病医疗救助的方案参数。

（5）相对稳定与动态调整原则。从短期看，政策应具有连续性，大病医疗保障体系补偿方案应保持稳定，有利于增强大病患者对大病医疗保障体系的信任。因此，在政策颁布后 1～2 年内应保持政策的相对稳定。随着社会经济水平的发展，居民就医风险会发生变化，筹资水平也会相应做出调整，因此大病医疗保障体系补偿方案也应动态调整。

5.2.4　大病医疗保障体系补偿方案优化设计

在明确方案优化的模型之后，我们依据公平性、效率性、可持续性等优化原则，把握就医疾病经济风险，分别对大病保险和大病医疗救助补偿方案参数进行优化设计。其中，大病保险补偿方案参数包括报销范围、起付线、报销分段、报销比例及封顶线，大病医疗救助补偿方案参数包括因病致贫对象纳入标准、救助分段和救助比例及救助封顶线。

1. 大病保险补偿方案优化设计

1）大病保险补偿方案优化设计——报销范围

从定位来看，大病保险是基本保险的延伸与拓展，其报销范围应该和基本医保保持一致。其次，针对部分大病患者高额的目录外费用，粗犷式地简单扩大报销范围，反而会导致基金的浪费，需要通过精准的方式提高基金的使用效率。国家目前通过谈判的方式把临床必需的高价药品纳入基本医保报销目录，并加强使用上的监管。这种方式不仅提高了最新治疗方案和高值药品的可及性，又切实降低了患者的负担，提高了基金的使用效率。因此，费用越高的患者，其政策范围外费用越高的问题，随着近几年谈判药品逐渐纳入基本医保报销目录，会逐渐得到解决。

2）大病保险补偿方案优化设计——起付线

在起付线金额设置方面，国家医疗保障局和财政部印发的《关于做好 2019 年城乡居民基本医疗保障工作的通知》中规定的是将起付线由居民人均可支配收入的 100%降低到 50%。虽然大病保险起付线的降低可以明显增加覆盖人群，但是基于可持续性原则，直接降低为原来 1/2 可能会带来一定的基金风险。首先，从定位来看，大病保险的目的是降低高费用段人群的经济风险，不应过分强调受益面，实行人人有份的"普惠制"，否则，大病保险就会成为另一种形式的基本医保，失去其原有的功能。其次，根据道德风险理论，过低的起付线也会引起卫生服务的过度利用，导致道德风险，造成社会损失。因此，在优化大病保险起付线金额时，应该按照本地区现有保障的效果，结合经济实力，适当地进行调整，而非按照国家政策一刀切。

3）大病保险补偿方案优化设计——报销分段

对于报销分段的设计，部分省份仍在实行统一补偿比例，尚未分段。基于公平性原则，应按医疗费用高低分段制定补偿比例，原则上医疗费用越高支付比例越高。这种累进制报销分段设计可以有效地减轻高额费用患者的经济负担，减少大病患者出现因经济负担而放弃治疗的情况。有文献指出区间递增模式在有限分段情况下的补偿效果略好于区间等分模式，当分段数量经过极限过程后，区间递增模式将收敛于一个较高水平的固定比例模式，而单门限模式和固定比例模式由于收敛后的实际参数过高（前者为补偿区间范围过大，后者为补偿比例过高）而变得不再合理；另外，从大病患者费用分布来说，大部分的高费用患者集中于起付线的1～2倍，随着医疗费用的不断上涨，人数逐渐降低。按照可持续性原则，根据这种报销分段设计大病医疗保障带来的基金压力较为有限。因此，我们将对大病保险报销进行费用分段，费用越高的分段，报销比例也越高。

那么究竟应该分为几段较为合适？许峰等[26]通过对大病保险区间分段模式进行研究发现，根据边际递减效应，在每一个分段区间，随着自付费用的增加，平均实际报销比例增长都逐渐减缓。在每一个分段端点，平均实际报销比例都有一个快速的增加，而这些端点附近容易产生悬崖效应以及过度医疗的问题。为了解决这个问题，合理地确定报销分段数量，该研究通过对大病保险受益数学公式的计算，发现将区间分段数设置为四或其以上是较优的，但是过多的分段设置也无必要。本书中也尝试将大病保险的区间分段数设置为四。

确定了分段数量，每一段的金额应该如何设置？基于疾病风险理论，在分段金额方面，为了准确把握疾病经济风险，本书采用就医风险概率、就医风险损失额、就医经济风险相对风险度三个指标，该方法被广泛用于医疗保障方案设计[27]。大病患者就医风险概率即因大病发生住院的可能性，就医风险损失额是指因大病住院产生的医疗费用。流行病学中的相对危险度（relative risk，RR）是指实验组累计发病率与对照组该指标的比值。借鉴此概念，就医经济风险相对风险度是指大病风险的概率和风险损失额对应的就医经济风险与人群平均就医经济风险的比值。就医经济风险相对风险度计算的具体步骤如下。

（1）对大病患者扣除基本医保后的合规自付费用进行分段，按照从低到高进行排序。

（2）计算特定费用分段大病患者就医风险概率以及风险损失额。计算公式如下：

大病患者就医风险概率 = 某费用组段的人数/大病患者总人数×100%

大病患者就医风险损失额 = 某费用组段的合规自付费用/该费用组段的人数

（3）计算不同费用分段下大病患者的就医经济风险相对风险度

大病患者就医经济风险相对风险度 =（某费用分段的合规自付费用/该费用分段的人数）/（大病患者总合规自付费用/大病患者总人数）

根据相对风险度数值的大小进行风险大小的排序，相对风险度数值越大的人群，说明其面临的就医经济风险越高。相对风险度数值小于 1，说明该费用分段人群就医经济风险低于全人群；相对风险度数值等于 1，说明该费用分段人群就医经济风险与全人群相当；相对风险度数值大于 1，说明该费用分段人群就医经济风险高于全人群。本书采用就医经济风险相对风险度方法对样本地区大病患者的费用分布和就医风险进行测量，为大病保险补偿方案设计中划分报销分段提供科学依据。

4）大病保险补偿方案优化设计——报销比例

提高大病保险报销比例可以在有限的医保资金内提升大病患者的实际补偿比，缓解患者的经济负担。但是随着报销比例的不断增加，边际效用递减，设置过高的报销比例并不一定会带来更好的保障效果。基于效率性原则，报销比例设置也不应该过高。

究竟应该设置多高的大病保险报销比例，WHO 认为，30%左右的自付水平可以有效抑制道德风险的发生。而且，当个人直接负担的医疗费用降至医疗总费用的 15%～20%时，因病致贫风险基本可以忽略。当然，除少数发达国家外，要实现这一目标是十分困难的，因此 WHO 东南亚和西太平洋区域的成员国就将短期目标设定在个人自付费用降到卫生总费用的 30%～40%。也有文献指出，当报销比例超过 80%时，会造成医疗服务的过度利用[28]。因此，报销比例设置最好不要超过 80%。

国家医疗保障局和财务部印发的《关于做好 2019 年城乡居民基本医疗保障工作的通知》提出大病保险政策范围内报销比例由 50%增长到 60%。段婷等基于大病保险对患者疾病经济负担的减轻作用的测算，发现若大病保险起付线不变，将报销比例提高至 70%，样本区县大病保险实际补偿比可明显提高且基金均在可承受范围内[28]。为了增加方案的多样性、提供更多的选择，本书考虑将大病保险报销比例设为三个层次：50%、60%及 70%。同时，大病保险推行的是分段报销，这三个比例均纳入分段报销设置中第一分段的报销比例，然后按照原报销分段的间隔，逐段累加。

5）大病保险补偿方案优化设计——封顶线

从各地方案可以看到，大多数省份都没有设置封顶线。封顶线设置的初衷是在医疗费用不断上涨的情况下，防范大病保险基金运营风险，但同时封顶线也会导致部分超高费用患者需要自付超过了封顶线以外的全部费用，这种患者的疾病经济负担十分严重，更需要获得这一部分的补偿。基于公平性原则，我们应该取消大病保险的封顶线。另外，这种超高费用患者例数极少，造成的基金风险也非常有限。也有学者指出我国应该通过较高层次的统筹，覆盖更多人群，基于大数法则，对大病保险建立较大范围的风险分散机制，而非设置封顶线。因此本书建议对大病保险取消封顶线[29]。

2. 大病医疗救助补偿方案优化设计

1）大病医疗救助补偿方案优化设计——因病致贫对象纳入标准

在救助对象界定方面，基于效率性原则，考虑将收入与自付费用的比例作为判断标准，增加社会整体福利效果。为了比较不同因病致贫纳入标准的效果，本书同时采用大病保险起付线和收入与自付费用的比例两种纳入方法，分析其保障效果的差异。

2）大病医疗救助补偿方案优化设计——救助分段和救助比例

有文献通过对统一比例救助、分段按比例救助后的个人自付费用在各区间的分布情况进行分析，发现从解决因病致贫的广度来看，统一比例救助高于分段按比例救助[30]。基于效率性原则，本书对大病医疗救助的补偿比例设置为统一比例救助，不设分段。

在救助比例方面，基于统一与联系性原则，我们可知在大病保险补偿方案和大病医疗救助补偿方案的共同作用下，达到了解决因病致贫的目标，且两方案参数相互关联，可以根据大病保险补偿方案参数计算出大病医疗救助的救助比例。

3）大病医疗救助补偿方案优化设计——救助封顶线

在救助封顶线方面，学者通过对经过大病保险和大病医疗救助报销后的个人自付费用分布进行讨论，发现按费用进行大病医疗救助后，救助限额设置为当地的农民人均纯收入的三倍，脱贫人次将提高 97.48%，解决因病致贫的效果较好[30]。也有文献提出应提高统筹层次不设封顶线[31]，关于救助封顶线的设置仍存在争议。基于公平性原则以及大病医疗救助的兜底作用，在设计大病医疗救助补偿方案时应取消救助封顶线，提高保障水平。但是部分地区救助基金可能存在困难，为了丰富方案，本书也将探讨设置这两种封顶线的影响。

5.3　大病医疗保障体系补偿方案动态调整步骤及方法

在形成的大病医疗保障体系补偿方案动态优化概念模型的基础上，将方案优化的过程步骤化，并对每一个步骤的实现方法进行研究，构建方案调整的数理公式，以保证测算技术的实用性和可实现性。由于住院补偿支出是大病医疗保障支出的最主要部分，本书主要针对住院人群补偿方案进行科学调整。

5.3.1　确定大病医疗保障体系补偿方案调整方向

通过评价实施的补偿方案的全民健康覆盖效果，了解大病医疗保障体系补偿方案解决因病致贫的实现程度，明确补偿方案调整的主要方向。例如，如果补偿方案对于人口覆盖的作用不是很明显，则需要在筹资允许的情况下降低起付线，扩大覆盖范围，以提高政策目标的实现程度。

5.3.2　根据政策目标确定大病医疗保障体系补偿方案

在大病医疗保障体系补偿方案动态优化概念模型中，我们确定其核心目标是解决因病致贫。在这一步骤中，首先应对因病致贫进行界定和测量；其次，根据解决因病致贫的目标确定方案参数，提出具体测算公式。

1．因病致贫的界定

因病致贫是指居民支付的医疗费用超过居民最大支付能力的社会现象[32]。这里的最大支付能力是指居民年均收入扣除贫困线后的剩余金额，即最大支付能力 = 年均收入−贫困线。其中，年均收入指标的获取有两种途径：一是从实际调查的数据中得出；二是可以通过统计年鉴等官方资料来查询当地农村居民的年人均纯收入。有文献指出由于大病患者的疾病较为严重，往往失去工作能力，同时需要家人的照料，这也导致大病患者的家庭年收入往往低于当地的平均水平。鉴于此，我们对样本地区的大病患者进行实地调研，实际获取家庭年收入，以此作为后续计算的基础。

贫困线分为绝对贫困线和相对贫困线。其中，绝对贫困线是以家庭消费支出为基础划分的贫困线，将最低营养需求成本作为参照，确定食品贫困线，再通过计算贫困家庭非食品消费成本确定总的贫困线。世界银行在 1990 年率先提出"1 天 1 美元"的国际通用贫困标准，被各界熟知并广泛接受。随着经济的不断发展，在 2008 年和 2015 年，世界银行将绝对贫困线提高到每人每天消费 1.25 美元和 1.9 美元[33]。在我国实际的贫困救助和理论研究过程中，衡量绝对贫困常用的指标是最低生活保障线（即低保线）。低保线是各个地区根据当地的社会经济发展水平、收入和消费情况，按照当地维持居民基本生活所必需的衣食住费用，并适当考虑水电燃煤燃气费用以及未成年人的义务教育费用来确定的。各省份城市和农村低保标准差异较大，民政部每季度公开各省份低保标准。

与绝对贫困线不同，相对贫困线反映的是收入分布和贫困之间的关系。作为通用的测量方法，收入平均法把居民平均收入的 1/2 或 1/3 作为相对贫困标准，方法简便。许多研究将标准设置为居民平均收入的 1/2，其主要参考了郝模等学者的研究[34]。但是本书认为该标准时间较早，中国的经济发展较快，可能并不适用于本书。从实际资料来看，《中国统计年鉴 2019》[35]中显示中国农村居民食品和衣着费用支出占人均收入的 35.4%，更加接近 1/3。本书同时考虑两种贫困线，绝对贫困线采用样本当地的最低生活保障标准，相对贫困线采用当地农村居民收入的 1/3，具体采用哪一种标准会根据样本地区实际情况进行确定。

由于家庭是生活的基本经济单位，在农村地区，大额医疗费用一般由家庭成员共同分担，医疗费用支付导致的因病致贫问题一般不会体现在个人层面，主要集中在家庭层面。因此，应该计算每个大病患者家庭的最大支付能力，从家庭的角度界定因病致贫，其计算公式为

$$D = (I - L) \times H \tag{5.1}$$

其中，D 为大病患者家庭最大支付能力；I 为家庭平均收入；L 为贫困线；H 为户均人口。

如果一个家庭自付费用超过家庭最大支付能力，即面临因病致贫。因病致贫评价的指标包括因病致贫的发生率和强度，具体概念和方法在第 4 章已经详细说明，在此不再赘述。

2. 大病医疗保障对因病致贫的改善

在明确大病患者因病致贫测量方法和标准之后，我们需要进一步衡量大病医疗保障体系的减贫效果，评价现行补偿方案对解决因病致贫这一政策目标的实现

程度，为后续构建方案参数—解决因病致贫动态模型提供参考依据。减贫效果的具体测量包括因病致贫解决程度和缓解程度两个指标。

因病致贫解决程度是指在所有经过基本医保报销后仍然存在因病致贫问题的家庭中，通过大病医疗保障方案的补偿，可以摆脱贫困状态的家庭所占的比例。其具体计算公式为

$$PR = \frac{n_b - n_a}{n_b} \times 100\% \tag{5.2}$$

其中，PR 为因病致贫解决程度；n_b 为大病医疗保障体系补偿前原始的因病致贫家庭数；n_a 为大病医疗保障体系补偿后仍然存在因病致贫问题的家庭数。

因病致贫缓解程度是指在所有经过基本医保报销后仍然存在因病致贫问题的家庭中，大病医疗保障体系补偿的金额占其总医疗费用的比例，即原始因病致贫家庭大病医疗保障实际报销比例。具体公式为

$$HR = \frac{\sum\limits_{i=1}^{n} HD_i}{\sum\limits_{i=1}^{n} HE_i} \times 100\% \tag{5.3}$$

其中，HR 为因病致贫缓解程度；HE_i 为第 i 个因病致贫家庭总医疗费用；HD_i 为第 i 个因病致贫家庭所获得的总补偿金额；n 为因病致贫家庭数。

因病致贫解决程度体现了减轻大病患者健康贫困的广度，而因病致贫缓解程度则体现了减轻大病患者健康贫困的深度。结合因病致贫解决程度和缓解程度两个维度指标，可以有效地衡量大病医疗保障体系补偿前后因病致贫的变化，评价现行方案的保障效果。另外，还可以根据因病致贫解决程度确定相应的方案参数。

3. 根据因病致贫解决程度确定方案参数

从解决因病致贫这一政策目标出发，通过设定因病致贫解决程度的具体数值，计算出大病保险和大病医疗救助的方案参数，建立方案参数与因病致贫解决程度的联动关系。例如，我们将模拟不同的大病保险起付线、不同补偿分段组合、不同费用段的补偿比，结合不同的大病医疗救助纳入标准和救助比例的方案，共同达到因病致贫解决程度为 10% 的目标，即计算使因病致贫减轻 10% 的大病医疗保障体系补偿方案集。

基于统一与联系性原则，我们可知在大病保险补偿方案和大病医疗救助补偿方案的共同作用下，达到了解决因病致贫的目标，且两方案参数相互关联。设因病致贫解决程度为 PR，则：

$$PR = PR_A + PR_B \tag{5.4}$$

其中，PR_A 为大病保险所解决的因病致贫；PR_B 为大病医疗救助所解决的因病致贫。

$PR_A \sim \{x_1, y_1, z_1, \cdots\}$，其中，$x_1, y_1, z_1, \cdots$ 指是大病保险补偿方案的参数，如起付线、报销比例、封顶线等。$PR_B \sim \{x_2, y_2, z_2, \cdots\}$，其中，$x_2, y_2, z_2, \cdots$ 指是大病医疗救助补偿方案的参数，如因病致贫对象纳入标准、救助比例、救助封顶线等。由于 PR 的数值是确定的，可根据 PR 值来计算出 $x_1, x_2, y_1, z_1, z_2, \cdots$ 但是这是一个多元多次方程，给出的解的数量偏向于无穷多。基于分析原则，可以初步得到大病保险和大病医疗救助的一些参数，因此在后续的实证测算中，我们将根据模型和现行的方案评价效果，固定大部分的方案参数，通过因病致贫解决程度计算出剩余的参数，如大病医疗救助补偿方案的救助比例。

由于大病保险和大病医疗救助补偿方案和封顶线是按照年度累计进行的，所以需要根据补偿数据的个人信息，将住院人次按照人员进行合并，然后根据合并后的数据信息，建立方案参数调整—因病致贫的动态模型。具体公式推导如下。

设 E_{ij} 为第 i 个人第 j 次住院所花费的医疗费用，E_i 为第 i 个人一年内住院所花费的全部医疗费用，那么 $E_i = \sum_{j=1}^{a} E_{ij}$，$a$ 为这个人一年的住院次数。设 B_i 为这个人住院后基本医保赔付的费用，D_i 为这个人住院后所获得的所有大病补偿费用，那么 $B_i = \sum_{j=1}^{a} B_{ij}$，$D_i = \sum_{j=1}^{a} D_{ij}$。设 HE_i 为第 i 户家庭所获得总补偿费用，则 $HE_i = \sum_{i=1}^{h} E_i$，$h$ 为该户人家中一年住院的人口数。HB_i 和 HD_i 分别为第 i 户家庭所获得的基本医保和大病医疗保障补偿，且 $HB_i = \sum_{i=1}^{h} B_i$，$HD_i = \sum_{i=1}^{h} D_i$。

设大病保险的起付线为 d，报销比例为 r_1，目录内费用占比为 l，大病医疗救助起付线也为 d，救助比例为 r_2。由于大病保险是年度累计报销，且起付线仅计算一次，我们可以得到若大病患者经过大病保险报销后未达到救助标准，则：

$$D_i = \{(E_i \times l - B_i) - d\} \times r_1 \tag{5.5}$$

若大病患者经过大病保险报销后仍超过了救助起付线 d，则：

$$D_i = \{(E_i \times l - B_i) - d\} \times r_1 + \left| E_i \times l - \{(E_i \times l - B_i) - d\} \times r_1 - d \right| \times r_2 \tag{5.6}$$

假设家庭收入为 In，因病致贫标准为 P，则当 $In - HE_i < P$ 时，该家庭陷入因病致贫的情景中。当经历过大病医疗保障体系补偿后，$HE_i - HD_i < P$，该家庭则由原来的因病致贫变家庭为非因病致贫家庭。因此，因病致贫缓解程度的计算公式为

$$HR = \frac{HD_i}{E_i} \times 100\% = \frac{\{(E_i \times l - B_i) - d\} \times r_1}{E_i} \times 100\% \tag{5.7}$$

由于大病医疗保障的目标设置为解决因病致贫的程度，因此，我们依据所要达到的目标，利用式（5.5）、式（5.6）来推导出 r_2，以确定具体方案参数。

5.3.3　方案参数调整与全民健康覆盖保障效应的联动分析

全民健康覆盖的保障效应是衡量大病医疗保障效果的重要指标，补偿方案调整后，在实现全民健康覆盖保障效应方面的效果如何成为方案调整决策的重要依据之一。除了达到因病致贫这个费用覆盖的最终目标外，我们也要同时考虑人口覆盖和服务覆盖所带来的变化。因此在确定了补偿方案参数的基础上，通过测算不同方案的全民健康覆盖人口覆盖和服务覆盖效果，对补偿方案进行评价，也为后续方案的选择提供了重要参考。

1. 方案参数调整与人口覆盖的联动分析

人口覆盖指标与方案参数中的起付线及封顶线直接相关联。可以利用城乡居民基本医疗保险住院补偿数据库和医疗救助数据库对不同起付线及封顶线设置情况下的人口覆盖比例进行模拟，比较不同方案的效果，建立方案参数调整—人口覆盖的动态模型。

2. 方案参数调整与服务覆盖的联动分析

方案参数中保障范围的调整会直接影响到服务覆盖效果。例如，许多省份尝试拓展大病保险目录，将部分目录外药品或诊疗项目纳入报销范围内。这一措施将直接扩大服务覆盖范围。随着国家医保局的成立以及价格谈判的推进，2017~2019 年，医保部门通过谈判的方式在医保药品目录中一共纳入超过了 100 种的高值药品，大病患者的服务覆盖范围进一步扩大。因此，为了更加精确地测算方案调整带来的基金支出变化，我们将优化模型外部环境中重要影响因素——谈判药品纳入基本医保报销目录考虑进去。

但是研究并未测算谈判药品纳入基本医保报销目录对服务覆盖的影响，国家医保局也未给出相应数据，只是在 2019 年的政策问答中指出初步估算新增的 70 个药品价格降幅为 60.7%，续约的 27 个药品降幅为 26.4%，患者个人自付比例将同步下降。仅根据这些数据无法定量描述该项外部环境对服务覆盖的影响程度。

那应如何模拟这种变化？首先，有研究发现恶性肿瘤患者成为大病医保基金支出中占比最大的一部分人群。2009~2012 年全国出院人次中，恶性肿瘤患者医疗费用支出占大病医药费总支出的 60%以上[36]。其次，纳入基本医保报销目录的谈判药品多集中于化疗药品，如曲妥珠单抗、来那度胺、奥希替尼等。我们可以通过降低恶性肿瘤患者基本医保报销目录外费用占比来模拟这种变化。例如，我们假设谈判药品纳入报销范围后，恶性肿瘤患者的不可报销费用将会降低 50%，模拟每种方案下大病医疗保障整体服务的覆盖效果，建立方案参数调整—服务覆盖的动态模型，为后续大病医疗保障的发展提供依据，但是这里的50%仅仅是初步探索设置的替代值，并不代表真实数据，具体的比例应该由各地依据实际数据测算得到。

3. 方案参数调整与基金支出的联动分析

在构建方案参数调整与全民健康覆盖保障效应模型之后，基于方案调整的可持续性原则，我们应该关注大病医疗保障体系补偿方案的基金支出。大病医疗保障体系补偿方案基金的支出受到覆盖人群、报销比例、需求释放以及支付方式改革等多方面的影响。补偿方案的参数发生变化也会引起卫生服务需求的改变，我们要在把握需求变化的基础上，运用合适的保险精算方法计算不同补偿方案的基金支出。

1）基于倾向得分匹配的医疗费用变化研究

对大病补偿基金影响最大的因素是参合人群的需求释放问题。需求释放的来源是发生大病的住院患者的经济困难得以缓解，原来不能报销的药品得到了赔付，实际发生的医疗费用得到了更高水平的补偿，使得这些大病患者拥有了额外的消费能力，医疗需求得到了释放。随着起付线的降低和报销比例的增加，这部分需求的释放可能会加剧，对医保基金造成一定的冲击。一般在衡量医疗服务需求释放时多利用保险因子，但是许多研究采用的保险因子是固定的，对各个地区的参考意义不同，并不能贴合当地的实际情况。即使部分研究采用了保险因子计算公式，也只是套用固定的系数值，其合理性值得商榷[37, 38]。

为了更好地衡量补偿方案对卫生服务需求的影响，结合不同年度大病医疗保障体系补偿方案的变化，我们可以将连续几年的大病患者医疗费用进行比较，在剔除医疗费用增长趋势的情况下，评估方案参数调整对医疗费用的影响，进而计算保险因子。但是许多因素也会对大病患者住院医疗费用产生影响，如患者年龄、诊断、住院次数和天数等。为了单一量化补偿方案参数的影响，我们引入倾向得分匹配法，将影响因素进行一对一匹配，控制混杂因素，求出补偿方案变化带来的净效应。通过量化大病医疗保障体系补偿方案参数调整对当地人群就医行为变化的影响，建立方案参数调整—基金支出的动态模型，这对于保证方案参数调整后大病住院补偿基金收支平衡具有非常重要的意义。

2）方案参数调整—基金支出的动态模型

目前关于医疗保障基金支出的保险精算方法较为成熟，主要包括以下五类。①粗算法，直接用上一年度的医疗费用总额，乘以医疗费用增长系数和保险因子计算下一年的医保基金支出[39]。该方法简单易行，所需数据较少[40]，但是该方法并没有考虑费用分布情况，仅适用于某些医疗保险制度的起始阶段。②四部模型法，该方法最开始由美国兰德公司提出[41]，将多元回归模型引入医疗保险测算，考虑到卫生服务利用和费用变化趋势不一致，将门诊、住院的服务利用和费用分成四个部分的模型，单独进行计算。后续国内研究人员在此基础上加上了医疗机构等级，提出了六部模型和三部模型。相较于粗算法，这种模型测算方法更为精准，可以计算不同补偿方案下的基金支出，但是该方法纳入了较多的影响因素，各因素的模型构建较为复杂，数据也较难收集，限制了其在实际工作中的应用。③分布法，该方法通过对疾病风险损失总额的分布进行估计，计算风险损失概率和损失额，进一步计算基金支出[42]。这种方法可以解决样本数据代表性不足的问题，但需要积累大量的经验数据，随着影响因素的变化，分布类型也会变化，给实际操作带来一定的难度。④经验频数法，主要用于高额医疗费用的基金支出，运用历史数据中实际发生频率和实际费用[43]，结合新的补偿方案，考虑医疗费用增长和保险因子对医保基金支出进行预测。由于基于历史数据和实际发生金额，该方法更加贴合实际情况，但是该方法需要较大的样本数据来保证模型的稳定性。⑤条件数学期望法，是应用中心极限定理来计算保险的纯保费和安全附加费[44]，适用于新险种的设计，但是该方法比较新颖，应用的有效性还需要进一步验证。

本书针对的是大病患者，其主要特点是高额的医疗费用。通过对保险精算方法的总结，我们可以看出经验频数法在高额医疗费用领域有较强的实用性，且该方法在样本较大时才会趋于稳定，本书收取的城乡居民基本医疗保险住院补偿数据库拥有较大样本，适宜采用此方法。

根据不同的大病医疗保障体系补偿方案，大病医疗保障基金支出可以分为大病保险基金支出和大病医疗救助基金支出两部分。若大病保险为第 n 个人的大病医疗保障赔付金额，大病保险为大病保险基金支出，那么大病保险 $= \sum_{n=1}^{N} \mathrm{CII}_n$。考虑到当前大病保险中普遍存在起付线、封顶线及累进制或者累退制的补偿比例，不同费用层次的大病医疗保障体系补偿政策不尽相同，大病保险基金支出可以通过以下公式进行计算：

$$大病保险 = \sum_{n=1}^{N} \mathrm{CII}_n = \sum_{n=1}^{N} \left(\sum_{i=1}^{k-1} (L_{i+1} - L_i) \times C_{ri} + (\mathrm{ME}_n - L_k) \times C_{rk} \right) (k \leqslant m) \quad (5.8)$$

其中，ME_n 为第 n 个人的大病保险可赔付金额；m 为大病保险分成 m 层进行补偿；k 为 ME_n 达到的大病保险报销的最高层次（$L_k \leqslant \mathrm{ME}_n$）；$L_i$ 为个人自付费用第 i 个费用分层的起点，当 $i = 1$ 时为起付线（$L_i = 1$）；C_{ri} 为第 i 个费用分层的报销比例。

大病医疗救助的救助金额和大病患者的医疗费用相关，当大病患者经过基本医保、大病保险报销后，目录内的自付费用超过起付线的时候才会发生大病医疗救助赔付。若 CIA_n 为第 n 个人的大病医疗保障赔付金额，CIA 为大病医疗救助基金支出，那么：

$$CIA = \sum_{n}^{N} CIA_n \tag{5.9}$$

其中，

$$CIA_n = \begin{cases} 0, & MAE_n \leqslant h \\ \sum_{i'=1}^{k'}(L_{i'+1} - L_{i'}) \times C_{ri'}, & MAE_n > h \end{cases} \tag{5.10}$$

$$(i' = 1, 2, 3, \cdots, k'; L_{k'} \leqslant MAE_n \leqslant L_{k'+1})$$

其中，MAE_n 为第 n 个人的大病医疗救助可赔付金额；h 为大病医疗救助起付线；k' 为个人自付费用（经过基本医保和大病保险后的目录内自付费用）共分 k' 层；$L_{i'}$ 为个人自付费用第 i' 个费用分层的起点，当 $i' = 1$ 时为起付线（ $L_{i'} = 1$ ），当 $i' = k'$ 时即为救助对象个人自付费用，第 k' 层费用为 $MAE_n - L_{k'}$；$C_{ri'}$ 为第 i' 个费用分层的报销比例。

若设置大病医疗救助的封顶线为 P，则 CIA_n 调整为

$$CIA_n = \begin{cases} 0, & MAE_n \leqslant h \\ \sum_{i'=1}^{k'}(L_{i'+1} - L_{i'}) \times C_{ri'}, & MAE_n > h \\ P, & \sum_{i'=1}^{k'}(L_{i'+1} - L_{i'}) \times C_{ri'} > P, \quad MAE_n > h \end{cases} \tag{5.11}$$

综上公式，大病医疗保障基金支出（CIP）总额的计算公式为

$$CIP = (大病保险 + CIA) \times N_r$$

$$= \left| \sum_{n=1}^{N} \left(\sum_{i=1}^{k-1}(L_{i+1} - L_i) \times C_{ri} + (ME_n - L_k) \times C_{rk} \right) \right.$$

$$\left. + \sum_{n=1}^{N} \begin{cases} 0, & MAE_n \leqslant h \\ \sum_{i'=1}^{k'}(L_{i'+1} - L_{i'}) \times C_{ri'}, & MAE_n > h \\ P, & \sum_{i'=1}^{k'}(L_{i'+1} - L_{i'}) \times C_{ri'} > P, \quad MAE_n > h \end{cases} \right| \times N_r$$

$$\tag{5.12}$$

N_r 为保险因子，用来测量大病医疗保障水平提高之后人群医疗服务需求的增加，通用的计算公式如下：

$$N_r = 1 + 1.1 \times \Delta R_i = 1 + 1.1 \times (R_i - R_0) \qquad (5.13)$$

其中，R_i 为新的实际报销比例；R_0 为原来的报销比例；ΔR_i 为新补偿方案的报销比例与原来报销比例的差值。对于大病人群，由于疾病特点的不同，大病医疗保障体系补偿方案的调整带来的需求释放特点和全人群有所不同，1.1 的系数值是否适用于所有研究值得商榷。在本书中，我们运用倾斜得分匹配法，计算出因为补偿方案调整而引起的大病患者医疗费用增长率（实际的 N_r），然后通过逆推方程，计算出符合大病人群的系数值，将其运用到后续基金支出的计算中，以提高准确性。

基于效率的角度，随着支付方式改革的推行，医保基金的支付效率进一步提高。徐俊秀和高建民[45]学者以肿瘤类疾病为例设计新的医保补偿模式，并根据虚拟补偿数据评估新的医保补偿模式的补偿效果。研究发现医保费用提高的额度为总费用的8.8%，但各个分组的补偿比例均较现阶段医保有较大幅度的提升，经过新方案补偿后患者自付费用比例下降的幅度为10%[46]。参考已有的文献，我们将在基金计算时加入支付方式调整系数 Z，表示因支付方式改革带来的医保基金支付效率的提高，其中，$Z = 0.9$。因此基金支出最终的公式为

$$\mathrm{CIP} = (大病保险 + \mathrm{CIA}) \times N_r \times Z \qquad (5.14)$$

5.3.4　大病医疗保障体系补偿方案调整的适宜性分析

通过借鉴成本-效果分析的原理，将不同大病医疗保障体系补偿方案基金支出作为成本，而不同补偿方案的全民健康覆盖补偿效果，如人口覆盖比例的增加、解决因病致贫的程度等，作为效果分析的指标，比较成本增加与效果变化的关系，选择成本增加后效果变化较为明显的方案作为较优方案，进行推荐。另外，补偿方案不可能无限制地提高保障水平，当地的经济发展状况和筹资水平可能会对补偿方案进行限制，尤其在经济水平较差的地区这个问题尤其明显。本书将大病保险补偿方案基金支出与当地筹资水平进行比较，在成本-效果相对最大化的方案中选择更加适宜的方案。

5.4　大病医疗保障体系补偿方案动态优化实证测算研究

在 5.2 节的大病医疗保障体系补偿方案动态优化概念模型的基础上，运用 5.3 节的大病医疗保障体系补偿方案动态调整步骤及方法，结合样本地区数据，对大病医疗保障体系补偿方案动态优化进行实证测算研究。

5.4.1　数据基础

1. 城乡居民基本医疗保险住院补偿数据库和医疗救助数据库

Meng 等的研究指出我国中西部地区的家庭遭受灾难性卫生支出的可能性更高[6]。中部地区发生灾难性卫生支出的家庭比例为 13.7%，西部地区为 13.3%，而东部地区为 11.9%。为了更好地发现大病保险制度的问题，科学地进行方案调整，我们在中西部各选择一个地区作为样本地区进行实证测算。

本书收集了湖北省 A 地 2010～2016 年城乡居民基本医疗保险住院补偿数据库和贵州省 B 地 2016 年的城乡居民基本医疗保险住院补偿数据库，变量包括姓名、患者医保编号、身份证号码、性别、年龄、疾病诊断、住院机构、住院天数、医疗总费用、目录内费用、基本医保赔付金额、大病保险赔付金额等。同时我们收集了两地 2016 年的医疗救助数据库，变量包括患者姓名、身份证号码、医疗费用、纳入救助金额及医疗救助金额。我们运用 VLOOKUP 程序，用姓名 + 身份证号码作为唯一识别码，将两个数据库进行匹配，得到城乡居民基本医疗保险患者的救助数据。

2. 患者调查数据库

因为全民健康覆盖保障的许多指标涉及家庭收入，且大病医疗救助的纳入也需要考虑收入水平，因此仍需要对患者调查数据进行补充。为了更加详细地对大病医疗保障效果进行评估，2017 年 7 月和 8 月分别在湖北 A 地和贵州 B 地进行了现场调研。预期发放问卷 1000 份，由于患者外出打工、治疗、死亡或其他原因，有部分患者或家属不能接受调查，实际发放问卷 854 份。

5.4.2　样本地区大病医疗保障体系补偿方案调整方向

根据大病医疗保障的效果，发现样本地区实施方案的问题，并针对这些问题，确定样本地区大病医疗保障体系补偿方案调整方向，对后续方案进行优化。基于以上的数据分析，我们可以看出样本地区补偿政策存在以下问题。

1. 大病保险补偿方案问题

1）目录外费用占比过高，服务覆盖效果较差

A 地的大病患者平均目录外费用高达 16 863 元，占总费用的 22.59%，远远高于 B 地。因此在进行调整时，我们将考虑模拟恶性肿瘤患者谈判药品纳入基本医保报销目录，提高该地大病患者的目录内费用占比。

2）大病保险起付线设置过高，人口覆盖比例较低

在人口覆盖方面，B 地大病医疗保障体系人口覆盖比例仅为 2.58%，其中，大病医疗救助人口覆盖比例仅为 0.59%，远低于 A 地覆盖比例，也低于大病人口的平均占比（约为 5%）。覆盖比例较低的原因是 B 地的大病保险起付线过高。虽然参考了当地的人均可支配收入，但是大病患者由于疾病原因丧失劳动力，家庭收入远低于平均收入，过高的起付线会限制大病医疗保障的受益人群。

3）大病保险报销分段设置不合理，缓解因病致贫效果不佳

通过以上结果可以看出，虽然 B 地纳入大病医疗保障体系报销范围的金额较高，但是实际大病保险的补偿金额和占比却明显低于 A 地。这是因为 B 地的报销分段设置并不合理。8000～60 000 元分段的报销比例为 50%，低于 A 地的 55%。而且从大病患者的费用分段来看，经过基本医保报销后，能够达到 60 000 元的患者数量十分稀少，仅在这一分段提高报销比例受众较小，对缓解大病患者经济负担并无显著作用。因此，我们将根据 B 地大病患者费用的分布特点，结合疾病风险测量中的相对风险度重新计算报销分段。

2. 大病医疗救助补偿方案问题

1）因病致贫的纳入标准不一，公平性较差

在大病医疗救助方面，两地对因病致贫的纳入标准不同，导致两地大病医疗救助水平出现较大差异。A 地不考虑家庭收入，按医疗费用进行救助。将经过基本医疗保险和大病保险等补偿之后，个人自付费用仍在 2.4 万元及以上的大病患者纳入大病医疗救助范围。B 地将经过基本医疗保险和大病保险等补偿之后，个人自付费用超过家庭上一年度总收入 50% 的患者纳入大病医疗救助。

虽然从人口覆盖上看，由于 A 地对于个人自付费用超过一定起付线的大病患者均实行救助，在一定程度上拓展了大病医疗救助的广度，大病患者受益率较高，但是未考虑患者家庭收入的做法会导致制度公平性较差。大病医疗救助能减轻因病致贫患者的经济负担、实现兜底作用，该做法无法有效识别出因病致贫人群，反而可能会使受益人群变为能够承担高医疗费用的中高收入患者。从大病医疗救助的定位以及公平性考虑，应将自付费用与家庭收入的比值作为救助的判断标准。

2）大病医疗救助比例过低，封顶线设置不合理

从费用覆盖来看，B 地大病医疗救助患者人均救助金额明显高于 A 地，B 地大病医疗救助对因病致贫的解决程度是 A 地的三倍，这是由于 A 地对因病致贫患者设置的救助比例只有 30%～40%，低于 B 地的 50%。同时，A 地设置的大病医疗救助封顶线仅为 1 万元，较大地限制了救助效果。基于以上的分析，我们将同时考虑两种不同的因病致贫患者纳入标准，观察不同纳入标准带来的保障效果的差异。另外，我们将调整 A 地的救助比例和封顶线。

通过对样本地区大病医疗保障方案现状的评价,本书得出方案调整的方向为:在大病保险方面,模拟恶性肿瘤患者谈判药品纳入基本医保报销目录,提高目录内费用占比;下调大病保险起付线;重新设计大病保险分段;在大病医疗救助方面,应考虑两种不同的因病致贫患者纳入标准,调整救助比例和救助封顶线。

5.4.3 大病医疗保障体系补偿方案设计

通过对样本地区大病医疗保障体系补偿方案进行评估确定大病医疗保障优化方向,结合动态优化模型,我们确定了大病医疗保障方案设计,具体分为两部分:大病保险补偿方案调整以及大病医疗救助补偿方案调整(表 5-1)。

表 5-1　样本地区大病医疗保障体系补偿方案调整方向

大病医疗保障体系补偿方案	参数	调整方向
大病保险	报销范围	恶性肿瘤患者谈判药品纳入基本医保报销目录
	起付线	降为上一年度居民人均可支配收入的 50%
		下调大病保险起付线
	报销分段	分为四段
		根据疾病分布重新分段
	报销比例	50%、60%和 70%
	封顶线	取消封顶线
大病医疗救助	因病致贫对象纳入标准	超过当地的大病保险起付线
		个人自付费用超过家庭年总收入的 50%
	救助比例	统一救助比例,按照解决因病致贫的目标来计算
	救助封顶线	取消封顶线
		当地农民人均纯收入的 3 倍

1. 大病保险补偿方案设计

1)报销范围

本书模拟恶性肿瘤患者谈判药品纳入基本医保报销目录带来的影响。本书收集的样本数据库中包含 ICD-10 诊断编码及名称,依据编码筛选出所有恶性肿瘤患者,模拟谈判药品纳入目录后,该患者目录外费用降低 50%,观察该措施对服务覆盖的影响。因为本书采用的数据为 2016 年城乡居民基本医疗保险住院补偿数据库,尚未进行药品谈判,因此该模拟仅为方案设计提供参考思路,具体数值设置可在后续研究中进一步研究。

"目录扩大也得根据病种，不能盲目扩大，有些药物价格很高，但是是否比现有的目录内的药物更能达到治疗效果，还有待科学论证。毕竟医保还是要先保住基本。" A 地城乡居民基本医疗保险工作人员说道。

2）起付线

2017 年，A 地全体居民人均可支配收入为 22 963 元，其中，城镇常住居民人均可支配收入为 29 266 元；农村常住居民人均可支配收入为 16 736 元。2017 年城镇居民医疗保险和新农合合并为城乡居民医疗保险，大病医疗保障也随之合并。因此表 5-1 中规定的"上一年度居民人均可支配收入的 50%"应为全体城乡居民收入的 50%，即 11 482 元。这个金额与 A 地原本的起付线 12 000 元非常接近，因此我们将继续沿用原起付线。为了解决大病保险起付线过高等问题，增加方案的多样性，我们参照其他研究，将起付线下调 10%及 20%，形成三种起付线选项。

3）报销分段

根据 5.2.4 节中就医经济风险相对风险度的计算步骤，利用大病患者入户调查数据，按照救助前自付费用从低到高排序，并将目标人群进行分层，测算各费用分段人群的就医风险概率、就医风险损失额和就医经济风险相对风险度。从表 5-2 可以看出，2016 年当 A 地就医经济风险相对风险度为 1.05 时，费用分段为 40 000～45 000 元，从表 5-3 可以看出，当 B 地就医经济风险相对风险度为 0.94 时，费用分段为 25 000～30 000 元。根据文献研究，大病保险的分段设置为 4 段较为合适，因此本书拟采用就医经济风险相对风险度 = 0.5/1/1.5 等 3 个节点作为分段依据。

表 5-2　2016 年 A 地大病患者调查对象就医经济风险分布

分组	大病保险前自付费用/元	人数/人	就医风险概率/%	累计百分比/%	就医风险损失额/元	就医经济风险相对风险度
1	（0, 5 000）	14	3.23	3.23	2 264.4	0.06
2	[5 000, 10 000）	11	2.53	5.76	7 713.0	0.19
3	[10 000, 15 000）	21	4.84	10.60	12 634.8	0.31
4	[15 000, 20 000）	56	12.90	23.50	17 811.4	0.44
5	[20 000, 25 000）	70	16.13	39.63	22 307.2	0.55
6	[25 000, 30 000）	46	10.60	50.23	23 707.0	0.58
7	[30 000, 35 000）	39	8.99	59.22	31 919.6	0.79
8	[35 000, 40 000）	27	6.22	65.44	37 461.2	0.92
9	[40 000, 45 000）	21	4.84	70.28	42 456.2	1.05
10	[45 000, 50 000）	22	5.07	75.35	46 909.9	1.15
11	[50 000, 55 000）	16	3.69	79.03	52 199.7	1.28
12	[55 000, 60 000）	17	3.92	82.95	56 954.0	1.40

分组	大病保险前自付费用/元	人数/人	就医风险概率/%	累计百分比/%	就医风险损失额/元	就医经济风险相对风险度
13	[60 000, 65 000)	14	3.23	86.18	62 702.9	1.54
14	[65 000, 70 000)	6	1.38	87.56	67 237.1	1.66
15	[70 000, 75 000)	13	3.00	90.55	72 686.5	1.79
16	[75 000, 80 000)	6	1.38	91.94	77 164.8	1.90
17	[80 000, 85 000)	3	0.69	92.63	82 604.3	2.03
18	[85 000, 90 000)	4	0.92	93.55	87 334.7	2.15
19	[90 000, 95 000)	2	0.46	94.01	91 897.7	2.26
20	[95 000, 10 0000)	2	0.46	94.47	97 593.9	2.40
21	[100 000, +∞)	24	5.53	100.00	157 717.4	3.88
合计		434	100.00	100.00	40 624.0	2 264.40

注：数据之和不为100%是数据修约所致

表 5-3　2016 年 B 地大病患者调查对象就医经济风险分布

分组	大病保险前自付费用/元	人数/人	就医风险概率/%	累计百分比/%	就医风险损失额/元	就医经济风险相对风险度
1	（0, 5 000)	9	2.14	2.14	3 094.3	0.10
2	[50 00, 10 000)	31	7.38	9.52	8 313.5	0.28
3	[10 000, 15 000)	84	20.00	29.52	12 778.0	0.43
4	[15 000, 20 000)	74	17.62	47.14	17 152.1	0.58
5	[20 000, 25 000)	44	10.48	57.62	22 598.3	0.76
6	[25 000, 30 000)	34	8.10	65.71	27 670.0	0.94
7	[30 000, 35 000)	31	7.38	73.10	32 371.0	1.10
8	[35 000, 40 000)	26	6.19	79.29	37 877.5	1.28
9	[40 000, 45 000)	19	4.52	83.81	42 134.5	1.43
10	[45 000, 50 000)	10	2.38	86.19	47 180.3	1.60
11	[50 000, 55 000)	7	1.67	87.86	52 536.3	1.78
12	[55 000, 60 000)	8	1.90	89.76	57 738.4	1.95
13	[60 000, 65 000)	4	0.95	90.71	62 341.8	2.11
14	[65 000, 70 000)	8	1.90	92.62	67 235.0	2.28
15	[70 000, 75 000)	3	0.71	93.33	72 497.4	2.45
16	[75 000, 80 000)	8	1.90	95.24	76 572.0	2.59
17	[80 000, 85 000)	1	0.24	95.48	82 606.2	2.80

续表

分组	大病保险前自付 费用/元	人数/人	就医风险 概率/%	累计百分比/%	就医风险 损失额/元	就医经济风险 相对风险度
18	[85 000, 90 000)	3	0.71	96.19	88 137.9	2.98
19	[90 000, 95 000)	3	0.71	96.90	91 579.2	3.10
20	[95 000, 100 000)	3	0.71	97.62	96 537.6	3.27
21	[100 000, +∞)	10	2.38	100.00	122 599.3	4.15
合计		420	100.00	100.00	29 543.5	3 094.30

注：数据之和不为 100%是数据修约所致

4）报销比例

大病保险报销比例分段设置，起始比例可设为 50%（样本地区原方案）、60%（国家政策）以及 70%（文献），之后随着报销分段的增加，每一段比例增加 5%。这种设置借鉴了各省份大病保险政策设计。

2. 大病医疗救助补偿方案设计

1）因病致贫纳入标准

本书采取两种因病致贫纳入标准：第一种因病致贫纳入标准为个人自付费用超过家庭年总收入的 50%；第二种纳入标准为超过当地的大病保险起付线。

2）救助起付线

采用自付费用和收入的比值作为大病医疗救助的纳入标准时，进入救助的人群为发生致贫性卫生支出的人群，基于大病医疗救助兜底的功能定位，对于这部分人群应取消救助起付线，对所有的合规中自付费用进行救助。当采用大病保险起付线作为纳入标准时，基于两种制度的联系性，将大病保险起付线直接作为救助起付线，这种方法也在各省份广泛使用。在政策优化中，若下调大病保险起付线，则相应会下调大病医疗救助起付线，以保持政策的一致性。

3）救助比例

基于前述文献研究，统一救助比例的救助效果更好，因此本书将采用相同的救助比例，不再对费用进行分段。救助比例根据要达到的因病致贫解决程度进行计算，具体公式见式（5.7）。

4）救助封顶线

在救助封顶线设计方面，第一种设置为不设救助封顶线，对所有纳入大病医疗救助的费用均给予救助。第二种为当地农民人均纯收入的 3 倍，A 地为 15 462 × 3 = 46 386 元，B 地为 9700 × 3 = 29 100 元，取整数的话，即两地的封顶线分别为 47 000 元与 30 000 元。当大病医疗救助费用超过该金额时停止救助并以此金额封顶。

5.4.4　方案参数调整与解决因病致贫之间的联动分析

基于上述内容，建立大病医疗保障体系补偿方案参数调整与解决因病致贫之间的动态模型，并根据制度目标，最终得到补偿方案。

1. A地方案参数调整与解决因病致贫之间的联动分析

1）确定大病医疗保障体系补偿方案参数

从5.3节中，我们得到了A地大病保险补偿方案和大病医疗救助补偿方案，基于此方案，我们运用2016年两地的城乡居民基本医疗保险补偿数据库进行模拟测算，计算每种方案组合后解决因病致贫的效果。这一部分我们将基于解决因病致贫这一政策目标，考虑到两地大病医疗保障体系补偿方案解决因病致贫程度在7%左右，且医保和救助基金较为有限，我们在设计救助方案时，将因病致贫解决程度设定为10%、20%和30%三个档次。

根据式（5.5）和式（5.6），我们可以计算固定因病致贫解决程度下大病医疗保障体系补偿方案中的救助比例。公式中涉及较多指标，我们固定了大病保险起付线、报销分段以及报销比例，计算不同组合形势下的救助比例。根据公式推导计算，我们可得到大病医疗保障体系补偿方案如下。

在因病致贫解决程度为10%时，A地大病医疗保障体系补偿方案有9种，但是部分方案中大病医疗救助比例仅为18%，这种设计并无实际意义，因此我们删除了大病医疗救助比例低于30%的方案，最终保留了5种大病医疗保障体系补偿方案。当起付线为12 000元时，大病保险报销比例为50%，并依次递增，大病医疗救助患者因病致贫纳入标准也为12 000元时，救助比例设置为50%，可以降低10%的因病致贫发生率。当大病医疗救助患者因病致贫纳入标准为家庭年收入的1/2时，救助比例设置为30%即可达到相同的效果。当起付线设置为10 800元时，大病保险报销比例为50%，并依次递增，大病医疗救助患者因病致贫纳入标准也为10 800元时，救助比例为44%，低于起付线12 000元（表5-4）。

表5-4　因病致贫解决程度为10%时A地大病医疗保障体系补偿方案设计

方案	起付线/元	大病保险报销比例	因病致贫纳入标准	救助比例/%
方案1	12 000	12 000～20 000元（含）：50%；20 000～40 000元（含）：55%；40 000～60 000元（含）：60%；60 000元以上：65%	12 000元	50
方案2	12 000	12 000～20 000元（含）：60%；20 000～40 000元（含）：65%；40 000～60 000元（含）：70%；60 000元以上：75%	12 000元	35

续表

方案	起付线/元	大病保险报销比例	因病致贫纳入标准	救助比例/%
方案 3	12 000	12 000～20 000 元（含）：50%；20 000～40 000 元（含）：55%；40 000～60 000 元（含）：60%；60 000 元以上：65%	年收入 1/2	30
方案 4	10 800	10 800～20 000 元（含）：50%；20 000～40 000 元（含）：55%；40 000～60 000 元（含）：60%；60 000 元以上：65%	10 800 元	44
方案 5	9 600	9 600～20 000 元（含）：50%；20 000～40 000 元（含）：55%；40 000～60 000 元（含）：60%；60 000 元以上：65%	9 600 元	30

在因病致贫解决程度为 20%时，有 9 种大病医疗保障体系补偿方案，其中，大病医疗救助因病致贫纳入标准均为家庭年收入的 1/2。这是因为我们在测算中发现，若将因病致贫纳入标准设置为大病保险起付线，即使将救助比例增加到 100%，在各种起付线与报销比例的组合下解决程度仍然不能达到 20%，这说明将起付线作为大病医疗救助因病致贫纳入标准有较大的局限性，不能达到很好的费用保障效果。在 9 种方案中，当大病保险起付线为 12 000 元，四个分段的报销比例分别为 50%、55%、60%、65%时，救助比例为 75%。随着大病保险起付线的下降，救助比例有所下降。例如，当大病保险起付线为 10 800 元时，救助比例为 68%（表 5-5）。实际测算中，达到救助封顶线的仅 1 人，对结果基本无影响，因此本书中取消了救助封顶线。

表 5-5　因病致贫解决程度为 20%时 A 地大病医疗保障体系补偿方案设计

方案	起付线/元	大病保险报销比例	因病致贫纳入标准	救助比例/%
方案 1	12 000	12 000～20 000 元（含）：50%；20 000～40 000 元（含）：55%；40 000～60 000 元（含）：60%；60 000 元以上：65%	年收入 1/2	75
方案 2	12 000	12 000～20 000 元（含）：60%；20 000～40 000 元（含）：65%；40 000～60 000 元（含）：70%；60 000 元以上：75%	年收入 1/2	68
方案 3	12 000	12 000～20 000 元（含）：70%；20 000～40 000 元（含）：75%；40 000～60 000 元（含）：80%；60 000 元以上：85%	年收入 1/2	68
方案 4	10 800	10 800～20 000 元（含）：50%；20 000～40 000 元（含）：55%；40 000～60 000 元（含）：60%；60 000 元以上：65%	年收入 1/2	68
方案 5	10 800	10 800～20 000 元（含）：60%；20 000～40 000 元（含）：65%；40 000～60 000 元（含）：70%；60 000 元以上：75%	年收入 1/2	69
方案 6	10 800	10 800～20 000 元（含）：70%；20 000～40 000 元（含）：75%；40 000～60 000 元（含）：80%；60 000 元以上：85%	年收入 1/2	70
方案 7	9 600	9 600～20 000 元（含）：50%；20 000～40 000 元（含）：55%；40 000～60 000 元（含）：60%；60 000 元以上：65%	年收入 1/2	73

方案	起付线/元	大病保险报销比例	因病致贫纳入标准	救助比例/%
方案 8	9 600	9 600～20 000 元（含）：60%；20 000～40 000 元（含）：65%；40 000～60 000 元（含）：70%；60 000 元以上：75%	年收入 1/2	71
方案 9	9 600	9 600～20 000 元（含）：70%；20 000～40 000 元（含）：75%；40 000～60 000 元（含）：80%；60 000 元以上：85%	年收入 1/2	69

在因病致贫解决程度为 30%时，仅有两种大病医疗保障体系补偿方案，且这两种方案的大病医疗救助比例均为 100%。无论是大病保险还是大病医疗救助，均为普惠制的服务制度，设置为 100%的救助比例并不合适，因此本书删去此结果。这个结果也表明在 A 地，即使将大病医疗保障体系的报销比例尽可能地提高，当地因病致贫的解决程度仍然有限，这与大病患者收入较低以及目录外费用较高有关。在本书中 30%以上的患者是低收入家庭，大病医疗保障起到的作用十分有限。

2）大病医疗保障体系补偿方案因病致贫缓解程度

在确定大病医疗保障体系补偿方案的基础上，我们计算了这些方案的因病致贫缓解程度，观察不同方案的补偿效果。研究发现，当大病患者因病致贫解决程度为 10%时，大病医疗保障体系补偿方案的因病致贫缓解程度约为 17%。其中，方案 3 的效果最好，为 18.25%。大病保险起始报销比例越高的方案中大病保险的因病致贫缓解程度越高，大病医疗救助的贡献相对较小（图 5-9）。

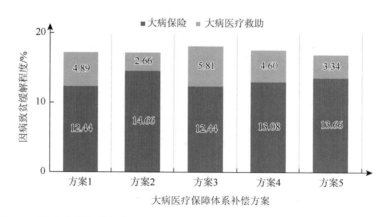

图 5-9　因病致贫解决程度为 10%时 A 地大病医疗保障体系补偿方案缓解程度

当因病致贫解决程度为 20%时，大病医疗保障体系补偿方案的因病致贫缓解程度为 26%～27%。与图 5-9 相比，其大病保险的因病致贫缓解程度变化不大，主要是提高了大病医疗救助的贡献程度。方案 1 中大病医疗保障体系补偿方案总因病致贫缓解程度为 26.96%，其中，大病保险因病致贫缓解程度为 12.44%，大病医疗救助为 14.52%（图 5-10）。

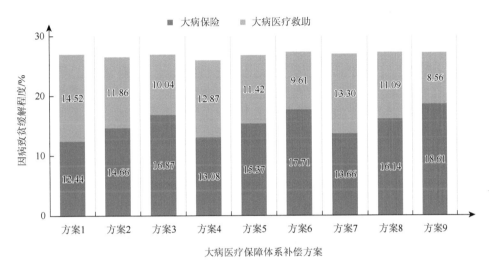

图 5-10　因病致贫解决程度为 20% 时 A 地大病医疗保障体系补偿方案缓解程度

3）大病医疗保障体系补偿方案公平性分析

表 5-6 和表 5-7 分别反映了不同因病致贫解决程度下 A 地大病医疗保障方案的集中指数，结果显示，在因病致贫解决程度为 10% 时，大病医疗保障的集中指数均为正值，只有将收入作为因病致贫纳入标准时大病医疗救助集中指数才为负值（方案 3）。同时，在表 5-7 中，将收入作为因病致贫纳入标准的大病医疗保障的集中指数均为负值，这说明在设置因病致贫纳入标准的情况下，大病医疗保障更有利于缩短贫富差距。另外，在绝对值方面，随着起付线的降低，大病医疗救助集中指数越大，越有利于低收入人群。

表 5-6　因病致贫解决程度为 10% 时 A 地大病医疗保障体系补偿方案的集中指数

方案	大病医疗保障	大病保险	大病医疗救助
方案 1	0.046	0.041	0.058
方案 2	0.044	0.042	0.060
方案 3	0.002	0.041	−0.082
方案 4	0.045	0.040	0.056
方案 5	0.043	0.041	0.054

表 5-7　因病致贫解决程度为 20%时 A 地大病医疗保障体系补偿方案的集中指数

方案	大病医疗保障	大病保险	大病医疗救助
方案 1	−0.025	0.041	−0.082
方案 2	−0.015	0.042	−0.086
方案 3	−0.020	0.043	−0.126
方案 4	−0.020	0.040	−0.081
方案 5	−0.018	0.043	−0.099
方案 6	−0.022	0.044	−0.143
方案 7	−0.022	0.041	−0.086
方案 8	−0.021	0.042	−0.114
方案 9	−0.023	0.043	−0.167

2. B 地方案参数调整与解决因病致贫之间的联动分析

1）确定大病医疗保障体系补偿方案参数

在因病致贫解决程度为 10%时，B 地大病医疗保障体系补偿方案有 18 种，但是所有方案中大病医疗救助的比例均低于 20%，这种方案并不具有现实意义，因此我们删除了此结果，仅保留因病致贫解决程度为 20%和 30%的方案。方案结果说明，B 地的大病医疗保障体系补偿方案效果要优于 A 地。

在因病致贫解决程度为 20%时，B 地大病医疗保障体系补偿方案分为 2 类（表 5-8）。一类是将大病保险起付线作为救助标准，包括 9 种方案。当起付线为 8000 元，大病保险的起始报销比例为 50%、60%和 70%时，救助比例分别为 88%、83%和 79%。第二类是将家庭年收入 1/2 作为救助标准，也包括 9 种方案。当起付线为 6400 元，大病保险的起始报销比例为 50%、60%和 70%时，救助比例分别为 62%、59%和 45%。两类方案的变化趋势类似，即随着起付线和报销比例的增加，救助比例逐渐下降（表 5-8）。

表 5-8　因病致贫解决程度为 20%时 B 地大病医疗保障体系补偿方案设计

方案	起付线/元	大病保险报销比例	因病致贫纳入标准	救助比例/%
方案 1	8 000	8 000~15 000 元（含）：50%；15 000~25 000 元（含）：55%；25 000~45 000 元（含）：60%；45 000 元以上：65%	8 000 元	88
方案 2	8 000	8 000~15 000 元（含）：60%；15 000~25 000 元（含）：65%；25 000~45 000 元（含）：70%；45 000 元以上：75%	8 000 元	83
方案 3	8 000	8 000~15 000 元（含）：70%；15 000~25 000 元（含）：75%；25 000~45 000 元（含）：80%；45 000 元以上：85%	8 000 元	79
方案 4	7 200	7 200~15 000 元（含）：50%；15 000~25 000 元（含）：55%；25 000~45 000 元（含）：60%；45 000 元以上：65%	7 200 元	75

方案	起付线/元	大病保险报销比例	因病致贫纳入标准	救助比例/%
方案 5	7 200	7 200～15 000 元（含）：60%；15 000～25 000（含）：65%；25 000～45 000 元（含）：70%；45 000 元以上：75%	7 200 元	69
方案 6	7 200	7 200～15 000 元（含）：70%；15 000～25 000 元（含）：75%；25 000～45 000 元（含）：80%；45 000 元以上：85%	7 200 元	59
方案 7	6 400	6 400～15 000 元（含）：50%；15 000～25 000 元（含）：55%；25 000～45 000 元（含）：60%；45 000 元以上：65%	6 400 元	67
方案 8	6 400	6 400～15 000 元（含）：60%；15 000～25 000 元（含）：65%；25 000～45 000 元（含）：70%；45 000 元以上：75%	6 400 元	57
方案 9	6 400	6 400～15 000 元（含）：70%；15 000～25 000 元（含）：75%；25 000～45 000 元（含）：80%；45 000 元以上：85%	6 400 元	41
方案 10	8 000	8 000～15 000 元（含）：50%；15 000～25 000 元（含）：55%；25 000～45 000 元（含）：60%；45 000 元以上：65%	年收入 1/2	60
方案 11	8 000	8 000～15 000 元（含）：60%；15 000～25 000 元（含）：65%；25 000～45 000 元（含）：70%；45 000 元以上：75%	年收入 1/2	62
方案 12	8 000	8 000～15 000 元（含）：70%；15 000～25 000 元（含）：75%；25 000～45 000 元（含）：80%；45 000 元以上：85%	年收入 1/2	52
方案 13	7 200	7 200～15 000 元（含）：50%；15 000～25 000 元（含）：55%；25 000～45 000 元（含）：60%；45 000 元以上：65%	年收入 1/2	61
方案 14	7 200	7 200～15 000 元（含）：60%；15 000～25 000 元（含）：65%；25 000～45 000 元（含）：70%；45 000 元以上：75%	年收入 1/2	55
方案 15	7 200	7 200～15 000 元（含）：70%；15 000～25 000 元（含）：75%；25 000～45 000 元（含）：80%；45 000 元以上：85%	年收入 1/2	52
方案 16	6 400	6 400～15 000 元（含）：50%；15 000～25 000 元（含）：55%；25 000～45 000 元（含）：60%；45 000 元以上：65%	年收入 1/2	62
方案 17	6 400	6 400～15 000 元（含）：60%；15 000～25 000 元（含）：65%；25 000～45 000 元（含）：70%；45 000 元以上：75%	年收入 1/2	59
方案 18	6 400	6 400～15 000 元（含）：70%；15 000～25 000 元（含）：75%；25 000～45 000 元（含）：80%；45 000 元以上：85%	年收入 1/2	45

在因病致贫解决程度为 30%时 B 地大病医疗保障体系补偿方案有 9 种（表 5-9），救助比例较为稳定，为 88%～92%。当起付线为 8000 元，大病保险的起始报销比例为 50%、60%和 70%时，救助比例分别为 88%、91%和 90%。

表 5-9　因病致贫解决程度为 30%时 B 地大病医疗保障体系补偿方案设计

方案	起付线/元	大病保险报销比例	因病致贫纳入标准	救助比例/%
方案 1	8 000	8 000～15 000 元（含）：50%；15 000～25 000 元（含）：55%；25 000～45 000 元（含）：60%；45 000 元以上：65%	年收入 1/2	88
方案 2	8 000	8 000～15 000 元（含）：60%；15 000～25 000 元（含）：65%；25 000～45 000 元（含）：70%；45 000 元以上：75%	年收入 1/2	91
方案 3	8 000	8 000～15 000 元（含）：70%；15 000～25 000 元（含）：75%；25 000～45 000 元（含）：80%；45 000 元以上：85%	年收入 1/2	90

方案	起付线/元	大病保险报销比例	因病致贫纳入标准	救助比例/%
方案4	7 200	7 200~15 000 元（含）：50%；15 000~25 000 元（含）：55%；25 000~45 000 元（含）：60%；45 000 元以上：65%	年收入 1/2	89
方案5	7 200	7 200~15 000 元（含）：60%；15 000~25 000 元（含）：65%；25 000~45 000 元（含）：70%；45 000 元以上：75%	年收入 1/2	90
方案6	7 200	7 200~15 000 元（含）：70%；15 000~25 000 元（含）：75%；25 000~45 000 元（含）：80%；45 000 元以上：85%	年收入 1/2	91
方案7	6 400	6 400~15 000 元（含）：50%；15 000~25 000 元（含）：55%；25 000~45 000 元（含）：60%；45 000 元以上：65%	年收入 1/2	92
方案8	6 400	6 400~15 000 元（含）：65%；15 000~25 000 元（含）：70%；25 000~45 000 元（含）：75%；45 000 元以上：80%	年收入 1/2	91
方案9	6 400	6 400~15 000 元（含）：70%；15 000~25 000 元（含）：75%；25 000~45 000 元（含）：80%；45 000 元以上：85%	年收入 1/2	90

2）大病医疗保障体系补偿方案因病致贫缓解程度

从图 5-11 可以看出，当因病致贫解决程度为 20%，救助标准为起付线时，B 地的大病医疗保障体系补偿方案实际报销比约为 25%（方案 1~方案 9）。在 20%的解决程度下，不同方案的实际报销比无明显差别。随着大病保险报销比例的增加，其对因病致贫的贡献比例有所增加，救助比例随之下降。相同的大病保险报销比例下，随着起付线的降低，救助比例有所降低。当起付线为 8000 元，大病保险起始报销比为 50%时，大病医疗救助金额占总医疗费用的 10.15%。当起付线降低到 6400 元时，方案 7 大病医疗救助金额占比仅为 8.40%。当救助标准为家庭年收入的 1/2 时，B 地的大病医疗保障体系补偿方案实际报销比约为 26%（方案 10~方案 18）。其他变化趋势与上述方案保持一致（图 5-12）。

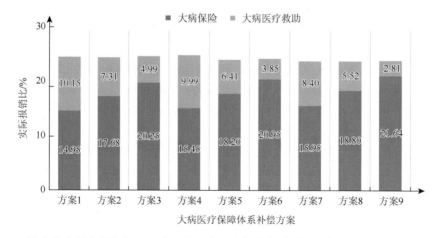

图 5-11 因病致贫解决程度为 20%时 B 地大病医疗保障体系补偿方案实际报销比（按起付线纳入救助）

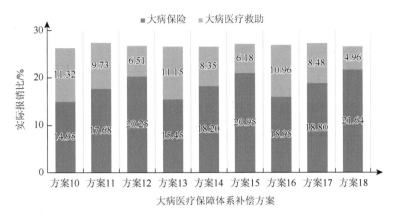

图 5-12　因病致贫解决程度为 20% 时 B 地大病医疗保障体系补偿方案实际报销比（按家庭年收入的 1/2 纳入救助）

当因病致贫解决程度为 30% 时，B 地的大病医疗保障体系补偿方案实际报销比约为 31%。在 30% 的解决程度下，不同方案的实际报销比无明显差别。随着大病保险报销比例的增加，其对因病致贫的贡献比例有所增加。救助比例也随之下降。相同的大病保险报销比例下，随着起付线的降低，救助比例有所降低（图 5-13）。

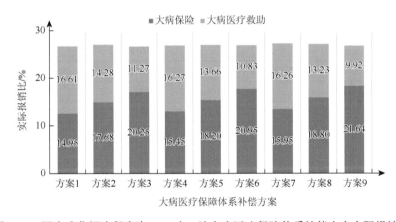

图 5-13　因病致贫解决程度为 30% 时 B 地大病医疗保障体系补偿方案实际报销比

3）大病医疗保障体系补偿方案公平性分析

通过对以上方案进行受益归属分析，我们发现当因病致贫解决程度为 20% 时，B 地大病医疗保障体系补偿方案集中指数均为正值（表 5-10），其中，纳入标准为年收入的 1/2 的 9 个方案的大病医疗救助集中指数为负值，这是因为只有自付费用大于年收入 1/2 的家庭才进行大病医疗救助，这样就保证了大病患者的救助金额与收入是负相关的，患者家庭收入越低，越有可能获得大病医疗救助，因此集中指数为负值。在绝对值方面，我们发现随着大病保险报销比例的增加，大病医疗救助集中指数的绝对值越大。例如，在表 5-11 中，方案 3 的大病医疗救助集中指数–0.148，而方案 1 仅为–0.047。绝对值越大，说明低收入人群受益越多。

表 5-10　因病致贫解决程度为 20%时 B 地大病医疗保障体系补偿方案的集中指数

方案	大病医疗保障	大病保险	大病医疗救助
方案 1	0.065	0.067	0.061
方案 2	0.065	0.066	0.061
方案 3	0.065	0.066	0.059
方案 4	0.063	0.065	0.059
方案 5	0.063	0.065	0.058
方案 6	0.063	0.064	0.056
方案 7	0.061	0.063	0.057
方案 8	0.061	0.063	0.056
方案 9	0.061	0.062	0.054
方案 10	0.018	0.067	−0.047
方案 11	0.013	0.066	−0.085
方案 12	0.014	0.066	−0.149
方案 13	0.017	0.065	−0.050
方案 14	0.017	0.065	−0.087
方案 15	0.015	0.064	−0.154
方案 16	0.015	0.063	−0.055
方案 17	0.012	0.063	−0.101
方案 18	0.019	0.062	−0.168

表 5-11　因病致贫解决程度为 30%时 B 地大病医疗保障体系补偿方案的集中指数

方案	大病医疗保障	大病保险	大病医疗救助
方案 1	0.007	0.067	−0.047
方案 2	−0.001	0.066	−0.085
方案 3	−0.010	0.066	−0.148
方案 4	0.006	0.065	−0.050
方案 5	−0.001	0.065	−0.087
方案 6	−0.010	0.064	−0.154
方案 7	0.003	0.063	−0.055
方案 8	−0.004	0.063	−0.101
方案 9	−0.010	0.062	−0.168

5.4.5　方案参数调整与全民健康覆盖保障效应之间的联动分析

1. 方案参数——人口覆盖

将得出的大病医疗保障体系补偿方案，利用两地 2016 年城乡居民基本医疗保险住院补偿数据库进行模拟测算，计算不同保障方案下人口覆盖的比例。随着起付线的降低，在因病致贫解决程度为 10% 时，A 地大病医疗保障覆盖人数从 4068 人增加到 4930 人，占比从 4.06% 增加到 4.92%。在因病致贫解决程度为 20% 时，B 地的大病医疗保障覆盖人数从 909 人增加到 1912 人，占比从 2.58% 增加到 5.43%。可以看出，降低起付线对 A 地的影响较小，对 B 地的影响较大，且 B 地降低起付线后，大病医疗保障覆盖比例超过 5%，拓宽了覆盖范围，也更加符合大病人口在总人群中的占比规律（表 5-12～表 5-14）。

表 5-12　因病致贫解决程度为 10% 时 A 地大病医疗保障体系补偿方案人口覆盖

方案	大病医疗保障覆盖人数/人	大病医疗保障覆盖比例/%	大病医疗救助覆盖人数/人	大病医疗救助覆盖比例/%
方案 1	4068	4.06	3548	3.54
方案 2	4068	4.06	3548	3.54
方案 3	4068	4.06	2430	2.42
方案 4	4285	4.27	4285	4.27
方案 5	4930	4.92	4929	4.91

表 5-13　因病致贫解决程度为 20% 时 A 地大病医疗保障体系补偿方案人口覆盖

方案	大病医疗保障覆盖人数/人	大病医疗保障覆盖比例/%	大病医疗救助覆盖人数/人	大病医疗救助覆盖比例/%
方案 1	4068	4.06	2430	2.42
方案 2	4068	4.06	2317	2.31
方案 3	4068	4.06	2188	2.18
方案 4	4285	4.27	2534	2.53
方案 5	4285	4.27	2398	2.39
方案 6	4285	4.27	2240	2.23
方案 7	4930	4.92	2135	2.13
方案 8	4930	4.92	2275	2.27
方案 9	4930	4.92	2068	2.06

表 5-14　因病致贫解决程度为 20%时 B 地大病医疗保障体系补偿方案人口覆盖

方案	大病医疗保障覆盖人数/人	大病医疗保障覆盖比例 /%	大病医疗救助覆盖人数/人	大病医疗救助覆盖比例 /%
方案 1	909	2.58	880	2.50
方案 2	909	2.58	880	2.50
方案 3	909	2.58	880	2.50
方案 4	1622	4.61	1622	4.61
方案 5	1622	4.61	1622	4.61
方案 6	1622	4.61	1622	4.61
方案 7	1912	5.43	1912	5.43
方案 8	1912	5.43	1912	5.43
方案 9	1912	5.43	1912	5.43
方案 10	909	2.58	364	1.03
方案 11	909	2.58	318	0.90
方案 12	909	2.58	266	0.76
方案 13	1622	4.61	403	1.15
方案 14	1622	4.61	362	1.03
方案 15	1622	4.61	294	0.84
方案 16	1912	5.43	398	1.13
方案 17	1912	5.43	343	0.97
方案 18	1912	5.43	275	0.78

注：因病致贫解决程度为 30%时，B 地大病医疗保障体系补偿方案人口覆盖与此表格方案 10～方案 18 所有指标均相同，故不重复列出

在大病医疗保障方案中，大病医疗救助覆盖比例与纳入标准关联较大。在表 5-14 中，B 地的大病医疗救助纳入标准为大病保险起付线时，大病医疗救助覆盖人数和大病医疗保障覆盖人数基本保持一致。方案 2 中，大病医疗保障覆盖人数为 1622 人，大病医疗救助覆盖人数也有 1622 人。这种设计方案明显不合适，产生这种现象的主要原因在于 B 地实施大病医疗保障后患者的自付费用仍然较高，单纯地以统一起付线为救助标准不仅无法识别出真正需要救助的困难家庭，反而会分散基金，对当地的大病医疗保障基金产生压力。

当救助标准为家庭总收入的 1/2 时，我们发现随着起付线的降低，大病医疗救助覆盖人数并没有明显变化。例如，当起付线为 8000 元时，方案 10 的大病医疗救助覆盖比例为 1.03%，当起付线为 6400 元时，方案 16 的大病医疗救助覆盖比例为 1.13%，两者的差异并不显著。但是在同一起付线下，随着大病保险报销

比例的增加，大病医疗救助覆盖比例明显降低，如方案 13 的大病医疗救助覆盖比
例为 1.15%，而方案 15 仅为 0.84%。

2. 方案参数——服务覆盖

两地 2016 年的城乡居民基本医疗保险住院补偿数据库中包括患者的诊断名
称及编码，我们对系统中大病患者的诊断结果进行分类统计，发现 A 地疾病诊
断最多的是恶性肿瘤，共 1219 人，其次是尿毒症、心脏病、脑出血、肺结核等
（图 5-14）。随着国家医保局的成立以及价格谈判的推进，2019 年，97 种谈判药
品被纳入基本医保报销目录。恶性肿瘤大病患者目录外费用很大一部分由这些自
费药品构成，我们在城乡居民基本医疗保险系统的基础上，拓展大病医疗保障的
报销范围，模拟将恶性肿瘤患者的目录外费用的 50% 纳入到大病医疗保障中，并
计算两地可报销费用占比来观察服务覆盖情况。

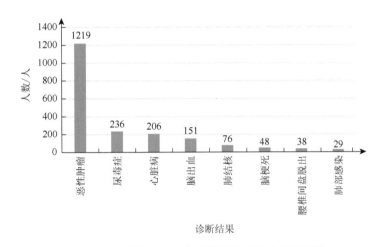

图 5-14　A 地大病患者疾病诊断前八的疾病及人数

通过图 5-15 可以看出，在不同大病保险起付线下，A 地拓展目录后大病患者
的可报销费用占比有所不同。在起付线为 12 000 元时，原始可报销费用占比为
76.37%，提高肿瘤患者的可报销比例后，可报销费用占比提高至 80.51%。在起付
线为 9600 元时，原始可报销费用占比为 76.60%，提高肿瘤患者的可报销比例后，
可报销费用占比提高至 82.51%。

如图 5-16 所示，B 地在拓展目录前后可报销费用占比并无较大改变。在起付
线为 6400 时，可报销费用占比增长最多，也仅为 0.67%，明显低于 A 地。这是因
为：首先，A 地肿瘤病人占比较高，约有 1/4 病人为肿瘤患者，而 B 地患者中肿
瘤患者占比约为 1/10。因此拓展肿瘤患者目录带来的整体的可报销费用占比变化

不大；其次，B 地原始可报销费用占比较高，均超过 90%，明显高于 A 地，即使提高了部分患者的可报销比例，但影响始终有限。由此可见，此部分政策对于 A 地效果更加明显。

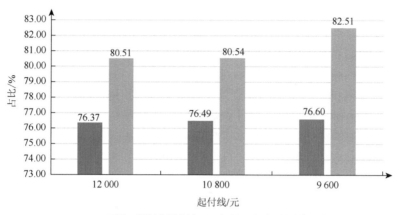

图 5-15　目录拓展前后 A 地可报销费用占比

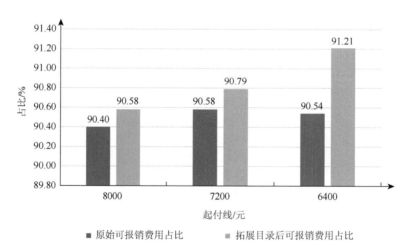

图 5-16　目录拓展前后 B 地可报销费用占比

5.4.6　方案参数调整与基金支出之间的联动分析

1. 量化方案参数调整对参合人群就医行为变化的影响

1）数据的预处理

在这一部分，我们使用 2015 年和 2016 年 A 地城乡居民基本医疗保险住院补偿数据库,将两年数据库中获得大病保险赔付的患者筛选出来,纳入的变量包括年龄、性别、对象属性等。对数据库中的变量进行预处理,检查数据的完整性和准确性,以便更好地进行后续的模型拟合。处理过程主要包括对缺失值进行填补,按照数据分布特点采用均值法或多重插补法。由于数据库中年龄数据为出生日期,利用公式计算出年龄数值后,按照 WHO 推荐的年龄分组进行转换,同理处理入院日期和出院日期,计算住院天数(表 5-15)。

表 5-15 倾向得分匹配变量分析表

变量	相关变量赋值
医疗证号	
患者姓名	
户主姓名	
年龄	WHO 推荐的年龄分组为 0～17 岁、18～39 岁、40～59 岁、50～59 岁、60～69 岁、70 岁及以上
性别	男性 = 1,女性 = 2
对象属性	非低保户 = 0,低保户 = 1
疾病诊断	ICD-10 诊断编码
住院号	
入住科室	
住院天数	
住院费用	

2)倾向得分匹配

由于 A 地在 2016 年初上调了大病保险的起付线以及报销比例,本书利用该地区 2015 年和 2016 年两个年度的大病患者城乡居民基本医疗保险住院补偿数据库,进行倾向得分匹配分析,观察补偿方案调整对大病患者医疗费用带来的影响。将年龄、对象属性、性别和住院天数作为自变量,而代表年度的分类指标作为因变量,建立倾向得分模型回归模型(probit 回归模型)。

模型输出结果如表 5-16 所示。模型的似然值为–5953.263,卡方检验的 P 值小于 0.05,证明说明构建的模型有意义,这也是倾向得分估计的基础。图 5-17 为配对两组倾向得分对照柱状图,我们可以发现倾向得分匹配之后,干预组和对照组,即样本县 2015 年和 2016 年大病住院人群分布较为对称。同时,图 5-18 为匹配前后干预组和对照组医疗总费用概率密度分布图,发现倾向得分匹配后干预组和对照组更加接近,说明本次倾向得分匹配较为成功。

表 5-16　A 地大病医疗保障体系补偿方案变化前后倾向得分匹配模型输出表

变量	系数	95%置信区间		P 值
		上限	下限	
性别	0.1240	0.0040	0.2040	0.002
年龄	−0.0040	−0.0060	−0.0020	0.001
对象属性	0.3830	0.2600	0.5070	0.000
住院时长	0.0005	−0.0002	0.0010	0.164
是否手术	0.5320	0.4440	0.6200	0.000
常数项	−0.4440	−0.6180	−0.2700	0.000

注: 对数似然值 Log likelihood = −5953.263, 卡方统计量 LR chi2（5）= 199.98, Prob＞chi2 = 0.000 为 Prob＞chi2 的概率为 0.000＜0.05, 拒绝原假设, 即存在异方差

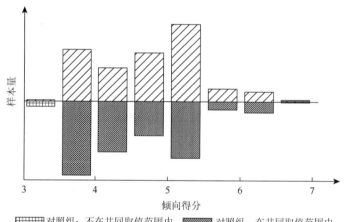

图 5-17　配对两组倾向得分对照柱状图

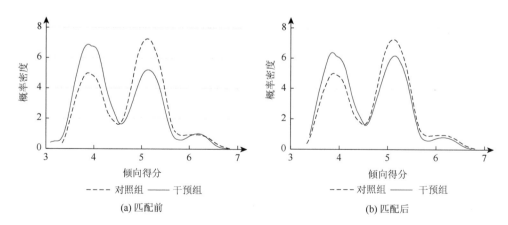

图 5-18　匹配前后干预组和对照组医疗总费用概率密度分布图

表 5-17 中，对照组是 2015 年大病患者的总医疗费用，干预组是 2016 年大病患者的总医疗费用，对照组 ATT 为 60 597.440 元；干预组 ATT 为 68 264.247 元，增加了 7666.807 元。ATE 差值为 6606.390 元，相对于 2015 年大病患者的平均医疗费用，增长比为 9.68%。A 地 2016 年国民经济和社会发展统计公报指出 A 地全年农村居民人均可支配收入为 15 462 元，相比 2015 年增长 7.21%。排除掉当地经济发展的影响，大病医疗保障体系补偿方案调整导致当地大病患者医疗总费用增长比为 2.47%。

表 5-17　A 地大病医疗保障体系补偿方案变化前后倾向得分匹配结果表　　单位：元

样本	干预组	对照组	差值
未匹配样本	68 271.145	59 523.858	8 747.287
ATT	68 264.247	60 597.440	7 666.807
ATU	59 868.378	65 543.978	5 675.600
ATE			6 606.390

注：ATT，average treatment effect on the treated，参与者平均处理效应；ATU，average treatment effect on the untreated，非参与者平均处理效应；ATE，average treatment effect，平均处理效应

Stata 的输出结果显示，所汇报的标准误并未考虑倾向得分为估计所得的事实（即假设倾向得分为真实值，然后推导标准误）；此标准误的假设为同方差，也可能不成立。为此，可以考虑自助法来得到标准误。我们用 Bootstrap（自举检验）来进行检验，如表 5-18 所示，根据这些自助标准误可知，ATT、ATE 和 ATU 均在 1% 水平上显著，该结果有统计学意义。

表 5-18　A 地大病医疗保障体系补偿方案变化前后倾向得分匹配 Bootstrap 检验表

变量	系数	95%置信区间		P 值
ATT	7 666.807	5 111.297	10 222.320	0
ATU	5 675.601	2 513.010	8 838.192	0
ATE	6 606.390	4 285.036	8 927.745	0

由 5.3.3 节可知，大病医疗保障基金支出（CIP）总额为

$$CIP = (大病保险 + CIA) \times N_r \times Z$$

$$N_r = 1 + 1.1 \times \Delta R_i = 1 + 1.1 \times (R_i - R_0) \tag{5.15}$$

其中，N_r 为保险因子，用来测量大病医疗保障水平提高之后人群医疗服务需求的增加；ΔR_i 为新补偿方案的报销比例与原来报销比例的差值。

相对于 2015 年，2016 年 A 地大病医疗保障实际报销比例增加了 0.92%，我

们通过倾向得分匹配法算出的 N_r 为 102.47%（−100%+2.47%），通过公式推导，我们算出适用于大病人群的保险因子的公式为

$$N_r = 1 + 2.685 \times (R_i - R_0) \qquad (5.16)$$

后续我们将这个公式用于不同方案下 A 地大病医疗保障基金支出的计算。系数值 2.685 也明显高于 1.1，这也反映相较于普通居民，大病患者的服务释放程度更高，通用保险因子的计算公式并不适用于大病患者。与当地医保工作人员的访谈也佐证了这一点。

"（我们这里）医疗费用的上涨十分明显，特别是大病患者。因为随着医疗技术的提高，材料费等都有较大的涨幅。普通疾病的医疗费用增长幅度不大，大病患者的医疗费用增长趋势要更加明显一点。因为从技术上来说，大病的高新技术和材料费用的增长幅度很大。" A 地医保部门主任说道。

2. 方案参数调整——基金支出联动分析

在本书中，不同大病医疗保障体系补偿方案下基金支出包括以下几个部分：大病保险补偿金额、大病医疗救助补偿金额、保险因子、支付方式改革调整系数。其中，大病保险补偿、大病医疗救助补偿分别采取 5.3.3 节中式（5.9）和式（5.11）进行计算，保险因子的计算根据式（5.16），将不同方案中的报销比例代入计算。

1）A 地方案参数调整——基金支出联动分析

表 5-19 显示因病致贫解决程度为 10%时，A 地 5 种大病医疗保障体系补偿方案基金支出差别较大。方案 2 基金支出最高，为 5858.72 万元，方案 3 基金支出最低，仅为 4714.37 万元，两者相差超过 1000 万元。该结果表示，在达到一定因病致贫解决程度的方案中，以收入作为救助纳入标准的方案所需基金最少。图 5-19 为 A 地人均大病医疗保障体系补偿方案基金支出，人均大病医疗保障方案基金支出＝基金支出总额/覆盖总人数。方案 2 的人均大病医疗保障体系补偿方案基金支出最高，为 14 402 元，方案 5 人均大病医疗保障体系补偿方案基金支出最低，为 10 737 元。随着起付线的降低，大病医疗保障覆盖人群扩大，人均基金支出有所降低。

表 5-19　因病致贫解决程度为 10%时 A 地大病医疗保障体系补偿方案基金支出

方案	大病保险补偿金额/万元	大病医疗救助补偿金额/万元	保险因子	调整系数	基金支出/万元
方案 1	3055.24	2226.16	1.21	0.9	5751.44
方案 2	3601.50	1734.31	1.22	0.9	5858.72
方案 3	3055.24	1539.66	1.14	0.9	4714.37
方案 4	3479.86	1282.41	1.13	0.9	4843.23
方案 5	4116.51	1042.57	1.14	0.9	5293.22

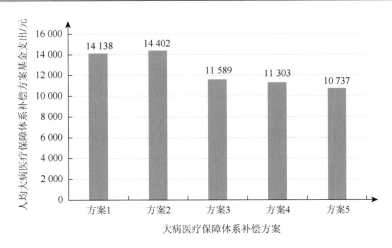

图 5-19　因病致贫解决程度为 10%时 A 地人均大病医疗保障体系补偿方案基金支出

因病致贫解决程度为 20%时，A 地大病医疗体系补偿保障方案中，基金支出最小的是方案 2，为 7998.69 万元，其中，大病保险基金支出为 3601.50 万元，大病医疗救助基金支出为 3030.91 万元，保险因子为 1.34，支付方式调整系数为 0.9。基金支出最多的是方案 9，共 10 290.43 万元，其中，大病保险基金支出为 5634.98 万元，大病医疗救助基金支出为 2532.03 万元，保险因子为 1.40，支付方式调整系数为 0.9。随着大病保险报销比例的增加，大病医疗救助所需基金逐渐下降，对总基金支出也有较大影响。另外，随着起付线的降低，总基金支出不断增加（表 5-20）。

表 5-20　因病致贫解决程度为 20%时 A 地大病医疗保障体系补偿方案基金支出

方案	大病保险基金支出/万元	大病医疗救助基金支出/万元	保险因子	调整系数	基金支出/万元
方案 1	3 055.24	3 849.26	1.37	0.9	8 513.25
方案 2	3 601.50	3 030.91	1.34	0.9	7 998.69
方案 3	4 147.75	2 565.33	1.35	0.9	8 156.39
方案 4	3 479.86	3 563.34	1.34	0.9	8 494.10
方案 5	4 119.30	3 084.81	1.36	0.9	8 817.83
方案 6	4 758.75	2 587.24	1.37	0.9	9 057.61
方案 7	4 116.51	3 294.71	1.38	0.9	9 204.74
方案 8	4 875.75	3 112.05	1.39	0.9	9 992.74
方案 9	5 634.98	2 532.03	1.40	0.9	10 290.43

如图 5-20 所示，因病致贫解决程度为 20% 时，A 地人均大病医疗保障体系补偿方案基金支出波动较大，从最低的 18 671 元到最高的 21 138 元不等。其中，方案 7 人均大病医疗保障体系补偿方案基金支出最低，该方案起付线为 9600 元，大病保险报销比例为 50%～65%，按年收入的 1/2 纳入救助后，救助比例为 73%。在这 9 种方案中，人均大病医疗保障体系补偿方案基金支出和覆盖人口的负相关关系并不完全成立，部分方案虽然覆盖人口较多，但人均基金支出并未下降。

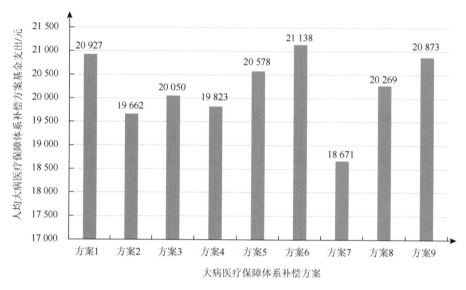

图 5-20　因病致贫解决程度为 20% 时 A 地人均大病医疗保障体系补偿方案基金支出

2）B 地方案参数调整—基金支出联动分析

当因病致贫解决程度为 20% 时，B 地大病医疗保障体系补偿方案基金支出差别较大。基金支出最多的是方案 7，为 1269.99 万元。大病医疗保障方案基金支出最少的是方案 10，为 944.10 万元。基金支出总体呈现如下规律：首先，按家庭年收入的 1/2 纳入救助的方案（方案 10～方案 18）基金支出均小于按起付线纳入救助下的方案（方案 1～方案 9）。例如，方案 2 基金支出为 992.35 万元，方案 11 基金支出为 987.30 万元。其次，随着起付线的降低和大病保险报销比例的上升，基金支出明显增加。B 地的保险因子明显低于 A 地，这也说明了传统保险因子计算公式可能过低地估计了大病患者服务需求释放的程度（表 5-21）。

表 5-21　因病致贫解决程度为 20%时 B 地大病医疗保障体系补偿方案基金支出

方案	大病保险基金支出/万元	大病医疗救助基金支出/万元	保险因子	调整系数	基金支出/万元
方案 1	587.00	429.95	1.09	0.9	997.63
方案 2	699.00	312.57	1.09	0.9	992.35
方案 3	801.61	216.44	1.09	0.9	998.71
方案 4	752.52	483.04	1.06	0.9	1178.72
方案 5	892.18	348.03	1.06	0.9	1183.16
方案 6	1031.83	215.19	1.06	0.9	1189.66
方案 7	842.29	488.94	1.06	0.9	1269.99
方案 8	999.49	326.36	1.06	0.9	1264.86
方案 9	1156.70	170.29	1.06	0.9	1265.95
方案 10	587.00	384.30	1.08	0.9	944.10
方案 11	699.00	307.42	1.09	0.9	987.30
方案 12	801.61	185.65	1.08	0.9	959.62
方案 13	752.52	419.12	1.05	0.9	1107.20
方案 14	892.18	299.42	1.05	0.9	1126.06
方案 15	1031.83	193.87	1.06	0.9	1169.32
方案 16	842.29	418.18	1.05	0.9	1191.14
方案 17	999.49	300.88	1.06	0.9	1240.55
方案 18	1156.70	152.17	1.06	0.9	1248.66

　　在人均大病医疗保障体系补偿方案基金支出方面，降低起付线后其明显下降。以因病致贫解决程度 20%为例，人均大病医疗保障体系补偿方案基金支出从 10 975 元下降到 7267 元，最终下降到 6621 元，这是因为 B 地原始大病保险起付线设置过高，大病医疗保障人口覆盖有限。降低起付线后，覆盖人口明显增多，人均大病医疗保障体系补偿方案基金支出下降较为显著。在所有方案中，人均大病医疗保障体系补偿方案基金支出最低的是方案 16，即大病保险起付线为 6400 元，大病保险报销比例为 50%～65%，大病医疗救助纳入标准为合规自付超过家庭年收入的 1/2，救助比例为 62%（图 5-21、图 5-22）。

　　因病致贫解决程度为 30%时 B 地大病医疗保障体系补偿方案基金支出最高的为方案 8，为 1422.58 万元，最低的为方案 3，共支出 1121.81 万元（表 5-22）。在人均大病医疗保障体系补偿方案基金支出方面，随着起付线的降低，人均大病医疗保障方案基金支出也明显下降。人均大病医疗保障体系补偿方案基金支出最低的方案为方案 9，为 7427 元（图 5-23）。

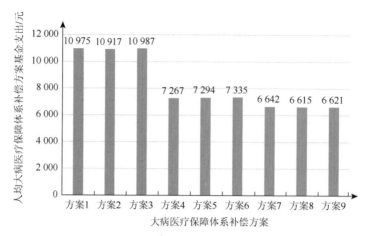

图 5-21　因病致贫解决程度为 20%时 B 地人均大病医疗保障体系补偿方案基金支出

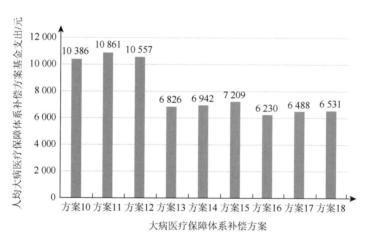

图 5-22　因病致贫解决程度为 20%时 B 地人均大病医疗保障体系补偿方案基金支出

表 5-22　因病致贫解决程度为 30%时 B 地大病医疗保障体系补偿方案基金支出

方案	大病保险基金支出/万元	大病医疗救助基金支出/万元	保险因子	调整系数	基金支出/万元
方案 1	587.00	563.64	1.12	0.9	1159.85
方案 2	699.00	451.22	1.12	0.9	1159.42
方案 3	801.61	321.32	1.11	0.9	1121.81
方案 4	752.52	611.49	1.08	0.9	1325.82
方案 5	892.18	489.96	1.08	0.9	1343.44
方案 6	1031.83	339.36	1.08	0.9	1332.80
方案 7	842.29	620.52	1.08	0.9	1421.85
方案 8	999.49	464.07	1.08	0.9	1422.58
方案 9	1156.70	304.34	1.08	0.9	1420.13

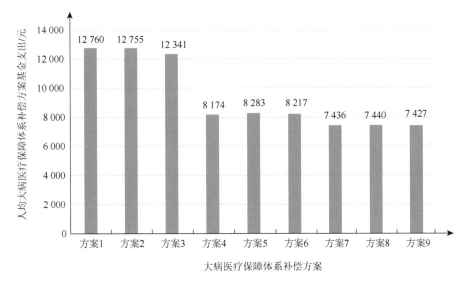

图 5-23　因病致贫解决程度为 30%时 B 地人均大病医疗保障体系补偿方案基金支出

3. 大病医疗保障体系补偿方案成本-效果分析

通过借鉴成本-效果分析的原理,将不同大病医疗保障体系补偿方案基金支出作为成本,而不同补偿方案的全民健康覆盖补偿效果,如人口覆盖比例的增加、解决因病致贫的程度等,作为效果分析的指标,比较成本增加与效果变化的关系。CE(cost-effectiveness,成本-效果)具体计算公式为

$$CE = \Delta E / \Delta C \qquad (5.17)$$

其中,ΔE 为效果变化;ΔC 为成本增加。

以 A 地为例,如果以 2016 年 A 地原始大病医疗保障体系补偿方案为基础参考方案,即起付线为 12 000 元,大病保险分段为 12 000~30 000 元(含)、30 000~100 000 元(含)以及超过 100 000 元的报销比例分别为 55%、65%和 75%,大病医疗保障基金支出为 3359.96 万元,人均大病医疗保障体系补偿方案基金支出为8259 元。因病致贫解决程度为 6.96%,而如果该地的住院补偿方案从原方案变化为表 5-23 中的方案 1,人口覆盖比例无变化,服务覆盖比例增加 4.14%,因病致贫解决程度提高 3.04%,因病致贫的缓解程度提高 5.23%,基金支出增加2391.75 万元,人均大病医疗保障体系补偿方案基金支出增加 5879 元。若由原方案变化为其他方案,增加的全民健康覆盖保障效应同理可以计算出来。但是随着筹资水平的提高,其带来的补偿效果并不会完全呈现线性增加,通过计算成本-效果比率,可以发现,若关注全民健康覆盖保障效应的人口覆盖以及服务覆盖方面,方案 5 和方案 7 更加适合。若更关注因病致贫的解决程度和缓解程度,那么方案 3 和方案 2 成本-效果更好(表 5-23)。

表 5-23　A 地大病医疗保障体系补偿方案成本-效果分析　　单位：万元

方案	成本-效果-人口覆盖	成本-效果-服务覆盖	成本-效果-因病致贫解决程度	成本-效果-因病致贫缓解程度
因病致贫解决程度 10%				
方案 1		577.65	786.67	457.26
方案 2		603.57	821.96	478.69
方案 3		327.15	445.53	220.23
方案 4	7 063.19	366.24	487.92	265.82
方案 5	2 247.98	327.12	635.94	394.54
因病致贫解决程度 20%				
方案 1		1 244.76	395.19	346.79
方案 2		1 120.47	355.73	321.69
方案 3		1 158.56	367.82	323.86
方案 4	24 448.29	1 267.69	393.72	370.70
方案 5	25 989.86	1 347.62	418.55	371.54
方案 6	27 131.67	1 406.83	436.94	374.35
方案 7	6 796.26	988.96	448.22	393.32
方案 8	7 712.53	1 122.30	508.65	438.39
方案 9	8 058.69	1 172.67	531.48	459.89

在 B 地，当因病致贫解决程度为 20%时，通过成本-效果分析，我们发现若基金有限，且以解决因病致贫为目标，则可以考虑方案 2。方案 2 中每降低 1%的因病致贫发生率，需要的基金是 30.48 万元，每增加 1%的报销比例，需要 30.60 万元。若综合考虑全民健康覆盖大病医疗保障的三个方面，则方案 16 更加合适。该方案每增加 1%的人口覆盖，需要 205.05 万元；可报销费用占比每增加 1%，则需要 872.24 万元。每降低 1%的因病致贫发生率，需要的基金是 46.20 万元，每增加 1%的报销比例，需要 40.25 万元（表 5-24）。

表 5-24　B 地大病医疗保障体系补偿方案成本-效果分析　　单位：万元

方案变化	成本-效果-人口覆盖	成本-效果-服务覆盖	成本-效果-因病致贫解决程度	成本-效果-因病致贫缓解程度
因病致贫解决程度 20%				
方案 1		2171.61	30.90	30.75
方案 2		2142.28	30.48	30.60
方案 3		2177.61	30.99	30.50

续表

方案变化	成本-效果-人口覆盖	成本-效果-服务覆盖	成本-效果-因病致贫解决程度	成本-效果-因病致贫缓解程度
因病致贫解决程度 20%				
方案 4	281.76	2723.71	45.22	43.83
方案 5	283.95	2744.86	45.57	47.17
方案 6	287.15	2775.81	46.08	46.97
方案 7	232.72	989.93	52.43	55.46
方案 8	230.92	982.27	52.03	55.17
方案 9	231.30	983.90	52.11	54.66
方案 10		1874.22	26.67	24.31
方案 11		2114.22	30.08	25.34
方案 12		1960.44	27.90	24.56
方案 13	246.53	2383.14	39.56	35.22
方案 14	255.82	2472.95	41.05	36.68
方案 15	277.13	2678.95	44.47	38.17
方案 16	205.05	872.24	46.20	40.25
方案 17	222.39	945.99	50.10	42.57
方案 18	225.24	958.09	50.74	45.17
因病致贫解决程度 30%				
方案 1		3072.83	24.42	28.85
方案 2		3070.44	24.40	28.24
方案 3		2861.50	22.74	26.92
方案 4	354.23	3424.19	31.75	37.20
方案 5	362.91	3508.10	32.53	37.84
方案 6	357.67	3457.43	32.06	37.45
方案 7	286.00	1216.58	35.99	41.13
方案 8	286.26	1217.67	36.02	41.54
方案 9	285.40	1214.01	35.91	42.43

4. 大病保险基金支出与筹资水平的比较

与基本医保相同，大病保险补偿设计的基本原则是以收定支，在此基础上考虑基金的使用效率，进行方案优化。因此，在成本-效果分析的基础上，将各方案的基金支出与当地的筹资标准进行比较。大病医疗救助由于定位于对低收入人群进行兜底，其保障水平应尽可能处于较高水平，为了实现制度公平，国家和各级财政应该对这部分基金给予解决。另外，由于大病医疗救助并不单独筹资，因此总的医疗救助筹资标准（包括普通医疗救助、大病医疗救助以及资助参保参合等）和本书中的救助方案基金支出并无可比性。因此，在这部分内容中只对大病保险基金支出与筹资水平进行比较。

　　2016 年 A 地的大病保险筹资水平为该地区的大病保险筹资标准，该地区的大病保险筹资标准为上一年度城乡居民基本医保人均筹资标准的 5%或 10%，即 25 元或 50 元。我们将大病保险基金支出除以当地的参合人数，得到人均大病保险基金支出金额，将筹资水平与支出金额进行比较。如图 5-24 和图 5-25 所示，因病致贫解决程度为 10%时，A 地人均大病保险基金支出高于人均筹资标准 25 元，但是并不超过最高筹资标准 50 元。当因病致贫解决程度为 20%时，A 地大病医疗保障补偿方案中方案 6、方案 8、方案 9 的人均大病保险基金支出高于人均筹资标准 50 元。

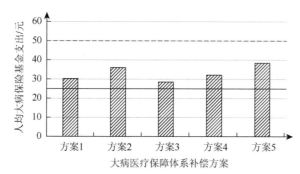

图 5-24　因病致贫解决程度为 10%时 A 地人均大病保险基金支出与筹资标准比较

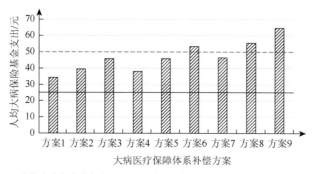

图 5-25　因病致贫解决程度为 20%时 A 地人均大病保险基金支出与筹资标准比较

　　在 B 地，因病致贫解决程度为 20%时，B 地人均大病保险基金支出有一半低于当地的筹资标准 30 元。随着起付线的降低及报销比例的升高，方案 8、方案 9 等人均大病保险基金支出均超过 35 元，高于当地的筹资标准（图 5-26）。

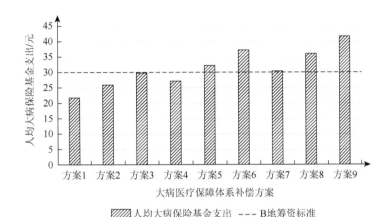

图 5-26　因病致贫解决程度为 20%时 B 地人均大病保险基金支出与筹资标准比较

因为因病致贫解决程度为 20%的方案 10～方案 18 以及因病致贫解决程度为 30%的大病保险部分与方案 1～方案 9 相同，故不重复列出

5.4.7　大病医疗保障体系补偿方案优化提高保障效果显著

1. 大病保险补偿方案优化可以提升全民健康覆盖保障效果

　　大病保险起付线的降低可以有效地提高全民健康覆盖的人口覆盖效果，使更多的大病患者被纳入到大病医疗保障体系中。例如，B 地在下调起付线 20%的情况下，大病保险覆盖人口变为之前的两倍，极大地增加了覆盖人群。人口覆盖是全民健康覆盖的重要组成部分，只有将目标人群纳入覆盖范围，才能有效地进行下一步的保障。充足的人口覆盖能够促使人们主动寻求卫生服务，促进卫生服务的有效利用[28]。

　　拓宽目录可以有效地提升服务覆盖效果。A 地拓宽目录后的可报销费用占比比现行方案高 5.91%，服务覆盖效果明显提升。服务覆盖的增加，尤其是将高值药品纳入基本医保报销目录，可以有效地促进大病患者的卫生服务利用。

　　增加大病保险报销比例和取消封顶线可以有效地提高费用覆盖水平，更大程度地解决因病致贫。在方案优化中，我们发现随着大病保险报销比例的增加，患者的因病致贫解决程度和缓解程度进一步提高。也有研究指出，在有限的基金内提升大病保险报销比例可以有效地减轻疾病负担[46]。同时，患者一般对大病保险政策中的报销比例变化最敏感，报销比例的提升可以促进大病患者对卫生服务的利用，减少服务未满足情况。

2. 大病医疗救助补偿方案优化可以促进受益公平

实证研究结果显示，在 A 地，若只考虑大病起付线，大病医疗保障体系补偿方案因病致贫的解决程度只能达到 10%，而综合考虑患者医疗费用和家庭收入可以进一步减少患者因病致贫的发生。同时，对模拟的大病医疗保障体系补偿方案进行受益归属分析，发现相同因病致贫解决程度下，无论 A 地还是 B 地，结果均显示将大病患者医疗费用和家庭收入比值纳入救助方案中，集中指数为负数，低收入人群受益更多，更有利于缩短贫富差距，也进一步证明了在综合考虑患者医疗费用负担和家庭经济状况下的大病医疗救助补偿方案，更符合福利型医疗保障的特征。其他学者的研究也发现将医疗费用和家庭收入比值作为纳入标准的救助方案的公平性更好，其集中指数和卡克瓦尼（Kakwani）指数为负值，且绝对值最大，与本书结果相一致。

从健康公平的角度来说，大病医疗救助对象由于高额医疗费用导致家庭陷入经济困难，和普通人群相比，这种由健康导致的经济困难会降低患者的家庭收入，阻碍患者的卫生服务利用，陷入更深层次的健康不公平。政府有义务保证这部分患者在产生相同的卫生服务需求时，与普通人享有相同的卫生服务。作为社会救助的一种，大病医疗救助应承担兜底作用。福利经济学相关理论指出，一个国家提高社会总福利的方式是保障低收入人群的福利水平，通过财政转移支付等方式进行国民收入再分配，将富人的一部分财富转移到穷人手中。柳红星的研究指出，应遵循罗尔斯提出的"使情况最糟糕的人得到最大利益"的社会公平理论[47]。因此，大病医疗救助应准确识别由健康导致的经济困难人群，将自付费用和家庭收入比值作为纳入标准。

3. 不同保障方案全民健康覆盖保障效应侧重点不同

在人口覆盖方面，随着大病保险起付线以及大病医疗救助纳入标准的改变，大病保险和大病医疗救助覆盖的人口比例也在随之改变。起付线的降低会覆盖更多的大病患者，同时，以大病保险起付线作为救助标准也会覆盖更多的救助人群。这种情况下，A、B 两地大病医疗救助覆盖人群均和大病保险覆盖人群基本相似，占比较高。但是，全民健康覆盖人口覆盖率较高并不意味着解决因病致贫的效果更好，相反，只考虑大病保险起付线限制了实际救助水平，使救助基金较为分散。仅考虑人口覆盖并不合适。

在服务覆盖方面，A 地起付线为 9600 元时，拓宽目录后的可报销费用占比最高，比现行方案高 5.91%，服务覆盖效果最好。同时，该起付线下覆盖人口比例较高，但是在起付线为 9600 元时，大病医疗保障基金支出较高。无论因病致贫解决程度为 10%还是 20%，其基金支出均超过了原方案的 2 倍，甚至 3 倍。对于很多医保基金结余不多，甚至没有结余的地区，这种方案带来的基金压力巨大，也无法持续负担，基金的持续性有待商榷。

在费用保障方面，如果仅考虑缓解因病致贫的效果，那么对于两地来说因病致贫解决程度和缓解程度高的方案更加合适，如 B 地解决因病致贫 30%的方案 7。但是方案 7 中，大病保险和大病医疗救助对解决因病致贫的贡献程度相似，甚至大病医疗救助发挥了更多的作用，实际救助比高于大病保险实际报销比。这种情况违背了大病保险和大病医疗救助设置的初衷。大病医疗救助是为了解决经历大病保险后仍然发生因病致贫的家庭的医疗费用问题。若大病保险整体报销水平较低，将更多的负担转移到大病医疗救助，则本末倒置，使大病医疗保障中两者定位不清。因此，我们在方案设计过程中应该考虑全面，不能只顾费用保障效果，也要兼顾制度设计的合理性。

综上所述，不同的保障方案侧重点不同，有的方案侧重于扩大人口覆盖面，有的方案增加了服务覆盖比例，有的方案因病致贫解决程度较高。我们在方案设计过程中，应该遵循当地的大病患者的需求，结合实际基金数，考虑全面，合理选择大病医疗保障体系补偿方案。

4. 大病保险补偿方案调整受当地筹资水平限制

通过将大病保险补偿方案基金支出与当地筹资水平进行比较发现，当因病致贫解决程度较低时，人均大病保险基金支出均低于当地筹资标准，但是随着起付线的降低以及报销比例的增加，两地有接近 1/3 的大病保险补偿方案基金支出开始超出当地的筹资水平。在 A 地，部分方案的人均大病保险基金支出甚至达到 65 元，超过当地最高筹资标准 50 元，且两者之间的差距给筹资带来了较大的负担。

那么究竟是筹资水平过低还是补偿方案基金支出过高？从分析来看两地的大病保险筹资水平是较为正常的。有文献指出，在对大病保险制度进行初步设计时，国务院医改办测算发现大病保险的筹资需要 40 元/人/年或医保基金的 8%[48]。A 地的大病保险筹资水平是基本医保筹资水平的 5%～10%，属于合理范围。B 地的大病保险筹资为 35 元，虽低于 40 元的标准，但是 B 地是西部地区，经济水平较差，大病保险筹资水平是当地基本医保筹资水平的 7%，因此，B 地的大病保险筹资水平也较为合理。部分补偿方案起付线较低，政策范围报销比为 70%～85%，基金支出水平较高，明显超出当地筹资水平。在进行大病保险补偿方案选择的时候，我们不能盲目提高保障水平，要考虑当地的筹资水平，尽可能在确保保障效应的同时，选择筹资水平范围内的方案。

5. 大病医疗保障体系方案优化后解决的因病致贫问题仍然有限

在模拟测算中我们发现，无论如何调整 A 地的大病医疗保障体系方案，即使大病医疗救助比例达到 100%，其解决因病致贫的程度也无法超过 30%，这是因为一部分大病患者本身就属于低收入人群。罗力等指出因病致贫有多种表现，一是因疾病所致的医疗费用支出极大地消耗了患者或其家庭的收入，导致最基本的生活支出发生困难；二是因疾病所致的劳动力丧失，减少了患者或其家庭的收入，使得其收入低于最基本的生活支出需要，从而陷入经济困难当中[49]；三是前述两种类型的综合，即贫病交加。也有文献提出经济困难与疾病常常互为因果，极易形成"经济困难（疾病）—疾病（经济困难）—经济更加困难（疾病更加严重）"的恶性循环[50]，所以，低收入人群往往是具有高患病风险的人群。

在本书中，我们发现入户调查中有将近 20% 的患者属于低保户或者建档立卡贫困人群。在这些人群中，低收入是导致经济困难的主要原因。即使大病医疗保障体系对其自付费用进行全部报销，该人群仍然处于经济困难状态。针对这种现象，大病医疗保障方案无法解决，应借助社会救助，如发放生活补助金等方式进行缓解。解决因病致贫问题，不仅需要对医疗费用进行充分补偿，还需要对疾病患者和家庭进行合理救济。

5.4.8　大病医疗救助和大病保险衔接的必要性

大病保险和大病医疗救助是大病医疗保障体系的重要组成部分，大病医疗救助不是孤立的，它与大病保险紧密联系，必须与大病保险紧密衔接才能充分发挥两项制度的合力，解决因病致贫、因病返贫问题。基于联系性原则，我们在分别对两种制度的方案进行优化的同时，也需要考虑如何加强二者的有效衔接。在大病医疗救助资金有限的现实情况下，若大病医疗救助未与大病保险紧密衔接，则易导致救助资金利用效率低，无法有效缓解大病患者的疾病经济负担，造成大病患者负担依旧沉重，一般患者因病致贫、因病返贫，低收入患者经济更加困难。

结合全民健康覆盖保障效应，首先，在人口覆盖方面，大病医疗救助的人群基础是大病保险人群，若设计救助起付线，也与大病保险起付线保持一致，两者有着明显的关联性。其次，在费用覆盖方面，若大病保险报销比例增高，进入医疗救助补偿范围的费用就会相应减少，基金支出分布也会发生变化。因此在进行方案调整时，应将大病保险和大病医疗救助进行整体设计，加强方案间的衔接，更加有效地减轻大病患者的疾病经济负担。

5.4.9　大病医疗保障体系补偿方案的改变引起卫生服务需求释放

通过倾向得分匹配，我们可以发现大病保险补偿方案的改变对基金支出影响较大。在控制性别、年龄、住院天数和对象属性等因素后，大病保险补偿方案的改变导致大病患者医疗费用增长 6606.390 元，扣除掉 GDP 自然增速后，方案调整导致当地大病患者医疗总费用增长比为 2.47%，这说明大病医疗保障体系补偿方案的变化引起了卫生服务需求的释放。大病医疗保障体系补偿方案的变化对卫生服务需求的影响很多研究都有证实。徐刚等[51]通过对低收入农民两周患病率和未就诊率等指标的变化进行研究，发现城乡居民基本医疗保险促进了低收入农民医疗卫生需求释放，促进了门诊和住院服务的利用。Lo 等[52]对澳大利亚患关节炎的老年女性医疗费用的影响因素进行研究，结果表明，保险方案的变化对医疗费用的影响比患者自身健康状况更大。

另外，按照保险因子计算公式，可以推导出新的系数值（2.685），远高于常规计算系数值（1.1），这说明采用医疗保险通用计算公式会在一定程度上低估大病医疗保障体系补偿方案报销比例变化带来的需求释放。访谈资料也进一步证实了该现象。产生这种现象的原因是大病患者疾病的特殊性，如癌症、终末期肾病这种需要长期治疗且费用高昂的重大疾病，患者对报销比例的变化更加敏感，需求释放更加明显。通过入户调查也发现，大病患者压抑服务需求的现象较为严重，许多患者会因为经济原因放弃治疗。因此我们在计算大病医疗保障基金支出时应考虑疾病的特殊性，根据历史数据测算保险因子，而不是直接照搬固定公式。

5.4.10　支付方式改革对大病医疗保障基金支出的影响

医疗保险支付改革是规范医疗服务提供者行为、控制成本、提高效率的重要手段，也是进一步完善和实施药品卫生体制改革的重要举措。新一轮医改以来，中央和地方政府更加重视医疗保险支付改革的作用，各地方实施了改革试点，在控制医疗费用不合理增长、调节医疗资源配置方面取得了良好效果。支付方式可以有效地提高医保基金的使用效率。首先，多种形式的支付方式改革，可以提高参保人群的受益程度。周晓庆等通过对医保支付方式改革前后不同类别的医疗机构、不同支付方式的补偿数据进行分析，发现多种支付方式结合有效地提高了当地住院人群的实际报销比，达到85%[53]。其次，支付方式改革可以有效控制患者住院均次费用的不合理增长。许多学者对支付方式改革进行了政策评价，研究结果发现随着支付方式改革的不断推进，医疗费用过快增长得到有效控制。胡佳等通过对福建省尤溪县医保数据进行分析后发现次均门诊医药费用增长率和住院人均医药费用增长率近三年连续下降[54]。最后，支付方式改革可以合理分流病人，促进医疗机构内部运行机制的转变，提高医保资金的使用效率。深圳市以罗湖区为试点进行"总额管理、结余奖励"的医保支付方式改革，发现支付方式改革实施后签约参保人员在深圳市罗湖医院集团社康中心的就诊比例提高，分级诊疗成效初现。

随着国家医保局发文全面推行以按病种付费为主的多元复合式医保支付方式，各地开始选择一定数量的病种实施按病种付费的方式，同时在部分城市开展了支付方式改革。随着支付方式改革的不断推行，新形势下的医保基金使用效率也在不断提升。因此，我们在设计大病医疗保障体系补偿方案的时候，不仅要考虑政策目标，还应该兼顾外部环境，考虑支付方式变化带来的影响。

参 考 文 献

[1]　世界卫生组织. 2013 年世界卫生报告: 全民健康覆盖研究[R]. 日内瓦: 世界卫生组织, 2013.

[2]　卫生健康委 发展改革委 财政部 医保局 国务院扶贫办关于印发健康扶贫三年攻坚行动实施方案的通知[EB/OL]. https://www.gov.cn/gongbao/content/2019/content_5366492.htm[2021-12-01].

[3]　朱铭来, 宋占军. 大病保险对家庭灾难性医疗支出的风险分散机制分析[J]. 中国卫生政策研究, 2012, 5(12): 4-7.

[4]　仇雨临, 黄国武. 大病保险运行机制研究: 基于国内外的经验[J]. 中州学刊, 2014, (1): 61-66.

[5]　吴海波. 大病保险筹资动态调节机制研究[J]. 金融与经济, 2014, (5): 14, 85-88.

[6]　Meng Q, Xu L, Zhang Y G, et al. Trends in access to health services and financial protection in China between 2003 and 2011: a cross-sectional study[J]. The Lancet, 2012, 379(9818): 805-814.

[7]　董曙辉. 关于大病保险筹资与保障范围的思考[J]. 中国医疗保险, 2013, (4): 9-11.

[8]　金维刚. 重特大疾病保障与大病保险的关系解析[J]. 中国医疗保险, 2013, (8): 47.

[9]　程晓明. 医疗保险学[M]. 上海: 复旦大学出版社, 2003.

[10]　董朝晖. 大病保险政策的关键问题探讨[J]. 中国医疗保险, 2017, (7): 15-19.

[11]　李文群. 大病保险属性、供给及发展策略[J]. 经济研究导刊, 2012, (36): 86-88.

[12]　张超杰. 读《贝弗里奇报告》浅思我国社会救助制度[J]. 法制与社会, 2011, (25): 176-177.

[13]　甘银艳. 大病医疗救助探讨[J]. 卫生经济研究, 2014, (9): 8-10.

[14]　冯·贝塔朗菲 L. 一般系统论: 基础、发展和应用[M]. 林康义, 魏宏森, 等译. 北京: 清华大学出版社, 1987.

[15]　张怡青, 王高玲. 系统论视角下健康扶贫长效机制的构建: 基于制度层面的分析[J]. 卫生软科学, 2018, (9): 28-32.

[16]　李懿. 福利经济学的基础理论和近年的演变[J]. 经济研究, 1987, (4): 75-80.

[17]　陈龙发. 帕累托经济理论与新福利经济学关系述评[J]. 经济学动态, 1991, (11): 70-75.

[18]　世界卫生组织. 阿拉木图宣言[Z]. 1978.

[19]　侯雨茜. 城镇居民基本医疗保险的公平性探究[D]. 上海: 复旦大学, 2013.

[20]　吴海波. 大病保险筹资动态调节机制研究[J]. 金融与经济, 2014, (5): 14, 85-88.

[21]　庇古 A C. 福利经济学[J]. 社会福利 (理论版), 2015, (6): 2.

[22]　封进, 黄靖凯. 我国大病医疗保险报销规则研究[J]. 中国卫生政策研究, 2016, 9(2): 1-5.

[23]　张英洁, 李士雪. 新型农村合作医疗补偿方案设计的理论研究（一）: 补偿方案设计的理论基础和基本原则[J].

卫生经济研究, 2008, (10): 8-9.

[24]　罗五金, 吕晖, 项莉, 等. 疾病经济风险的内涵及评价综述[J]. 中国卫生经济, 2011, 30(5): 60-62.

[25]　陈飞, 陈春, 王颖, 等. 把握农村居民就医经济风险: 新型农村合作医疗保险方案研制思路之三[J]. 中国卫生资源, 2013, 16(3): 158-159.

[26]　许锋, 王晓军, 曹桂. 我国大病保险区间分段数量的设定[J]. 数学的实践与认识, 2018, 48(3): 150-158.

[27]　朱铭来, 宋占军, 王歆. 大病保险补偿模式的思考: 基于天津市城乡居民住院数据的实证分析[J]. 保险研究, 2013, (1): 97-105.

[28]　段婷, 高广颖, 马骋宇, 等. 北京市新农合大病保险实施效果分析与评价[J]. 中国卫生政策研究, 2015, 8(11): 41-46.

[29]　郝双英, 刘庚常. 城乡居民重大疾病医疗支出型贫困救助标准研究[J]. 西北人口, 2017, 38(2): 97-104.

[30]　王雪峰, 辛艳姣, 蒋俊男, 等. 重特大疾病医疗救助不同模式下"健康扶贫"效果研究[J].中国卫生政策研究, 2019, 12(6): 52-56.

[31]　项莉, 罗会秋, 潘瑶, 等. 大病医疗保险补偿模式及补偿效果分析: 以 L 市为例[J]. 中国卫生政策研究, 2015, 8(3): 29-33.

[32]　林闽钢. 在精准扶贫中构建"因病致贫返贫"治理体系[J]. 中国医疗保险, 2016, (2): 20-22.

[33]　世界银行上调国际贫困线标准 [EB/OL]. http://www.xinhuanet.com/world/2015-10/05/c_1116739916.htm [2021-12-01].

[34]　郝模, 姜晓朋, 章滨云, 等. 农村大病统筹医疗保险方案的关键技术和操作步骤研究概述[J]. 中国初级卫生保健, 1999, 13(11): 14-17.

[35]　国家统计局. 中国统计年鉴 2019[M]. 北京: 中国统计出版社, 2019.

[36]　张志来, 秦立建. 中国大病医疗保险基金未来支付能力研究: 以安徽省为例[J]. 财贸研究, 2015, 26(3): 112-119.

[37]　龚勋, 张治国, 罗五金. 城镇居民基本医疗保险未成年人缴费测算方法与理论研究[J]. 中国卫生政策研究, 2010, 3(9): 35-37.

[38]　毛瑛, 汪浩, 许殷子, 等. 新型农村合作医疗门诊统筹补偿比例测算模型构建与应用[J]. 中国卫生统计, 2010, 27(3): 291-292.

[39]　张新民, 周海洋, 沈杰. 医疗社会保险中住院保险费率的测算和评价[J]. 中华医院管理杂志, 1995, (8): 457-460, 511.

[40]　杨树勤. 平衡农村健康保险金收支的粗估法[J]. 中国农村卫生事业管理, 1989, (12): 8-12.

[41]　Duan N H, Manning W G, Morris C N, et al. A comparison of alternative models for the demand for medical care[J]. Journal of Business & Economic Statistics, 1983, 1(2): 115-126.

[42]　陈飞, 陈春, 王颖, 等. 把握农村居民就医经济风险: 新型农村合作医疗保险方案研制思路之三[J]. 中国卫生资源, 2013, 16(3): 158-159.

[43]　陈滔. 医疗保险精算和风险控制方法[M]. 成都: 西南财经大学出版社, 2002.

[44]　任仕泉, 陈滔, 杨树勤, 等. 统筹医疗保险保费测算方法研究[J]. 中国卫生事业管理, 2001, 18(3): 154-155.

[45]　徐俊秀, 高建民. 基于 DRGs 基本医保福利包设计与效果评估: 以肿瘤类疾病为例[J]. 中国卫生事业管理, 2017, 34(1): 25-28, 32.

[46]　辛艳姣. 重特大疾病医疗救助不同补偿方案精准扶贫效果研究[D]. 武汉: 华中科技大学, 2019.

[47]　柳红星. 社会公平与正义的现实观照: 基于罗尔斯正义理论[J]. 经济研究导刊, 2012, (35): 6-7, 14.

[48]　吴海波. 大病保险筹资与控费机制改革研究[J]. 中国卫生经济, 2014, 33(5): 17-19.

[49]　罗力, 李春芳, 蔡琳, 等. 论新型农村合作医疗能否消除因病致贫[J]. 中国卫生资源, 2005, 8(6): 246-247.

[50] 陈飞, 刘鹏程, 王颖, 等. 确定人群分类: 新型农村合作医疗保险方案研制思路之二[J]. 中国卫生资源, 2013, 16(3): 156-157, 178.

[51] 徐刚, 袁兆康, 朱宏. 新农合制度影响下贫困农民医疗卫生服务需求及利用的变化研究[J]. 现代预防医学, 2010, 37(21): 4063-4065.

[52] Lo T K T, Parkinson L, Cunich M, et al. Factors associated with the health care cost in older Australian women with arthritis: an application of the Andersen's behavioural model of health services use[J]. Public Health, 2016, 134: 64-71.

[53] 周晓庆, 陈芸, 赵斌, 等. 新农合支付方式改革对患者住院均次费用的影响研究[J]. 中国医院管理, 2014, 34(5): 58-59.

[54] 胡佳, 朱晓丽, 郑英, 等. 福建省尤溪县医保支付方式改革及效果研究[J]. 中国卫生政策研究, 2019, 12(5): 25-31.

第 6 章　构建适宜的大病保险制度

2021 年 9 月《国务院办公厅关于印发"十四五"全民医疗保障规划的通知》（国办发〔2021〕36 号）中明确提出全面建成统一的城乡居民基本医疗保险和大病保险制度，完善和规范城乡居民大病保险制度，加强与基本医疗保险和医疗救助的衔接。2021 年印发的《国务院办公厅关于健全重特大疾病医疗保险和救助制度的意见》（国办发〔2021〕42 号）也对完善大病保险制度提出了具体要求。本章结合我国实际情况，对构建适宜的大病保险制度提出建议。

6.1　确定适宜的大病保险筹资水平

从大病保险的定位来看，它是对基本医疗保险起补充作用的一项制度性安排。
针对筹资水平参差不齐且普遍偏低的现状，在条件成熟的情况下，有必要统一筹资标准，提高筹资水平。为了尽可能地不影响基本医疗、不增加参保群众负担，建议通过设置缓冲期的方式，逐步实现"统一筹资标准、提高筹资水平"的目标。

6.2　构建适宜的大病保险补偿模式

大病保险的保障范围应以减少灾难性卫生支出为目标，同时兼顾筹资能力。发展越好、经济水平越高、筹资能力越强的地区，应适当扩大累计分段报销的区间，提高分段报销比例；而发展较差、经济水平较低、筹资能力较弱的地区，可适当减小报销区间，降低分段报销比例。

经本书分析可以看出，享受低保和精准帮扶政策对于降低大病患者自付费用有显著影响，因此国家要进一步完善大病保险政策，通过适当降低低保户大病保险起付线，提高报销比例的方式，对该部分医疗弱势群体进行适当倾斜。由于大病患者治疗费用极高、治疗时间长、实际补偿比例有限，即使经过大病保险补偿，其经济负担仍然较高。因此政府可灵活掌握大病保险补偿和救助顺序，同时在保障资金稳定的情况下，可尝试针对不同收入的参保人员制定不同的自付费用上限，超额部分由医保基金或者医疗救助承担，进一步减轻大病患者的疾病经济负担。

6.3　合理优化大病保险补偿方案

大病保险补偿方案应当以消除居民因病返贫风险为首要目标，兼顾人口覆盖和服务覆盖，达到全民健康覆盖。在大病保险补偿方案优化中，对于目前起付线过高的地区，可以适当降低大病保险起付线以覆盖更多的大病患者，提高人口覆盖比例，但是不能一味追求覆盖面，盲目降低起付线，这样不仅会造成基金超支，也会使得被保障人群平均补偿水平大幅下降，受益分散，变成另一种形式的基本医保，失去了大病保险"保大病"的功能。从道德风险的角度来说，起付线设置也不应过低，否则会造成一定的社会损失。各地应结合当地医保基金筹资和利用情况，经科学测算后对起付线进行合理调整。一般可以根据当地大病保险起付线，先模拟下调 5～10 个百分点，测量下一年度的受益比例和基金支出，参考筹资水平，判断是否进行下一步调整。

在服务覆盖方面，应通过扩大基本医保目录范围扩大大病保险范围。从实践中看，费用越高的患者，其政策范围外费用越高，粗犷式的简单扩展，会导致基金的浪费，因此需要通过精准的方式提高资金使用效率。通过谈判的方式把临床必需的高价药品纳入医保报销范围，并加强使用上的监管，提高了患者对新治疗方案的可及性，切实减轻了患者负担，做到了费用可控。地方经验显示，对谈判的药品进行药物经济性评价和对医保基金预算影响的分析，有助于提高保险的效率，并控制基金风险。国家医保局近年来持续将谈判成功的药品纳入《国家基本医疗保险、工伤保险和生育保险药品目录》。从大病保险的定位来看，其仍然属于基本医保的范畴，必须遵循医保发展的客观规律，抓住"保基本"的基本原则。"保基本"能解决多数人的基本医疗需求，不能也不可能解决所有人的全部医疗需求，无法确保每一位大病患者都不发生灾难性卫生支出。随着谈判药品的增加和纳入，服务覆盖问题将逐步解决。

在筹资允许的情况下，提高大病保险报销比例，降低患者自付费用，进一步缓解因病致贫。在实证分析中可以发现，在起付线相同的情况下，大病保险报销比例较高的方案成本-效果更好。因此，在有限的基金下，可以提高大病保险报销比例，提高保障效果。另外，受制于边际效用递减，报销比例设置也不应过高，一般不超过 80%。根据疾病经济风险分布，将相对风险度作为报销分段依据。大病患者必须要自付一定比例的费用，不能盲目借鉴国外一定额度费用封顶的做法，这样可以有效避免过度利用医疗服务以及套用医保基金的情况。取消大病保险封顶线，提高统筹水平。基于公平性原则，大病保险封顶线设置并无必要，但为了更好地把控基金风险，应该提高大病保险统筹水平，有条件的地区应尝试省级统筹，扩大大病保险基金池，保证基金能平稳运行。

有研究指出，灾难性卫生支出发生概率与家庭收入层次成反比，家庭收入层次越低，则家庭发生灾难性卫生支出的概率就越高，低收入家庭更容易因病致贫、因病返贫[1]。我国现行的大病保险补偿方案并没有体现向低收入人群倾斜的特点，容易将一些"脆弱性"低收入人员排除在制度外。因此应该细化大病保险起付线的设置，根据城乡居民的收入设置差异化的大病保险起付线。需要说明的是，因城乡居民的医疗费用支出存在右偏的特点，大部分医疗费用分布在大病保险补偿方案的第一个区间，若在基础性大病保险补偿方案中，其区间跨度大，相邻区间补偿比例大，则年龄与收入分层方案对促进精准化补偿效果的作用也就越大。若地区已实施的基础大病保险补偿方案中补偿区间跨度小，并且已设置多个补偿区间，则需要选择性地实施年龄与收入分层方案。第 5 章的分析结果表明，年龄与收入分层补偿方案对单一闭区间和区间等分补偿模式的精细化补偿效果促进作用较大，对区间递增补偿模式的促进作用较小。因此，应结合所在地区已实施的大病保险补偿方案，选择性地实施年龄与收入分层方案，如此，才能够进一步地提高补偿效果的精准性。

除了政策支持，我国医疗保障局的建立整合了人社部城乡居民医疗保险与民政部医疗救助的职责，使因病致贫、因病返贫的城乡居民，在申请医疗救助时所需要的家计调查信息能够在享受大病保险补偿时通力使用。

现如今，我国全面推行三孩政策，为降低抚育成本、提高生育积极性，以家庭为单位纳税将成为可能，随着家庭纳税改革的推进，针对家庭收入的信息系统将会逐渐完善与形成，那么税务部门就能统计家庭总收入、家庭成员数等指标的真实情况，家庭核算政策、收入分层方案就能够实施。

6.4　构建适宜的大病保险管理模式

商业保险机构经办大病保险业务，2605 号文件的要求，旨在"利用商业保险机构的专业优势，支持商业保险机构承办大病保险，发挥市场机制作用，提高大病保险的运行效率、服务水平和质量。"将大病保险交给商业保险机构承办，既体现了党和政府对保险业参与医保体系建设成绩的认可，也反映出对保险业承担更多社会责任的信任和期待。

受我国国家机关和事业单位人员招聘体制的约束，社保经办机构人力投入的增加缓慢而又有限，因此，城乡居民大病保险的实施，倘若完全由社保经办机构承办，在部分地区可能给社保经办机构工作人员带来更大的工作压力[2]。

对比来看，商业保险公司的人员数量优势相对突出。在灵活的人员流动机制和薪酬体系之下，商业保险公司可以根据服务人口规模的变化灵活调整就业人员的数量，保持合理的工作人员服务对象比例。尤其是分支机构较多的全国性商业保险公司，其垂直化的管理模式和全国性的服务网络，有助于参保患者的异地就医和异地结算，从而也能将现有基本医疗保险的地级统筹，间接提升到省级乃至全国统筹。

需要指出的是，理赔难、销售误导等问题的长期存在，导致社会各界对保险的认可度和满意度不高。部分保险服务人员的综合服务能力不强，也是制约商业保险公司经办大病保险的因素。保险监管部门应进一步严格商业保险公司经办大病保险的资质要求，提升基层工作人员的素质[3]。

在费用控制方面，商业保险公司经办大病保险，通过和政府相关部门紧密的协作，联合开展医疗行为监督、费用审核等各项管理服务工作，有助于合理控制医疗费用。从各地试点经验来看，商业保险公司经办大病保险，能更为积极主动地监控和管理医疗费用，有效控制了大处方、过度医疗、骗保等行为，减少了医保基金的"跑冒滴漏"。针对异地报销程序复杂、监管难度大、不合理医疗花费较为严重的情况，商业保险公司可依托覆盖全国的服务网络，建立异地就医服务监督机制，控制和审核虚假医疗消费。据统计，中国人民健康保险股份有限公司借助公司网络优势，先后在沈阳、锦州、朝阳、铁岭、鞍山等地区开展了基本医疗保险异地代查勘工作，半年就挽回经济损失逾百万元。商业保险公司经办大病保险，也将加强对不合理费用的控制。从广东湛江地区来看，商业保险公司积极探索对不当医疗行为的管控，强化了对医疗服务质量的约束和监督，减少了不合理的医疗费用支出，缓解了医疗费用的过快上涨，减轻了群众的医疗费用负担。

尽管大病保险此次向商业保险公司敞开大门，也被保险业视为一次重大的契机，但大病保险绝不是一个高利润的项目，商业保险公司还要承担巨大的给付风险。此外，要想参与经办大病保险，商业保险公司还面临准入门槛较高、严格监管、信息公开等考验。商业保险公司经办大病保险的盈利模式、准入退出机制与评估机制成为商业保险经营模式的核心问题，这也是从经办管理层面实现大病保险可持续发展的重要影响因素[4]。

6.5　加强大病保险与其他医保政策的融合

随着国家医保局出台一系列医疗保障政策，大病保险制度与这些政策的有机融合十分重要。2021 年 8 月国家医保局和财政部印发《关于建立医疗保障待遇清单制度的意见》（医保发〔2021〕5 号），对建立医疗保障待遇清单制度提出相关意见，其中，明确规定基金支付范围包括"以准入法和排除法确定的药品医用耗材目录和医疗服务项目支付范围。国家统一制定国家基本医疗保险药品目录，各地严格按照国家基本医疗保险药品目录执行，除国家有明确规定外，不得自行制定目录或用变通的方法增加目录内药品。国家建立完善医用耗材、医疗服务项目医保准入、管理政策，明确确定医用耗材医保支付范围的程序、规则等。地方按照国家规定政策执行"。以往部分省份出现过大病保险超医保目录报销的现象，在国家政策发布后，这种政策将会进行调整。

除此之外，《关于建立医疗保障待遇清单制度的意见》还规定大病保险起付标准原则上不高于统筹地区居民上年度人均可支配收入的 50%。对于起付标准以上、最高支付限额以下的政策范围内的费用，大病保险支付比例不低于 60%。对低保对象、特困人员和返贫致贫人口，大病保险起付标准降低 50%，支付比例提高 5个百分点，并取消最高支付限额。支付政策的详细规定也为各地区动态调整大病保险报销政策提供了依据。

参 考 文 献

[1]　姜学夫. 城乡居民大病保险补偿方案优化研究[D]. 上海: 上海师范大学, 2019.

[2]　赵斌. 大病保险制度的实践争论和思考[J]. 中国人力资源社会保障, 2018, (10): 32-34.

[3]　于保荣, 柳雯馨, 姜兴坤, 等. 商业保险公司承办城乡居民大病保险现状研究[J]. 卫生经济研究, 2018, (3): 3-6.

[4]　孟彦辰. 商业保险公司经办城乡居民大病保险业务现状分析[J]. 医学与社会, 2015, 28(2): 5-7, 24.

第7章　构建适宜的大病医疗救助制度

7.1　救助方案设计的基本原则

2021 年印发的《国务院办公厅关于健全重特大疾病医疗保险和救助制度的意见》（国办发〔2021〕42 号）明确指出，重特大疾病医疗救助制度要坚持"应保尽保、保障基本，尽力而为、量力而行"基本原则。在此基础上，结合相关理论与文献分析，我们认为在设计救助方案时主要应遵循可行性原则、重点突出原则、相对稳定与适时变动原则。

1. 可行性原则

大病医疗救助受多种因素的制约，政策导向、经济水平、组织管理、价值观念等在很大程度上影响其实施范围和保障程度。可行性原则主要强调经济可行性、政策可行性和组织可行性三个方面。如果不考虑一个地区的社会经济发展水平和承受能力，片面追求保障程度，必然影响大病医疗救助制度的可持续发展。

2. 重点突出原则

大病医疗救助是为解决高费用人群疾病经济负担，防止其因病致贫、返贫的托底保障政策。因此，在设计救助方案时，要合理界定大病救助对象的纳入标准。同时，要合理设计救助比例，根据福利经济学和保险精算学相关理论，实行累进制救助比例设计，对不同费用段予以不同比例的救助，即"费用负担越重则救助程度越高、费用负担越轻则救助程度越低"，体现出对高费用段大病患者的救助倾斜，在科学确定高风险费用段的基础上，提高该费用段的补偿标准。

3. 相对稳定与适时变动原则

从短期看，政策应具有连续性，救助方案应保持稳定，有利于增强大病患者对大病医疗救助制度的信任，这就要求合理制定救助方案，既要防止补助比例过高而使基金透支，影响持续发展，又不能因支付比例太低使基金沉淀过多，影响大病患者救助水平，与政策目标背离。但随着社会经济水平的发展，居民就医风险会变化，筹资水平也会相应地做出调整，因此救助方案也应适时变动[1]。

7.2　科学确定大病医疗救助对象

《国务院办公厅关于健全重特大疾病医疗保险和救助制度的意见》（国办发〔2021〕42 号）提出应及时精准确定救助对象。医疗救助公平覆盖医疗费用负担较重的困难职工和城乡居民，根据救助对象类别实施分类救助。对低保对象、特困人员、低保边缘家庭成员和纳入监测范围的农村易返贫致贫人口，按规定给予救助。对不符合低保、特困人员救助供养或低保边缘家庭条件，但因高额医疗费用支出导致家庭基本生活出现严重困难的大病患者（简称因病致贫重病患者），根据实际给予一定救助。综合考虑家庭经济状况、医疗费用支出、医疗保险支付等情况，由省（自治区、直辖市）民政部门会同医疗保障等相关部门合理确定因病致贫重病患者认定条件。县级以上地方人民政府规定的其他特殊困难人员，按上述救助对象类别给予相应救助。

本书将综合考虑患者医疗费用和家庭经济情况作为大病医疗救助优化方向。实证研究结果显示，综合考虑大病患者疾病经济负担和家庭经济状况，精准认定救助对象，更有利于保障低收入人群医疗卫生服务需求，使低收入人群获益，也是最符合医疗救助福利型医疗保障特征的方案，符合福利经济学相关理论。大病医疗救助不同于普通医疗救助，是针对经过基本医疗保险和大病保险报销后仍面临大额医疗费用的因病致贫大病患者进行的救助，具有"特惠性"，应依据家庭成员的收入、住房等家庭经济状况，综合考虑将家庭经济困难程度及疾病经济负担作为救助对象纳入标准。因此，应加快医疗救助家庭收入认定信息系统建设，将综合考虑患者医疗费用和家庭经济状况进行救助作为大病医疗救助优化方向[2]。

7.3　科学确定大病医疗救助筹资水平

大病人群仍面临较重的疾病经济负担，其致贫性卫生支出发生率远高于普通大病患者，解决这部分人群的因病致贫问题刻不容缓。根据福利经济学和健康公平相关理论，提高低收入人群的福利水平，有利于实现社会公平，提高社会总福利。低收入人群作为社会弱势群体，政府有责任保证其相同的卫生服务需求享有与普通人群同等的卫生服务。因此，作为托底保障低收入人群医疗服务需要的一项制度安排，在设计大病医疗救助补偿方案时，应当以公平为先，兼顾效率[3]。

大病医疗救助作为医疗保障的托底层，其目标是解决患者因病致贫问题，综合考虑患者医疗费用和家庭收入虽能更有效地降低低收入人群致贫性卫生支出发生率，使救助具有更好的精准性和公平性，缩小贫富差距，但具有较高的救助资金需求，这对经济水平欠发达地区来说，当地政府面临较大的财政压力，甚至会影响救助方案的选择[4]。因此，医疗救助作为以追求社会公平为目标的社会福利制度，必须由政府来主导。因此，应建立政府主导、社会参与的多元筹资机制，充分利用社会力量多方筹集医疗救助资金；及时出台并落实鼓励社会捐助的相关政策，如捐款金额可抵税等优惠政策，为有效拓宽筹资渠道创造条件，使社会捐助成为我国医疗救助资金的重要补充，必要时也可以发行医疗救助彩票等扩大医疗救助资金来源，提高筹资水平，进而适当提高救助水平。

7.4　切实发挥救助兜底作用

全民健康覆盖的最核心理念是人人均可以获得医疗卫生保健，且不会因此陷入经济困难。对于极易因病致贫、因病返贫的弱势群体，特别是具有高额医药负担的大病患者，救助是他们抵御疾病风险的最后一道保障，承担着兜底的作用，关系到他们的身体健康状况以及生活水平，关系到社会公平与和谐稳定，因而必须高度重视对这一弱势群体的救助[5]。

在大病医疗救助体系补偿方案优化中，应将医疗费用和家庭收入比值作为纳入标准，精准识别救助对象。理论上应纳入所有因病致贫患者，保证救助覆盖的广度。提高大病医疗救助比例，取消救助封顶线。统一救助比例补偿效果更好，操作简单，易于理解。各地应统一大病医疗救助比例，有条件的地区可以分段后继续提高救助力度。救助比例的确定可运用研究中提出的保险精算公式进行计算，在达到减轻因病致贫的目标上，科学确定参数。

大病医疗救助体系补偿方案的调整可以进一步减轻医疗费用负担、缓解因病致贫。但是仍然有一部分低收入患者在经过大病医疗保障补偿后处于经济困难状态，且这种现象很难靠大病医疗保障来彻底解决。因此，在调整大病医疗救助体系补偿方案的同时，针对这部分低收入患者，应考虑充分发挥生活救助的作用。有研究通过对中国家庭追踪调查数据社会救助政策的减贫效果进行模拟，发现从降低因病致贫发生率的效果来说，同时进行生活和医疗救助效果最优，然后是单独实行生活救助[6]。因此，应针对因病致贫问题构建综合治理框架。在医疗救助的基础上，民政部门根据相关标准纳入生活救助，生活救助资格实行动态调整。除了基本的生活补助之外，新型社会救助制度提倡应对低收入人群进行发展型救助及多元化救助[7]，如针对大病医疗保障人群较高的误工损失问题，可以参考国外经验，针对因恶性肿瘤或者终末期肾病无法正常工作的患者，设立"虚拟工作"岗位，即患者在患病期间仍然发放一定数额的工资，缓解就医经济压力，以便其尽快回归社会。

7.5 加强大病保险和大病医疗救助的衔接

基于全民健康覆盖的大病医疗保障目标的多元性，需要加强大病保险与大病医疗救助之间的衔接。我们在进行大病保险和大病医疗救助方案优化的过程中，应当在大病保险补偿基础上精准识别因病致贫对象，同时针对大病保险补偿的薄弱环节，进一步提高救助水平，尽可能减少因病致贫。同时，对大病保险和大病医疗救助采用相同的报销目录和年度累计方法，遵循先大病保险后大病医疗救助的报销程序，保证两种制度的连贯性和有序性。

在成立国家以及地方医保局的契机上，可成立大病医疗保障工作组，将负责大病保险和大病医疗救助的工作人员整合起来，并将商业保险公司、医疗机构代表纳入其中。在明确小组各自工作职责的同时，加强合作机制，定期举办工作会议，对大病医疗保障的各个环节进行协同管理，实现资源共享，提高管理效率。

7.6 促进大病医疗保障信息系统建设

无论是从综合家庭收入和医疗费用支出来判断大病医疗救助，还是衡量方案调整对医疗服务需求的释放，都需要完善的数据信息系统的支持。许多地区对基本医保和大病保险已经进行了实时结算，大病医疗救助由于需要进行收入判断，往往事后申请。随着各地医疗保障局的建立，信息系统的互联互通势在必行，许多问题将迎刃而解。

应加强大病医疗保障信息系统建设，将大病患者基本信息、身份属性、疾病诊断、住院费用等信息全部纳入补偿数据库，方便后续方案调整。另外，应进一步加大家庭经济状况认定系统建设，与银行、证券系统加强互联互通，改善家庭经济状况，核对工作效率，同时完善其与大病医疗保障信息系统的衔接，缩短因病致贫对象医疗救助结算周期。增设患者高额费用预警模块，实现医保信息系统患者就医费用及时预警，家庭经济状况核对系统同步审查核对的动态机制，因病致贫患者在入院时可同步申请大病医疗救助，缩短其垫付费用周期，实现因病致贫患者大病医疗救助"一站式"结算。

参 考 文 献

[1] 毛立坡, 张琳, 崔斌. 重特大疾病医疗救助试点评析[J]. 中国医疗保险, 2013, (8): 39-42.

[2] 姚强, 谢佳, 孙菊. 重特大病医疗救助因病致贫对象界定的理论与方法探析[J]. 中国卫生经济, 2017, 36(3): 33-36.

[3] 向国春, 顾雪非, 李婷婷, 等. 重特人疾病医疗救助模式选择及筹资测算研究[J]. 卫生经济研究, 2014, (3): 8-10.

[4] 向国春, 顾雪非, 李婷婷, 等. 我国医疗救助制度的发展及面临的挑战[J]. 卫生经济研究, 2014, (3): 3-5.

[5] 成海军. 当前我国医疗救助中的重点和难点问题研究[J]. 学习与实践, 2015, (8): 84-92.

[6] 王超群. 因病支出型贫困社会救助政策的减贫效果模拟: 基于 CFPS 数据的分析[J]. 公共行政评论, 2017, 10(3): 99-115, 215-216.

[7] 周沛, 陈静. 新型社会救助体系研究[J]. 南京大学学报（哲学·人文科学·社会科学版）, 2010, 47(4): 141-149, 160.

第8章　相关研究综述和研究展望

8.1　相关研究综述

近年来，全民健康覆盖成为全球卫生政策关注的热点，其提倡的服务获得及财务覆盖成为已成为 2015 年后卫生发展议程中的一个重要目标。作为多层次医疗保障体系的重要部分，我国已经全面启动大病保险和大病医疗救助，本书基于全民健康覆盖视角，对大病医疗保障体系相关研究进行综述。

8.1.1　全民健康覆盖研究

1. 概念和内涵界定

世界卫生报告指出全民健康覆盖的概念包括经济风险保护，获得优质基本保健服务以及为所有人提供安全、有效、优质和负担得起的基本药物和疫苗[1]。Abiiro 和 de Allegri[2]也提出全民健康覆盖是一个多维度的概念，包括全民覆盖、全民财物保护和全民获得优质卫生保健三个方面。从法律角度来看，全民健康覆盖要求各国政府向所有居民提供医疗服务，同时迫使国际社会支持低收入国家执行这项权利。从健康经济学的角度来看，全民健康覆盖通过实施集中预付筹资系统来提供保护措施，以抵御自付费用的灾难性后果，从而实现财务保护。

2019 年一篇文章[3]指出除了原有概念外，全民健康覆盖必须满足国家卫生系统要求并在地区级别实施，并专注于通过灵活、自适应的实施功能以及基于不断变化的需求的快速循证决策来体现多样性。孟庆跃[4]提出全民健康覆盖是指在一定的社会经济条件下，服务利用及财务覆盖等维度都达到了最佳状态。蒋春红等[5]提出全民健康覆盖概念应该基于人的需要出发，在没有财务困难的情况下获得所有必需的优质卫生服务。通过相关研究可以发现，关于全民健康覆盖概念和内涵界定的说法并不一致，但是普遍认可的观点是全民健康覆盖包括卫生服务利用和财务保护两个最主要的部分。

2. 全民健康覆盖测量维度和指标

测量维度方面，WHO 在《2010 年世界卫生报告》中提出了全民健康覆盖测量立方体，包括人口覆盖、服务覆盖和费用覆盖。2012 年美国国际开发署提出的测量框架包括服务覆盖和风险保护两个维度。2014 年南非人文科学研究理事会制定了《金砖国家全民健康覆盖监测与评估工具》，框架包括三个维度：健康的社会决定因素、人口健康状况、全民健康覆盖机制[6]。张朝阳和孙磊[7]基于全民健康覆盖的分析框架，提出经济可及性、服务可及性、服务可得性和体系有效性四个维度，并且将每个维度又分为三个亚维度来测量。总体来说，WHO 提出的人口覆盖、服务覆盖和费用覆盖三个维度得到广泛认可，但具体指标仍在进一步研究中。

测量指标方面，2014 年 WHO 提出的框架中对服务覆盖指标提出了建议，包括预防服务和治疗服务。针对预防服务，明确了满足计划生育政策的需求、至少四次产前检查、儿童麻疹疫苗接种、经改善的水源、适当的卫生条件和烟草禁用六个指标。针对治疗服务，明确了五个干预措施领域的另外六个指标：熟练的助产服务、抗反转录病毒治疗、肺结核病例检测和治愈率、心理健康干预、高血压治疗与糖尿病治疗[8]。后续许多研究对服务覆盖指标做出了补充。Boerma 等[9]在构建全民健康覆盖监测框架与指标时，指出全民健康覆盖服务利用方面的评价应包括健康促进和疾病预防、治疗、康复和缓解，补充了儿童疟疾和结核的控制、儿童营养不良的治疗等指标。部分研究将医疗服务质量指标，如手术结局、并发症发生率等指标也纳入服务评价体系[10]。

财务保护方面，最常用的指标包括灾难性卫生支出以及贫困相关指标[11]，其中，因自付费导致的灾难性卫生支出指标是指灾难性卫生支出发生率和强度，因自付费导致的经济困难也是相似的。有研究对财务保护指标进行了拓展，关注到费用覆盖的公平性[12]。财务保护的关键指标是医疗保障的补偿在基于收入或财富、居住地点和户主性别层次上的区别[13]。文献中使用的许多综合指标汇总了人数和贫困差距的度量，尤其值得关注的是瓦特指数[14]，因为它具有亲贫的特性。未来可以探索将这些指标用于测量财务保护的公平性，但是许多研究也表明，要对财务覆盖进行精准的测量，这就需要进行可靠且定期的家庭调查，其中应包含有关健康和其他支出的信息[15]。如果可能，应在所有国家/地区每 2～5 年进行一次调查，以便评估随时间变化的模式。

综上所述，关于全民健康覆盖测量的维度和相关指标较为成熟，具体指标的计算在上述研究中也进行了探讨。

3. 全民健康覆盖实现程度

WHO 于 2015 年第一次发布各国全民健康覆盖的追踪报告[16]，并在后续几年持续更新[17]。Hogan 等[18]描述服务可及性和准备情况评估及其在三大洲六个国家中的实施效果。研究发现在卫生基础设施和劳动力的分配及所提供的服务类型方面，各个国家内部和各个国家之间存在相当大的差异。实验室诊断能力薄弱、基本药品和商品的缺口是所有国家共有的情况。一系列文献对不同国家的全民健康覆盖实现程度分别做了评价[19~21]，为指导实现全民健康覆盖提供了参考。

部分研究对于我国全民健康覆盖实现程度进行了评价。迟垚等[22]采用灰色关联分析法对各国全民健康覆盖实现程度进行了综合评价。研究发现我国全民健康覆盖实现程度排名较为靠后，卫生服务筹资公平性和受益公平性成为制约我国全民健康覆盖目标实现的关键因素。陈燕丽等[23]定量测量了 2011~2015 年福建省新农合制度全民健康覆盖程度，采用的指标包括县域内参合率、住院构成比、住院实际补偿比、药品目录和诊疗目录。采用乘法模型评价全民健康覆盖程度。研究发现福建省新农合全民健康覆盖程度中等，仍需要多方面提高全民健康覆盖实现程度。

8.1.2　大病保险研究

在 20 世纪 80 年代初期，大病保险首次出现在南非，当时被称为"dread disease insurance"（非常可怕的疾病保险）[24]，其对居民无法负担的昂贵医疗费用进行补偿，因此取得了巨大的成功。在 1990 年初，大病保险开始在英国推行，因将大病覆盖率和收入保护相结合而开始蓬勃发展。直到 2009 年，大约有 20%的劳动人口拥有大病保险，当地市场已经饱和[25]。此后，包括美国、加拿大和澳大利亚在内的更多国家开始实行大病保险[26]。在美国和英国，大病保险是一种保险产品，根据该合同，如果保单持有人被诊断出患有保单中所列的重大疾病之一，则保险公司通常会一次性支付现金。例如，2017 年在美国的重病患者，一旦确诊和治疗后将从保险公司获得 10 000 美元或 20 000 美元的初期赔付款[27]。随着大病保险的不断发展，其在亚洲保险市场中也占有相当大的市场份额。国内外在对重大疾病研究的问题上，主要集中在重大疾病的定义和影响因素，大病保险的制度设计、效果评价、模型构建以及大病保险精算设计等方面。

1. 大病的定义和影响因素

国内外对大病没有明确的定义，比较常用的标准是临床诊断结果的严重程度及医疗费用的水平，观察是否因为该疾病发生了灾难性卫生支出。其中灾难性卫生支出判断标准在各个国家也并不相同。国外使用的标准主要包括三类：①自付费用占家庭总收入的 10%，McIntyre 等[28]指出这种判断标准更适合于收入测算不完整的中低收入国家，Ranson[29]将其用于评价社区的健康保险计划减少灾难性的医疗保健支出的效果；②自付费用占家庭总消费的 10%[30]，用于解决家庭收入测量不准确的问题；③自付费用占家庭可支配收入的 40%[31]，这个标准由 WHO 提出后在国内外的研究中被广泛使用[32]。于新亮等[33]基于面板门槛回归模型测算符合我国国情的灾难性卫生支出标准，研究结果发现，相较于以上几种标准，将自付费用超过家庭收入的 41.21% 作为灾难性卫生支出标准更为准确，不同收入组灾难性卫生支出标准不一。

大病的影响因素方面，Amaya Lara 和 Ruiz Gómez[34]通过回归分析发现在低收入家庭中，因病致贫发生率较高，因为这些成员并没有被社会保险所覆盖。另外，年龄超过 60 岁的老人也容易发生灾难性卫生支出。除此之外，吸烟和酗酒都会导致因病致贫发生率的增加[31, 35]。医疗保障被认为是减少灾难性卫生支出的重要手段，也是预防大病患者发生因病致贫或因病减贫的有效措施，但是在相关影响因素研究中，医疗保险的作用效果不一。有研究指出医疗保险通过风险共担可以有效地减少自付费用，降低灾难性卫生支出[36]。也有研究指出由于福利包设计不合适，政策范围内报销比例过低，医疗保险并不能够缓解灾难性卫生支出[37]。因此，医疗保障的方案设计尤为重要。

2. 大病保险的制度设计

随着许多国家构建了大病保险制度，相应的制度设计研究逐渐增多。van de Ven 等[38]通过对德国、瑞士和荷兰等五个国家的大病保险经办模式进行比较，发现这些国家利用保险市场竞争，在大病保险承办公司的效益、基金运行风险、患者满意度等方面对其进行多维度评价，根据评价的结果动态调整经办商业保险公司名单，不断改善保障水平。Longo 和 Grignon[39]以癌症为例，讨论了大病保险减少经济来源的医疗保健不平等带来的好处和局限性，提出大病保险之类的保险产品是解决财务冲击的潜在有用机制。因为在加拿大的大病保险政策中，一旦确诊，如何使用资金没有任何限制，患者可以使用这笔资金购买更多的家庭健康服务，获得尚未通过政府计划资助的最新技术或者用于家庭生活。在这方面，大病保险可以减轻患者及其家人的经济压力，从而直接提高他们的生活质量。但有证据表明，许多最有可能受益的人实际上无法负担大病保险的保费。Chuma 和 Maina[40]以肯尼亚为例，建议除了住院服务外，还应将门诊纳入福利包。

国内的大病保险制度具有明显的中国特色，和国外的制度设计存在较大的差异。在制度的初期，有研究对国内大病保险试点的几种模式进行了介绍，如"太仓模式""洛阳模式"，并指出无论采取哪种模式，都应注重大病保险的统筹层次和范围，科学设计起付标准和报销比例，增加可持续性，这也与本书的理念保持一致。在大病保险全面实施后，针对大病保险制度设计问题，张心洁等[41]运用定性方法，结合扎根理论，发现大病保险概念和属性仍然较为模糊，制度调整较为滞后，无法满足居民的保障需求。何文炯[42]认为在大病保险制度设计中，如果仅模仿基本医保的制度框架和运行方法是不够的，应该从多层次医疗保障体系出发，有机结合医疗救助、商业保险等保障制度，共同提高保障水平。

3. 大病保险效果评价

随着大病保险的不断实施，相应的评价研究应运而生。引入大病保险后，这些比例分别提高了 5.29%～22.63%。大病保险有效地降低了灾难性卫生支出的发生率。其他学者的研究呈现相同的结果，使用来自中国家庭面板研究的最新省级数据对大病保险进行了两部模型模拟，应用基于不同地区个人净收入的调整系数以提高公平性。使用资金余额计算来测试模型的财务可持续性，结果表明大病保险将自付费用占总医疗费用的比例维持在大约 20%，可以有效降低灾难性卫生支出的发生率[43]。贾继荣等[44]通过对北京市三个区新农合大病患者医疗负担调查数据进行分析，评估北京市新农合大病保险制度实施效果及基金使用情况，研究发现农村大病保险制度在一定程度上缓解了农村居民的疾病经济负担，新农合大病保险基金主要流向了二级、三级医疗机构，补偿的病种比较集中，受益公平性良好。徐伟和杜珍珍[45]以江苏省 A 市为例，分析城镇职工、城镇居民大病保险的实施效果及基金使用情况，结果显示大病保险有效提高了患者的实际补偿比，但城镇居民大病患者的个人负担依然较重；从基金流向看，大病保险基金对恶性肿瘤放化疗的补偿费用最高。建议依据收入水平科学制定大病保险起付线，适当扩大补偿范围，合理设置大病保险补偿上限，从第三方监管角度完善监督管理机制。

同时，许多研究通过对大病保险的实施效果进行评价，发现了补偿方案设计中存在的问题。卢婷[46]通过对湖南省城乡居民大病保险制度的实施效果进行评价，发现样本地区大病保险实际补偿比较低，主要原因在于总体政策内报销比例偏低。项莉等[47]学者通过分析西部 L 市农村居民大病医疗保险补偿模式及补偿效果，发现该市只有 3 例大病保险患者补偿额度超过封顶线 10 万元/年，封顶线设计并无必要。通过大病保险评价，可以有效地发现制度设计及补偿方案参数中存在的问题，这也是进行方案调整的基础。

4. 大病保险补偿模型研究

由于国外的大病保险多根据疾病种类进行设计，因此大病保险的模型研究多集中于某些特殊病种。MacDonald 等[48]借助英国全科医生和安德森（Anderson）等的数据及美国弗雷明汉（Framingham）心脏研究的数据，构建了冠心病或中风发展的模型，探究了在承保大病保险时的主要危险因素以及作用途径。研究分为两部分，第一部分利用马尔科夫模型构建了风险因素集[49]，第二部分将该模型扩展到其他严重疾病，如癌症和肾衰竭，并描述了该模型的一些应用。Gutiérrez 和 MacDonald 利用成人多囊肾病患者的索赔数据和检测结果，构建了大病保险模型，并估算了成人多囊肾病导致的终末期肾病发病率，计算了如果已知存在成人多囊肾病突变或存在成人多囊肾病家族史，大病保险需要的额外保费，以及如果保险人无法获得此信息，可能会因逆向选择而产生的额外费用[50]。

由于大病保险风险评估的基础是对保单中指定的保险事件发生概率的了解，个人风险模型已用于计算保费。Jindrová 和 Pacáková 通过对从斯洛伐克保险公司向斯洛伐克国家银行提交的数据进行分析，筛选出有重大疾病风险的人群，应用经典统计和贝叶斯统计推断方法，估计斯洛伐克保险公司（尤其是男性和女性以及各个年龄段）客户的重大疾病诊断概率，随后将估计的疾病概率用于按性别和年龄设置同类组中的风险溢价[51]。

国内的大病保险模型研究多集中于效果评价和基金测算。张心洁等[52]基于江苏省五市的实地调研数据，从基金筹集和补偿支付两个方面对农村居民大病保险基金的运行状况进行了分析和评价，研究发现 2016～2020 年样本地区新农合基金将相继发生当期结余和累计结余赤字，继续利用新农合基金购买大病保险的办法是不可持续的，因此也无法实现大病保险制度的可持续运行。任程扬[53]从大病保险可持续性方面出发分析城乡居民大病保险存在的问题，建议加强基金来源的顶层设计，转变付费方式，由事后付费转变为事前付费。

8.1.3　大病医疗救助研究

1. 大病医疗救助制度研究

国外并没有单独设置大病医疗救助制度，而是针对贫困人群建立了"特惠制"的医疗救助体系，其中，救助对象的纳入均需要考虑家庭收入情况。国外关于大病医疗救助制度的研究主要集中在救助对象的确定。

1965 年，美国建立了医疗救助制度，主要覆盖低收入的老年人、盲人和智力严重缺陷者、低收入家庭的儿童及孕妇、单亲家庭未成年子女等人群。2016 年美国《平价医疗法案》进一步扩大了医疗救助对象的范围，将年收入在国家贫困线 1.3 倍以下的人群纳入医疗救助范围[54, 55]，同时部分州将医疗救助覆盖的药品和服务进行扩展。作为社会福利计划之一，韩国于 1977 年引入医疗救助计划，该计划将低收入人口、残疾人等纳入公共医疗体系[56]。但是 Ahn 等[57]发现由于受益人数量的增加和服务的扩展，以及慢性病的流行和人口的老龄化，医疗救助受益人的医疗保健支出报销比持续增加。一项研究报告指出，使用大量医疗保健服务的受益人中前 10%的受益人的医疗援助支出是总医疗援助支出的近 60%[58]。德国医疗救助依托社会医疗保险体系，主要针对特殊贫困和一般低收入家庭，采用政府资助其参加强制医疗保险计划和在其就医时减免自付费用相结合的方式实施救助[59]。

国内关于大病医疗救助制度的研究大多集中于制度概念、制度设计等方面。

甘银艳[60]对大病医疗救助制度设置的背景、制度的主要内容进行了介绍，通过将大病医疗救助与大病保险和民政医疗救助进行区别，进一步明确其制度定位和功能。青岛市在大病医疗救助的基础上进行创新，引入共付机制和谈判机制，将部分老百姓需求较高的药品和材料纳入特药特材救助范围，同时也将救助目录拓展到基本医保报销目录外。一系列研究以青岛市为例，对大病医疗救助制度进行了探讨[61, 62]，评价了政策实施效果[63]。部分研究拓展了研究视角和研究对象。李蕊等[64]从经济学视角对大病医疗救助制度进行分析，确定其准公共物品属性，并从不完全排他性和竞争性分析大病医疗救助补偿方案中存在的问题。史久美等[65]聚焦于农村老年人口的大病医疗救助，发现农村老年人对大病医疗救助制度缺乏认识，相关制度设计并不能适应老年人疾病谱的变化，未来需要进行更多调整。

2. 大病医疗救助评价

关于医疗救助的成本和收益，尤其是鉴于《平价医疗法案》中医疗保险的扩大及带来的效果，存在许多争论。在研究救助效果方面，Baicker 和 Finkelstein[66]采用随机对照试验来评估医疗救助对低收入、没有保险的成年人的影响，为低收入成年人（19～64 岁）分配了有限数量的 Medicaid（医疗补助制度），从等待名单上的 90 000 人中，随机选定大约 10 000 人最终加入了 Medicaid。结果显示在第一年医疗救助覆盖后，它使用门诊护理的可能性提高了 35%，使用处方药的可能性提高了 15%，住院率增加了 30%。另外，医疗救助提高了财务保护力度，使患者因病借债的可能性降低了 40%。Frean 等[67]结合 2012～2015 年美国社区调查数据，利用收入、地理位置和时间变化的三重差异估算策略，对《平价医疗法案》扩大救助范围的效果进行评价。结果显示该立法的实施明显增加了医疗救助的覆盖人口比例。Mahendraratnam 等[68]使用 2011～2014 年的医疗救助数据，采用间断时间序列方法比较《平价医疗法案》扩大医疗救助覆盖范围对处方使用的影响。研究结果发现扩大医疗救助覆盖范围的 8 个州和未扩大医疗救助覆盖范围的 10 个州相比，《平价医疗法案》实施一年后，扩大医疗救助覆盖范围后的州每季度开出 140 万张处方，每季度增加 1.63 亿美元的报销费用，高于未扩大医疗救助覆盖范围的州所观察到的费率变化（$P<0.001$）。

国内关于医疗救助的研究主要集中于针对常规救助对象（低保、五保等人群）的普通医疗救助，但是针对因病致贫人群的大病医疗救助的研究十分缺乏，且多以某几个病种作为研究对象。罗会秋等[69]对中西部地区大病医疗救助对自付费用、灾难性卫生支出的影响进行了研究，结果发现由于政策范围内救助比例较低，其对低收入患者的疾病负担减轻程度有限。刘跃华等[70]基于河北省补偿数据，结合医保帮扶措施对大病医疗救助效果进行评价，发现大病医疗救助比例在 1.8%到 11.6%之间，各地差别较大，获得救助的病种集中于心脑血管疾病和恶性肿瘤。王雪峰等[71]比较了湖北省某地区按病种和按费用进行大病医疗救助的效果差异，发现由按病种转向按费用救助后，覆盖人口并没有显著增加，救助效果并不理想。

这些研究仅考虑了大病医疗救助，并未与大病保险联系起来。仅有个别文献对大病医疗救助与大病保险的衔接进行了研究。张伟[72]通过对大病医疗救助和大病保险的最新政策文件进行分析，论述了大病保险和大病医疗救助在大病概念、保障对象、保障水平、结算时限等四个方面的衔接，但仅从政策文件上进行研究，尚未能结合大病医疗救助具体实践进行分析。向国春等[73]通过对我国大病医疗保障的发展历程进行总结，分析了大病医疗救助与大病保险衔接的难点，但仅从政策出发，并未结合实证数据分析实施效果与问题，对实际问题的参考意义不大。国内对将大病保险和大病医疗救助结合起来的大病医疗保障体系的研究十分缺乏。

8.1.4 补偿方案动态化研究

发达国家由于医疗保险补偿模式已经比较稳定成熟，一般没必要进行补偿方案动态优化的研究。国外通过医疗费用损失和损失支出的频率进行基金支出规模预测的研究非常常见。由于医疗保险损失分布是非正态、右偏性的，呈现"厚尾"的形态，保险精算通常采用双参数和多参数的分布模型来拟合医疗费用损失的大小，而当数据较少或参数方法拟合的效果不满意时，可以利用非参数估计方法。在精算实践中还很难找到与医疗保险损失匹配得非常好的单个理论分布模型，通常情况下可以选用两个或多个理论分布模型的加权来拟合[74]。

在确定起付线、封顶线和补偿比方面，国外学者通过实验研究和建立数学模型等方法也进行了大量研究，Sauerborn 等[75]运用 logistic 回归模型，基于横断面调查数据计算医疗需求的价格弹性，研究发现尽管卫生保健的需求总体上看起来缺乏弹性（−0.79）①，但亚组分析显示了各个年龄段和收入组之间弹性的差异。婴儿、儿童（−3.6 和−1.7）和最低收入四分位数（−1.4）的需求弹性远远大于整体弹性。Newhouse[76]认为以消费者为导向的健康计划及其高起付线，与兰德公司健康保险实验非常相似，他提出健康管理工具和高起付线应该相辅相成，尤其在慢性疾病管理方面。Bakker 等[77]认为制定社会医疗保险的起付线应综合考虑个人支付能力、道德损害、管理成本和逆向选择等因素。高起付线健康计划与传统保险计划相比，起付线更高。选择高起付线健康计划方案的个人支付的每月保险费较低，但要一旦生病则面临更高的起付额度。Cohen 和 Zammitti[78]提出在设计高

---

① 括号内为价格弹性系数。

起付线健康计划方案时应考虑其原始健康储蓄账户。

国外对于全民健康覆盖、大病保险和大病医疗救助的研究都是分开的，没有研究将三者结合在一起。同时由于经济发展水平和社会环境不同，我国大病医疗保障体系功能定位和制度设计与其他国家有较大差别，国外按病种测算的方法并不合适中国大病医疗保障体系，因此国外的研究并不能直接移植到国内，但仍然有必要借鉴国外方法并结合中国医疗保障制度实践进行相关研究。

国内对补偿模式动态优化的研究也更多集中于基本医疗保险的补偿模式设计和费用测算，特别是对基本医保在保障范围、补偿方案等方面均有不同程度的理论探索与实证研究。崔欣[79]对新农合住院补偿方案调整进行了研究，建立住院人群就医行为预测模型，通过倾向得分匹配法，量化方案参数调整对参合人群就医行为变化的影响，构建了方案参数调整与风险共担、收支平衡等目标之间的联动关系。周良等[80]在孙梅的模型基础上考虑了连续性，建立了"就医概率—就医费用—就医经济风险—解决特定风险筹资—补偿范围—补偿比—需求增长—费用增长—总筹资"的动态关系模型，实行了新农合方案的动态优化，但其费用测算需要患者的收入水平数据，实践中可能会遇到数据收集的阻碍。

有关基金支出规模的研究，关注职工医保的研究相对较多，而有关城乡居民基本医疗保险的研究相对较少。一般运用非寿险精算，假定在不同的影响因素变化下，对未来医保基金的收支平衡状况进行模拟测算[81]，常常使用简单的合成粗算法，所估计的结果有一定偏差，也有个别研究基于复杂统计模型的模型法[82]，但这些研究均是针对基本医疗保险的研究，大病患者医疗服务需求、费用医疗损失分布等特点不同于普通患者，基本医疗保险研究方法和结果并不能直接应用到大病保险。与大病医疗救助有效衔接的大病保险补偿方案动态设计和基金支出规模定量研究尚未见到，仅见个别分析测算影响因素的定性文章、补偿模式的静态设计和费率测算研究[83]。刘霄[84]使用 2008 年单一时点数据，运用 logistic 回归模型和基于 Gamma（伽马）分布的广义线性模型，把握医疗损失水平，预测大病保险的筹资水平，但该研究时间跨度不足，无法反映医疗保险损失和自付费用的变化，给补偿模式动态优化和基金支出规模分析带来了一定局限。

综上所述，关于全民健康覆盖、大病保险和大病医疗救助的国内外研究为大病医疗保障体系方案调整提供了一定的参考，但仍存在不足之处。研究内容方面，关于全民健康覆盖的社会学层面和经济学层面的研究较少，缺乏更加深入和严密的探索。大病保险和大病医疗救助补偿方案设计多从理论和政策出发，缺乏实证研究证据。研究视角方面，仅对大病保险或大病医疗救助制度进行单一研究，缺乏将二者结合起来的研究，同时评价指标多关注于财务保护，并未将全民健康覆盖中的人口覆盖和服务覆盖纳入评价体系。研究方法方面，对于基金支出规模的计算常常使用简单的合成粗算法，所估计的结果有一定偏差。

8.2　基于长效医保帮扶视角的大病医疗救助瞄准机制

如何阻断贫困的持续性将是中国"后 2020 时代"常规化帮扶工作的重点和难点。不同于就业、住房、教育等致贫因素，因病致贫由于疾病支出的不确定性，难以做到一次性消除。相关数据表明，2018 年农村低收入人口中因病致贫的比例大约为 44%[85]。解决因病致贫问题、探索建立医保帮扶长效机制迫在眉睫。

随着老龄化以及恶性肿瘤等疾病发病率不断上升[86]，每年都会有部分新患者存在因病致贫风险，因此在新时期下如何发挥医疗救助长效医保帮扶效果显得至关重要。

医疗救助制度能否发挥兜底作用，很大程度上取决于对救助人群的瞄准精度。瞄准是指制度能否将政策资源分配给目标家庭，是救助制度执行的中心，是制度健康有效运行的根本，是实现政策目标的首要任务，是决定医保帮扶效果的关键一环[87]。习近平总书记一再强调："既不要遗漏真正的贫困人口，也不要把非贫困人口纳入扶贫对象"[88]，要做到脱真贫、真脱贫。医疗救助瞄准偏差会对帮扶效果产生较大影响。一方面，未将因病致贫患者纳入救助范围会导致部分实际负担较重人员无法获得补偿，产生公平性问题；另一方面，将不符合政策标准的患者纳入救助范围也会降低救助基金运转效率，影响医疗救助政策的可持续性。因此合理界定因病致贫家庭重病患者、瞄准医疗救助对象十分重要。

那么应该如何进行大病医疗救助的瞄准？目前关于因病致贫患者的认定普遍采用两种指标标准，分别是灾难性卫生支出和致贫性卫生支出。灾难性卫生支出定义为一定时期内，家庭因疾病导致的卫生支出占家庭支付能力的比例超过灾难性卫生支出的标准（设定阈值），强调家庭相对经济负担[89]。致贫性卫生支出是指由于家庭卫生支出导致家庭发生贫困，如果发生卫生支出之后家庭收入、支出或者支付能力低于事先设定的贫困线标准，则该家庭发生了致贫性卫生支出，强调家庭绝对经济负担[90]。研究发现，灾难性卫生支出能够从理论上弥补我国大病按照类别和绝对费用界定的不足，充分考虑了家庭的支付能力，能够有效鉴别出低收入家庭中自付医疗费用绝对值不大但仍然给家庭造成沉重负担的人群，较为适用于因病致贫家庭的识别[91]。

在实际操作中，因病致贫家庭重病患者主要靠申报制来评估其重病医疗费用支出。根据各省份具体的大病医疗救助人群的瞄准政策，主要采用致贫性卫生支出标准。例如，北京市规定的标准为扣除自付医疗费用后，家庭月人均收入低于同年职工最低工资标准，而吉林省的标准是扣除自付医疗费用后，家庭人均收入低于当地低保标准。同时部分地区将家庭房屋、车辆等资产信息作为排除标准，规定家庭财产符合当地城乡最低生活保障申请中的家庭经济状况认定标准。

灾难性卫生支出算法根据家庭支付能力的变化目前主要有收入法、支出法、非生存性支出法和 WHO 方法等[92]，其中，WHO 方法相对于收入法和支出法来说排除了家庭基本生存消费结构的影响，更能够反映家庭实际的支付能力[91]，但是 WHO 方法复杂性更高，现实中操作难度较大，并未在我国广泛使用。另外，灾难性卫生支出反映的是大病患者某一阶段的疾病经济负担，如一季度或者一年内，从长期医保帮扶的视角出发，灾难性卫生支出瞄准仅能体现某一时刻的经济困难状态，缺乏对经济困难状态的长期识别。因此，本书并非简单将 WHO 推荐的灾难性卫生支出标准作为瞄准方法，而是将其作为瞄准效果的参考标准。

在大病医疗救助瞄准实践中，存在以下问题。一是在个体层面存在瞄准技术限制，瞄准方法与大病结合不足，医疗需求支出数据不准确。大病是指医治费用巨大且在较长一段时间内严重影响患者及其家庭的正常工作和生活的疾病，具有负担高、时间长且影响较大等特点[93]。由于非直接医疗费用衡量的复杂性、财产申报制度的缺失，以及医疗救助基金的有限，目前仅将患者的直接医疗费用纳入救助计算范围，对于直接非医疗费用（如因疾病产生的食宿、交通以及营养费）和间接医疗费用（如误工费）等并未纳入。孙菊等的研究显示大病患者平均直接非医疗费用达 5166 元，间接医疗费用高达 15 350 元，除了治疗费用外，其他因疾病产生的费用不可忽视[94]。因此目前使用的瞄准方法低估了低收入人群的疾病经济负担。

二是在类别瞄准层面存在技术限制，缺乏多维度瞄准指标。目前因病致贫患者的瞄准仅将家庭收入与医疗相关支出进行简单比较，其他刚性支出、因病借债等指标均未纳入。Ghosh 指出医疗经济负担的应对策略包括使用积蓄、变卖资产、借债等[95]。现有瞄准方法可能无法准确衡量大病给家庭带来的经济冲击，部分家庭通过借债应对医疗经济负担，高额的医疗债务也会导致家庭陷入经济困难[96]。

三是在区域瞄准层面存在技术限制，缺乏复合瞄准机制。部分地区采用的家计调查存在收入数据不准确、缺乏校对核查等问题，瞄准机制较为单一。除了传统的家计调查，在代理家计调查、类别瞄准、社区瞄准、地区瞄准等其他多种瞄准机制中，代理家计调查和社区瞄准因其适用性在发展中国家被广泛认可[97]。代理家计调查是国际上常见的一种贫困瞄准方法，它利用家庭结构、人力资本水平、就业状况、耐用品状况等代理指标来预测家庭收入或消费，然后将其与贫困线进行比较来确定低收入家庭[98]。与家计调查相比，代理家计调查的执行成本更低，对行政能力的要求也低，而且不易对受调查家庭产生负向行为激励，但在实践中面临如何搜集调查数据、如何核查本地区居民代理指标准确性的问题。

社区瞄准是指赋权村级治理机构，充分利用农村熟人社会的特点甄别应保家庭，从而降低错保率，是我国农村社会救助实践的主要瞄准机制[99]。社区瞄准有利于充分利用农村熟人社会的特点甄别应保家庭。社区瞄准具体包括入户调查、按收入排序、复查公示等程序。有研究指出基于社区参与＋代理家计调查法的复合瞄准机制可以更好地识别低收入人群[99]。本书拟采用代理家计调查和社区瞄准混合的瞄准机制，首先结合多维度瞄准指标，通过代理家计调查初步确定救助对象名单。其次通过社区瞄准剔除不合格的救助对象，并创新性地引入村医，加入社区瞄准环节，在以往研究基础上聚焦于医疗服务需求带来的经济负担。

因病致贫是一个长期化的、不随绝对贫困的消灭而消失的经济困难问题。精准识别大病医疗救助对象、实现长效医保帮扶十分必要。

8.3　普惠制商业补充医疗保险

8.3.1　普惠制商业补充医疗保险起源

党的十八大以来，我国医疗保障制度改革持续推进并取得显著成就，短时间内建立起世界上规模最大、覆盖人口最多的基本医疗保险体系（简称基本医保），在破解"看病难、看病贵"以及有效缓解"因病致贫、因病返贫"等方面发挥了重要作用。随着中国特色社会主义进入新的历史阶段，基本医保已经不能满足广大人民群众对健康福祉的更高需求，商业健康保险等更高水平的医疗保障项目亟待丰富和完善。2020 年 3 月，中共中央、国务院《关于深化医疗保障制度改革的意见》明确提出："到 2030 年，全面建成以基本医疗保险为主体，医疗救助为托底，补充医疗保险、商业健康保险、慈善捐赠、医疗互助共同发展的医疗保障制度体系。"要求着力解决医疗保障发展不平衡不充分的问题，丰富商业健康保险的产品供给，提高大病和多元医疗需求保障水平，探索罕见病用药保障机制，从顶层设计上为普惠制商业补充医疗保险确立了方向。

1. 建设多层次医疗保障体系的现实需要

国家政策鼓励商业健康补充保险的发展，普惠制商业健康补充保险是建设多层次医疗保障体系的现实需要。2009 年我国明确提出构建多层次医疗保障体系，并给予商业健康保险以补充发展的定位。多年来，国家各部委印发的相关文件也多次提及满足人民群众日益增长的多层次、多样化的健康服务需求需要，引导商业健康保险的发展。2020 年银保监会等 13 个部门发布的《关于促进社会服务领域商业保险发展的意见》和中共中央、国务院发布的《关于深化医疗保障制度改革的意见》再次将商业健康补充保险确定为满足基本医疗保障之外的需求，并鼓励商业保险机构开发适应不同需要的健康保险产品。

2. 商业健康保险发展趋势的客观推动

普惠制商业健康补充医疗保险是商业健康保险向下层市场扩张的发展趋势下的必然产物。我国商业健康保险起步较晚，于 1982 年才逐渐萌芽。多年来，由于法律体系的完善、基本医疗保险制度改革的铺开、保险机构逐渐专业化发展等因素，我国商业健康保险发展迅速。公开数据显示，2010 年我国商业健康保险的保险规模为 677 亿元，2019 年为 7066 亿元，保费收入快速增长。特别是在 2018 年以后，在国家政策的鼓励下，保险公司广泛参与经办城乡居民大病保险、基本医疗保险和长期护理保险等业务，造成我国商业健康保险竞争格局的进一步加剧。在此背景下，全国数十个地区率先推出普惠制商业健康补充医疗保险[100]。

3. 普惠制商业健康补充医疗保险的自身优势

普惠制商业健康补充医疗保险定位于多层次医疗保障体系的补充性地位，旨在以低廉的定价水平、高额的保障责任，解决人民基本医疗保障之外的需求。同传统商业健康保险相比，其打破多道参保门槛限制，以政府部门信用背书的方式，扩大参保人群的覆盖面，以逐步加强与基本医疗保障的衔接程度。

在政策的推动下，普惠制商业健康补充医疗保险在全国范围内蓬勃发展。我国第一款城市普惠式健康险于 2015 年在深圳试行。深圳市人力资源和社会保障局通过政府采办、合同委托的方式选择商业保险公司承办大病补充医疗保险。对基本医疗保险个人账户余额在上年度职工平均工资 5% 以上的居民，由市社保经办机构统一办理，保费直接从个人账户中划出，不愿参保的居民需另做申请；余额不足 5% 的居民可向承办的商业保险公司自行办理，保费由个人缴纳；享受低保的居民由民政部门、中国残联机关部门统一办理，保费由基本医疗保险支付。在保障范围上，深圳市重特大疾病补充保险涵盖目录内住院医疗费用（自付 1 万元以上支付 70%）和目录内药品费用（支付 70%，不超过 15 万元）。在收费上，深圳市重特大疾病补充保险最初的人均年收费仅 20 元，2019 年后上调至 30 元。深圳市重特大疾病补充保险是当前运行时间最长，也是政策介入较深的一款普惠式健康险，在性质上更似政策性保险。

8.3.2　普惠制商业健康补充医疗保险类型

目前，普惠制商业健康补充医疗保险已经形成了由政府、商业保险公司和第三方管理平台共同构成的铁三角运营模式。政府承担统筹主导或指导职能，对保障方案提出建议，对参保情况进行扩面支持，并对产品的运营情况进行管理监督。商业保险公司作为供给方，负责设计并提供保险产品，参与产品的销售和推广工作，并承担承保和理赔职能。此外，第三方管理平台参与产品设计测算、宣传推广服务、平台系统服务、客户服务、运营初审等环节，并搭建理赔服务平台，为参保人提供全流程健康管理服务。普惠制商业健康补充医疗保险运营模式如图8-1所示。

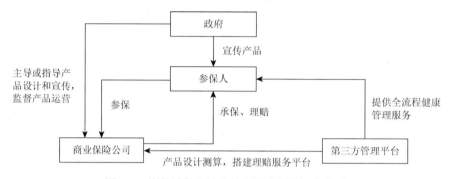

图 8-1　普惠制商业健康补充医疗保险运营模式

在运作模式上，可根据政府介入程度，将普惠制商业健康补充医疗保险分为以下两种。

1）政府介入较深、政策性较强的普惠制商业健康补充医疗保险

以政府为主导的普惠制商业健康补充医疗保险，在价格制定、保障范围的确定上，政府介入较深、政策性较强，通常政府部门会发布正式的文件指导产品的发展和保障内容的制定，投保人可从其基本医保个人账户中划出保费，具体仍由政府采购，中标的商业保险公司负责运营、自负盈亏。深圳市重特大疾病补充医疗保险、浙江丽水"浙丽保"、广东珠海"大爱无疆"等，都是此类普惠式商业健康补充医疗保险的典型。

2）商业保险公司主导、商业性较强的普惠制商业健康补充医疗保险

这类主要由商业保险公司发起运营的普惠制商业健康补充医疗保险，本质是商业保险。政府的参与程度不一，有些地方政府仅挂名，依靠商业保险公司和市场进行纯市场化运作，如东莞、苏州。有些地方政府向商业保险公司提供部分资源与支持（如提供基本医保数据、协助普惠制商业健康补充医疗保险推广、发布相关信息），实际运行由商业保险公司负责。

绝大多数普惠制商业健康补充医疗保险产品采用"一城一策"模式，为城市专属定制产品，少数城市（如福州、宁波、广州等）有两款以上产品面世。与此同时，商业保险公司推出了14款"一省一策"的普惠制商业健康补充医疗保险产品以及三款全国可保的产品。普惠制商业健康补充医疗保险通常由政府部门统筹主导或指导，其参与政府部门大致可分为医疗健康、金融工作、民生保障和社会公益四大类。统计数据表明，2020年91款产品中53款由政府部门主导或指导，其余产品则没有政府部门参与其中，为纯商业化操作模式（图8-2）。

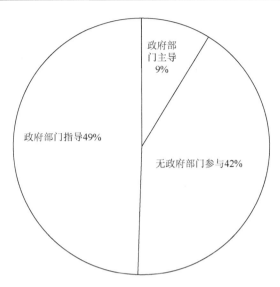

图 8-2 普惠制商业健康补充医疗保险政府部门参与情况

2015~2020 年，已有 40 余家商业保险公司参与全国各地普惠制商业健康补充医疗保险的承保工作。萌芽初期，普惠制商业健康补充医疗保险主要由一家商业保险公司单独承保，以中国平安保险（集团）股份有限公司、中国人民保险集团股份有限公司、中国人寿保险股份有限公司等大型公司为主参与竞争。2020 年 5 月，成都市率先提出"共保体"创新运行模式，由多家优质商业保险公司，通过遵守统一制定的保险责任条款、理赔服务等要求，更大程度地规避风险。此后，全国各地先后推出的 33 款产品也采用该模式，在有效防范和控制风险的同时，也为产品持续稳定运营提供可靠保障。

为保证产品项目的稳定、可持续运营，大约 80%的普惠制商业健康补充医疗保险产品涉及第三方管理平台，参与运营过程，其参与主体多为特药服务、医疗服务平台。在具体运营过程中，第三方管理平台从产品设计、宣传推广、运营服务、客户服务和系统建设五方面深度参与（图 8-3）。

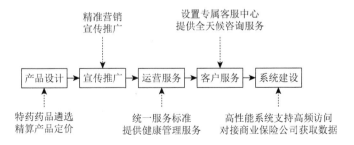

图 8-3 第三方管理平台参与普惠制商业健康补充医疗保险运营分析

8.3.3　普惠制商业健康补充医疗保险特点

第一，保费低、保额高。从定价来看，普惠制商业健康补充医疗保险产品的保费多数为每人每年 49～99 元，远低于类似保险责任的其他产品，也低于城乡居民医保（仅为其个人年缴保费的 17%～35%）。从保额来看，普惠制商业健康补充医疗保险产品的总保额在 100 万～300 万元/年，个别产品的总保额甚至高达 400 万元，属于较高水平的保障。

第二，限制少、门槛低。普惠制商业健康补充医疗保险投保时无须体检与核保，多数不设置年龄、性别、职业、既往病史、健康状况等投保限制条件，甚至无须健康告知，允许带病投保，不设置等待期（观察期），所有基本医保参保人均可按照自愿原则选择是否参保。

第三，渗透性强、发展快。普惠制商业健康补充医疗保险产品借助互联网平台进行投放，参保人可以通过移动终端投保，此类产品综合投放效率高、渗透性强。另外，普惠制商业健康补充医疗保险以基本医保参保人为覆盖对象，而我国基本医保参保率已达 96.4%，基于这一有利条件，加上地方政府的支持推动，普惠制商业健康补充医疗保险的发展速度惊人。

8.3.4　普惠制商业健康补充医疗保险保障内容

普惠制商业健康补充医疗保险的保障范围包含基本医保目录内费用报销、基本医保目录外费用报销、特药保障、增值服务四部分。具体来看，在收集到的 99 款普惠制商业健康补充医疗保险产品中，对基本医保目录内费用和基本医保目录外费用进行保障的产品分别占 98%和 26%，提供特药保障、门特门慢保障及其他保障的分别占 78%、17%和 11%。"基本医保目录内责任＋特药责任"是目前普惠制商业健康补充医疗保险产品最常见的保障责任组合方式，被超过半数的产品采纳（表 8-1）。

表 8-1　普惠制商业健康补充医疗保险产品主要保障类型

类型	基本医保保障范围	代表产品名称
1	基本医保目录内责任	甬惠保，惠民健康保
2	基本医保目录外责任	宿民保
3	特药责任	乐城特药险
4	基本医保目录内责任＋目录外责任	星惠保，合惠保
5	基本医保目录内责任＋特药责任	亳惠保，湘惠保
6	基本医保目录内责任＋目录外责任＋特药责任	全民普惠保，深圳专属医疗险

（1）基本医保目录内/外费用报销。基本医保目录内/外的医疗费用通常包括床位费、手术费、药费、治疗费、护理费、检查检验费、特殊检查治疗费、救护车费。基本医保目录内保障是对基本医保目录内医疗费用经医保报销后的患者个人自付部分按一定比例（80%左右）进行赔付，受免赔额和保险金额的限制；基本医保目录外保障是对患者在医院时发生的基本医保目录外费用按报销比例进行赔付，但只有部分产品（约占20%）包含基本医保目录外保障，且基本医保目录外报销比例通常比目录内报销比例低。重特大疾病发生时，基本医保目录外费用往往很高，目前我国普惠制商业健康补充医疗保险对基本医保目录外费用的补偿整体还不够完善。

当前普惠制商业健康补充医疗保险目录内/外费用报销的免赔额通常为2万元，而"百万医疗险"的免赔额大多为1万元，部分"百万医疗险"实行累计免赔额（如6年内累计免赔额为1万元），因此实际免赔额更低。对给付型医疗险而言，免赔额门槛的提高可以有效减少一般轻症住院患者的治疗费用给付。普惠制商业健康补充医疗保险的免赔额较"百万医疗险"高出1万元，可以推测，一般住院治疗的理赔案件数量和支出金额将远少于"百万医疗险"，尤其对年纪轻、健康状况较好的投保人而言，基本达不到普惠制商业健康补充医疗保险的免赔额。

（2）特药保障。各款普惠制商业健康补充医疗保险产品保障的特药种类和数量各有不同。据不完全统计，包含特药保障的60余款普惠制商业健康补充医疗保险产品中，大部分涵盖15～25种特药，产品保额通常为100万～150万元，报销比例为70%～100%。其中，约50%的普惠制商业健康补充医疗保险产品不设特药免赔额，25%的产品药品和其他治疗费用自付累计超过2万元即可获得理赔，15%的产品特药免赔额为2万元。特药保障的种类通常包含针对肝癌、肺癌、乳腺癌、前列腺癌、淋巴癌、黑色素瘤、多发性骨髓瘤、特发性肺动脉高压等疾病的特药，例如，"齐鲁保"的新特药目录包含15种药品，不设特药免赔额，对在济南市新特药指定医院和指定药店（5家）的费用按照80%的比例进行支付，100万元封顶，若被保险人在首次投保之前确诊相关疾病，而在保险期限内购买新特药目录中的药品，则不予报销。

与普通的药品费用医保报销相比，普惠制商业健康补充医疗保险的特药保障性价比较高。以"泰康特定恶性肿瘤药品费用医疗保险"为例，该产品为7大常见癌症、17种常用靶向药提供院外购药保障，包括吉非替尼等8种基本医保目录内药品和纳武单抗等9种基本医保目录外药品，保险期内对属于治疗必需的药品基于以下比例报销：对8种基本医保目录内药品社保未报销部分报销50%，对9种基本医保目录外药品全部报销，每次报销剂量不超过一个月，一年累计保额50万元。

（3）增值服务。普惠制商业健康补充医疗保险大多采用产品附加健康管理服务的模式，并吸引专业健康服务公司合作。大部分普惠制商业健康补充医疗保险产品明确提供增值健康服务，包括药品服务、疾病预防、健康咨询、慢性病管理、健康促进、健康体检和就医服务等。

8.3.5　普惠制商业健康补充医疗保险补偿效果——A市附加补充医疗保险

A市是省域副中心城市，截至 2020 年 11 月底，A市基本医疗保险参保人数达 209.5 万人，比去年底增加 11.7 万人。目前 A 市建立了覆盖全民的"基本＋补充＋附加补充＋慈善＋医疗救助"的医疗保障体系，多维度、多层次实现应保尽保，政策内住院报销比例达 90% 以上，年度支付限额达 72 万元，待遇水平位居全国前列。A 市附加补充医疗保险项目实施效果显著，每人每年交 190 元，即可报销超高额医疗费、26 种抗肿瘤自费药、10 种重大疾病等，2020 年底累计参保 113 万人，累计赔付 1.29 万人次，合计 1.74 亿元，重特大疾病参保人报销比例提升 26 个百分点，抗肿瘤自费药平均减负达 91%。优质的医疗保障体系为提升城市竞争力、吸引人才、创业就业提供了有力支撑。

1. A 市医疗保障体系

A 市实施"基本＋补充＋附加补充"的多层次医疗保障体系，具体待遇标准见表 8-2。其中，补充医疗保险即大病保险。A 市医疗保障的特点是附加补充医疗保险，它属于政府支持和引导、商业保险公司参与 A 市多层次医疗保障体系建设、由补充医疗保险承办机构——商业保险公司开发承办的非营利性保险。与 A 市基本医疗保险、补充医疗保险等形成对接互补，进一步减轻参保人患重大疾病后的医疗费用负担。A 市基本医疗保险参保人可使用基本医疗保险个人账户资金或现金自愿购买 A 市附加补充医疗保险。

表 8-2　2020 年 A 市医保待遇政策

险种		基本医疗保险一档		基本医疗保险二档			
参保人群		职工	灵活就业人员	职工	灵活就业人员	城乡居民	学生和未成年人
门诊统筹	社区卫生服务机构及乡镇卫生院发生的普通门诊费用	无起付线、无封顶线、基金支付 70%					
门诊特定病种报销	中额病种费用	支付 60%					
	高额病种费用	支付 80%，其中，一档退休人员 85%					

续表

险种			基本医疗保险一档		基本医疗保险二档			
参保人群			职工	灵活就业人员	职工	灵活就业人员	城乡居民	学生和未成年人
住院报销	起付标准	一级医院	300 元					150 元
		二级医院	500 元					250 元
		三级医院	1000 元					500 元
		多次住院起付标准	参保人同一社保年度累计住院 4 次以上，第 5 次住院起（含第 5 次），起付标准按相应标准的 50%确定					
	最高支付限额（按连续参保时间区分，含自付部分）	6 个月以内（含 6 个月）	年度最高支付限额为 2 万元					
		6 个月以上、1 年以下（含 1 年）	年度最高支付限额为 8 万元					
		1 年以上	年度最高支付限额为 40 万元					
	支付比例		在职人员支付 92%一档退休人员支付 94%		支付 90%			
	单价在 2000 元及以上的一次性材料费		由参保人个人先自费 10%，剩余部分纳入住院核准医疗费用，按 70%的比例支付					
补充医疗保险	自付部分补偿		社保年度内住院核准医疗费用累计自付 1 万元以上的部分，支付 80%					
	高额医疗费用补偿		社保年度内累计住院核准医疗费用在 40 万元以上、60 万元以内（含 60 万元）的部分，支付 70%					
	自费项目补偿		3 万元以上，15 万元以内（含 15 万元）的部分，支付 70%					
	注：在基本医疗保险报销的基础上，通过补充医疗保险进行二次报销，每社保年度住院合计最高支付限额为 72 万元（含个人自付部分）							
附加补充医疗保险待遇（须另行缴费）	自 2019 年 1 月 1 日起，A 市实施了附加补充医疗保险项目，侧重减轻参保人基本医保报销目录支付范围外的医疗费用负担。年保费为 190 元/人，自愿投保。投保可享受四项医药费的补偿，包括超高额医疗费用补偿、恶性肿瘤自费项目补偿、个人负担医疗费用补偿、定额现金补偿以及特定病种筛查项目补偿							

A 市附加补充医疗保险责任有五项。

1）超高额医疗费用补偿

参保人社保年度内发生基本医疗保险范围内的住院核准医疗费用累计在 60 万元以上、100 万元以内（含 100 万元）的部分，支付 90%。

2）恶性肿瘤自费项目补偿

（1）自费药补偿。参保人已被 A 市基本医保认定为恶性肿瘤病种（含恶性血液病）的，投保年度内使用治疗性自费药累计在 1 万元以上、30 万元（含 30 万元）以内的部分，支付 90%。恶性肿瘤（含恶性血液病）治疗性自费药包括化疗药、靶向药、免疫制剂等，按以下规定进行管理。

第一，纳入补偿范围。纳入补偿范围的药品应符合以下条件之一：①在国内有慈善援助，且在三级医院或设有慈善援助赠药点的药店有销售，药品纳入基本医保目录后自动退出；②经市社会保险管理部门和本项目承保机构联合工作委员会审议纳入的药品。

第二，适应证范围。申请自费药费用补偿应符合以下条件：①符合药品说明书的适应证；②依据中国临床肿瘤学会诊疗指南等，经本项目承保机构组织肿瘤专家组认定后公布的适应证；③申请程序，参保人申请自费药费用补偿的，应经本项目专家库中所属专科医师签名确认符合相应病种诊断及自费药使用适应证后，由本项目承保机构核定；④就医管理，参保人经核定可享受附加补充医疗保险自费药补偿的，须选择医疗保险定点的三级医院就医购药或选择设有慈善援助赠药点的药店购药；⑤待遇享受，参保人自费药费用补偿自恶性肿瘤确诊之日起享受，但投保生效日之前发生的费用不予支付，符合条件的参保人应先申请慈善；⑥既有疾病投保，参保人投保前已患恶性肿瘤的，首年支付比例调整为 60%。

（2）PET-CT（positron emission tomography-computed tomography，正电子发射断层显像）检查项目补偿。参保人投保年度内新确诊或复发的恶性肿瘤，可各享受一次 PET-CT 检查项目补偿，其检查费用（不含显影剂）支付 60%。参保人申请 PET-CT 检查项目补偿的，应在医疗保险定点医疗机构检查，并向项目承保机构提交相关资料，由承保机构核定后予以支付。

3）个人负担医疗费用补偿。参保人投保年度内住院（含门诊特定病种）发生费用范围内的个人负担医疗费用累计 3 万元以上、30 万元以下（含 30 万元）的部分，支付 90%。个人负担医疗费用包括参保人所承担的以下范围费用：①参保人享受本市医疗保险各项保障待遇后的住院核准医疗费用剩余部分；②本市执行的基本医疗保险药品目录中个人先自费的 5%部分；③本市执行的基本医疗保险诊疗项目中单价在 300 元（含）以上的检查、检验类项目，个人先自费的 5%部分；④本市执行的基本医疗保险诊疗项目中单价在 1000 元（含）以上的治疗项目，个人先自费的 5%部分；⑤本市执行的基本医疗保险诊疗项目中单价在 2000 元（含）以上的一次性材料费，个人先自费的 10%部分。

4）定额现金补偿。参保人投保年度内首次确诊患本项目产品规定的 10 种重大疾病的，一次性定额补偿 2 万元。

5）特定病种筛查项目补偿。参保人符合肺癌、结肠癌、直肠癌、胃癌、食管癌等特定病种筛查标准的，投保年度内首次在指定医院进行指定病种的检查，其检查费用支付 90%。

2. A 市附加补充医疗保险补偿效果

本书收集 2019 年 1 月到 2021 年 6 月 A 市附加补充医疗保险的赔付数据，共
13 673 例。通过对月度数据进行分析发现，随着 A 市附加补充医疗保险政策的
深入推进，月度赔付例数不断增加。由 2019 年 1 月最初的 25 例增加到 2020 年
12 月的 1314 例，同时赔付数据呈现明显的季节性特点，1～2 月由于春节因素，
整体赔付例数较少（图 8-4）。

图 8-5 为五种补偿类型例数占比，其中，定额现金补偿占比最高，为 45%，其次
是个人负担医疗费用补偿，占比 23%。恶性肿瘤自费补偿——自费药补偿占比 19%，
恶性肿瘤自费补偿——PET-CT 占比 12%，超高额医疗费用补偿占比最低，仅为 1%。

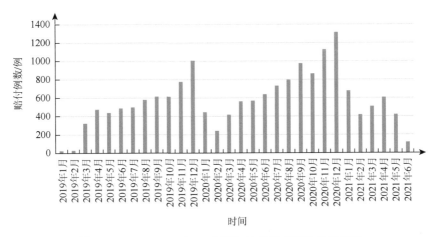

图 8-4　2019～2021 年 A 市附加补充医疗保险补偿例数

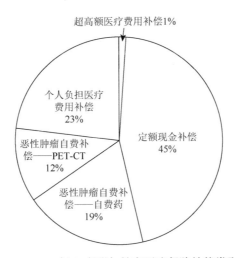

图 8-5　2019～2021 年 A 市附加补充医疗保险补偿类型例数占比

　　表 8-3 为 2019～2021 年 A 市附加补充医疗保险补偿金额。超高额医疗费用补偿患者总医疗费用为 217 291 元，基本医保补偿金额为 96 282 元，占比 44.31%，补充保险补偿金额为 34 593 元，占比 15.92%。A 市附加补充医疗保险补偿金额为 55 668 元，占比 25.62%，患者自付金额仅为 30 748 元，患者自付比例为 14.15%。恶性肿瘤自费补偿——自费药患者总医疗费用为 19 769 元，A 市附加补充医疗保险补偿金额为 14 370 元，占比 72.69%。个人负担医疗费用补偿患者的总医疗费用为 72 089 元，A 市附加补充医疗保险补偿金额 5344 元，患者自付金额为 5498 元，患者自付比例为 7.63%。

表 8-3　2019～2021 年 A 市附加补充医疗保险补偿金额

附加补充医疗保险类型	总医疗费用/元	基本医保补偿金额/元	补充保险补偿金额/元	附加补充医疗保险补偿金额/元	患者自付金额/元
超高额医疗费用补偿	217 291	96 282	34 593	55 668	30 748
定额现金补偿				20 000	
恶性肿瘤自费补偿——自费药	19 769			14 370	5 399
恶性肿瘤自费补偿——PET-CT	6 469			3 873	2 596
个人负担医疗费用补偿	72 089	54 132	7 115	5 344	5 498

　　本书关注恶性肿瘤自费药品补偿患者的基本情况（表 8-4），通过对这部分患者进行分析发现，大部分的患者年龄集中在 50～64 岁，占比为 45.14%，这与恶性肿瘤的发病年龄相关。此外，大部分赔付集中在定点药店，占比超过 90%，主要原因是 A 市附加补充医疗保险对恶性肿瘤自费药品补偿政策条件限制。

表 8-4　2021 年恶性肿瘤自费药品补偿患者的基本情况

变量		人次	占比/%
性别	男性	1385	42.01
	女性	1912	57.99
年龄	≤30 岁	36	1.14
	31～49 岁	898	28.54
	50～64 岁	1420	45.14
	≥65 岁	792	25.17
医保类型	职工	2192	66.48
	居民	1105	33.52
医疗机构类型	医疗机构	214	6.49
	定点药店	3083	93.51

注：部分人群没有填写年龄，所以年龄这一变量有缺失数据；数据之和不为 100% 是数据修约所致

本书对恶性肿瘤自费药品补偿患者病种分类进行排名，排名前十的病种分别为：肺肿瘤（30.00%）、乳腺癌（25.63%）、肝细胞癌（7.07%）、卵巢癌（2.82%）、多发性骨髓瘤（1.33%）、鼻咽癌（1.21%）、黑色素瘤（1.03%）、舌恶性肿瘤（0.94%）、结肠癌（0.82%）和胃癌（0.39%）。病种分布除了与当地疾病谱相关，也受到肿瘤诊疗指南以及 A 市慈善赠药现状的影响（表 8-5）。

表 8-5　2021 年恶性肿瘤自费药品补偿患者病种分类排名

排序	入院主要疾病	例数	占比/%
1	肺肿瘤	989	30.00
2	乳腺癌	845	25.63
3	肝细胞癌	233	7.07
4	卵巢癌	93	2.82
5	多发性骨髓瘤	44	1.33
6	鼻咽癌	40	1.21
7	黑色素瘤	34	1.03
8	舌恶性肿瘤	31	0.94
9	结肠癌	27	0.82
10	胃癌	13	0.39

8.3.6　普惠制商业健康补充医疗保险困境

1. 有序竞争格局尚未形成，存在竞争失序风险

定制型医保的核心在于"因地制宜、量身打造、一城一策"，但有市场竞争失序风险，具体表现在：第一，城市之间产品同质化严重，未能真正体现"因地制宜"；第二，出现"一城多策"，即一个城市对应多款定制型医保产品，而产品实际保障责任并无显著差异，同质产品过多导致参保人无所适从和市场过度开发，甚至引起恶意竞争，从而可能引发市场"公地悲剧"。

2. 与社会医保联动协调不足，存在衔接不畅问题

多数城市商业保险与基本医保、大病保险结算系统尚未实现对接，需要事后申请理赔，影响了定制型医保产品的保障效率。

3. 产品自身未受到足够重视，存在运营风险

当前商业保险公司在定制型医保费率厘定时，健康风险定价机制应用不充分，由于商业保险公司的工作重心并不在定制型医保产品本身，而在于对参保人其他保险需求的深度挖掘与二次开发，因此缺乏科学的费率测算，定制型医保运营的安全性、稳定性和持续性难以得到有效保证。

4. 宣传引导不够全面，参保人有被误导的风险

同其他商业健康保险相似，定制型医保条款内容多、专业性强。非专业的参保人容易被定制型医保的亲民价格与低参保条件所吸引，加上保险机构在介绍定制型医保的保险金额、参保条件、产品续保、政府态度等内容时不够全面或准确，从而容易使参保人忽视条款细则，有被误导的风险。

参 考 文 献

[1]　World Health Organization. World health report 2013: research for universal health coverage[R]. Geneva: WHO, 2013.

[2]　Abiiro G A, de Allegri M. Universal health coverage from multiple perspectives: a synthesis of conceptual literature and global debates[J]. BMC International Health and Human Rights, 2015, 15: 17.

[3]　Agustina R, Dartanto T, Sitompul R, et al. Universal health coverage in Indonesia: concept, progress, and challenges[J]. The Lancet, 2019, 393(10166): 75-102.

[4]　孟庆跃. 全民健康覆盖: 从理念到行动[J]. 中国卫生政策研究, 2014, 7(2): 1-4.

[5]　蒋春红, 罗五金, 马敬东. 全民健康覆盖的内涵及我国推进全民健康覆盖的策略选择[J]. 中国卫生经济, 2014, 33(8): 5-7.

[6]　钟正东, 蒋俊男, 辛艳姣, 等. 全民健康覆盖下服务覆盖测量的发展、框架与启示[J]. 卫生经济研究, 2019, 36(6): 9-12.

[7]　张朝阳, 孙磊. 全民健康覆盖的内涵界定与测量框架[J]. 中国卫生政策研究, 2014, 7(1): 19-22.

[8]　World Health Organization. Making fair choices on the path to universal health coverage: final report of the WHO consultative group on equity and universal health coverage[R]. Geneva: WHO, 2014.

[9]　Boerma T, AbouZahr C, Evans D, et al. Monitoring intervention coverage in the context of universal health coverage[J]. PLoS Medicine, 2014, 11(9): e1001728.

[10]　Ramke J, Gilbert C E, Lee A C, et al. Effective cataract surgical coverage: an indicator for measuring quality-of-care in the context of universal health coverage[J]. PLoS One, 2017, 12(3): e0172342.

[11]　Saksena P, Hsu J, Evans D B. Financial risk protection and universal health coverage: evidence and measurement challenges[J]. PLoS Medicine, 2014, 11(9): e1001701.

[12]　Rodney A M, Hill P S. Achieving equity within universal health coverage: a narrative review of progress and resources for measuring success[J]. International Journal for Equity in Health, 2014, 13: 72.

[13]　Somkotra T, Lagrada L P. Which households are at risk of catastrophic health spending: experience in Thailand after universal coverage[J]. Health Affairs, 2009, 28(Supplement 1): w467-w478.

[14]　Boakye-Ansah A S, Schwartz K, Zwarteveen M. Unravelling pro-poor water services: what does it mean and why is it so popular?[J]. Journal of Water, Sanitation and Hygiene for Development, 2019, 9(2): 187-197.

[15]　Alebachew A, Hatt L, Kukla M. Monitoring and evaluating progress towards universal health coverage in Ethiopia[J]. PLoS Medicine, 2014, 11(9): e1001696.

[16]　World Health Organization. Tracking universal health coverage: first global monitoring report[R]. Geneva: WHO, 2015.

[17]　World Health Organization. Tracking universal health coverage: 2017 global monitoring report[R]. Geneva: WHO, 2017.

[18]　Hogan D R, Stevens G A, Hosseinpoor A R, et al. Monitoring universal health coverage within the sustainable development goals: development and baseline data for an index of essential health services[J]. The Lancet Global Health, 2018, 6(2): e152-e168.

[19]　Tangcharoensathien V, Limwattananon S, Patcharanarumol W, et al. Monitoring and evaluating progress towards universal health coverage in Thailand[J]. PLoS Medicine, 2014, 11(9): e1001726.

[20]　Aguilera X, Castillo-Laborde C, de Ferrari M N, et al. Monitoring and evaluating progress towards universal health coverage in Chile[J]. PLoS Medicine, 2014, 11(9): e1001676.

[21]　Barreto M L, Rasella D, Machado D B, et al. Monitoring and evaluating progress towards universal health coverage in Brazil[J]. PLoS Medicine, 2014, 11(9): e1001692.

[22]　迟垚, 吴群红, 郝艳华, 等. 全民健康覆盖实现程度的国际比较[J]. 中国卫生资源, 2016, 19(5): 363-366, 379.

[23]　陈燕丽, 李跃平, 卢若艳. 福建省新型农村合作医疗制度全民健康覆盖程度的定量研究[J]. 中国全科医学, 2017, 20(35): 4412-4416.

[24]　Krause J. Der deutsche markt ist reif für dread disease[J]. Versicherungswirtschaft : Insurance, Business, Report, 1998, 53: 529-534.

[25]　Gatzert N, Maegebier A. Critical illness insurances: challenges and opportunities for insurers[J]. Risk Management and Insurance Review, 2015, 18(2): 255-272.

[26]　Cummins J D, Venard B. International insurance markets: between global dynamics and local contingencies: an introduction[C]//Cummins J D, Venard B. Handbook of International Insurance. Boston: Springer, 2007: 1-24.

[27]　What are accident and critical illness insurance?[EB/OL]. https://www.d47.org/cms/lib/IL01904560/Centricity/Domain/512/Accident_Critical%20Illness%20FAQ.pdf[2021-12-01].

[28]　McIntyre D, Thiede M, Dahlgren G, et al. What are the economic consequences for households of illness and of paying for health care in low- and middle-income country contexts?[J]. Social Science & Medicine, 2006, 62(4): 858-865.

[29]　Ranson M K. Reduction of catastrophic health care expenditures by a community-based health insurance scheme in Gujarat, India: current experiences and challenges[J]. Bulletin of the World Health Organization, 2002, 80: 613-621.

[30]　Limwattananon S, Tangcharoensathien V, Prakongsai P. Catastrophic and poverty impacts of health payments: results from national household surveys in Thailand[J]. Bulletin of the World Health Organization, 2007, 85: 600-606.

[31]　Xu K, Evans D B, Kawabata K, et al. Household catastrophic health expenditure: a multicountry analysis[J]. The Lancet, 2003, 362(9378): 111-117.

[32]　Yardim M S, Cilingiroglu N, Yardim N. Catastrophic health expenditure and impoverishment in Turkey[J]. Health Policy, 2010, 94(1): 26-33.

[33]　于新亮, 朱铭来, 熊先军. 我国医疗保险保障公平性与精准化改进研究: 基于灾难性医疗支出界定、细分与福利评价[J]. 保险研究, 2017, (3): 114-127.

[34]　Amaya Lara J L, Ruiz Gómez F. Determining factors of catastrophic health spending in Bogota, Colombia[J]. International Journal of Health Care Finance and Economics, 2011, 11(2): 83-100.

[35] Gotsadze G, Zoidze A, Rukhadze N. Household catastrophic health expenditure: evidence from Georgia and its policy implications[J]. BMC Health Services Research, 2009, 9: 69.

[36] Joglekar R. Can insurance reduce catastrophic out-of-pocket health expenditure?[R]. Working Paper, 2012.

[37] Li Y, Wu Q H, Liu C J, et al. Catastrophic health expenditure and rural household impoverishment in China: what role does the new cooperative health insurance scheme play?[J]. PLoS One, 2014, 9(4): e93253.

[38] van de Ven W P M M, Beck K, van de Voorde C, et al. Risk adjustment and risk selection in Europe: 6 years later[J]. Health Policy, 2007, 83(2/3): 162-179.

[39] Longo C, Grignon M. The value of fixed-reimbursement healthcare insurance: evidence from cancer patients in Ontario, Canada[R]. Working Paper, 2009.

[40] Chuma J, Maina T. Catastrophic health care spending and impoverishment in Kenya[J]. BMC Health Services Research, 2012, 12: 413.

[41] 张心洁, 周绿林, 刘畅. 农村居民大病保险制度设计与运行中的问题及成因[J]. 西北农林科技大学学报（社会科学版）, 2016, 16(5): 8-14.

[42] 何文炯. 大病保险制度定位与政策完善[J]. 山东社会科学, 2017, (4): 65-69.

[43] Zhang Y, Vanneste J, Xu J X, et al. Critical Illness Insurance to alleviate catastrophic health expenditures: new evidence from China[J]. International Journal of Health Economics and Management, 2019, 19(2): 193-212.

[44] 贾继荣, 高广颖, 马骋宇, 等. 北京市新型农村合作医疗大病保险实施效果及基金流向研究[J]. 中国卫生经济, 2016, 35(1): 41-44.

[45] 徐伟, 杜珍珍. 大病保险实施效果评价: 以江苏省A市为例[J]. 卫生经济研究, 2016, (9): 54-57.

[46] 卢婷. 湖南省城乡居民大病保险制度绩效评价研究[D]. 长沙: 湖南师范大学, 2016.

[47] 项莉, 罗会秋, 潘瑶, 等. 大病医疗保险补偿模式及补偿效果分析: 以L市为例[J]. 中国卫生政策研究, 2015, 8(3): 29-33.

[48] MacDonald A S, Waters H R, Wekwete C T. A model for coronary heart disease and stroke with applications to critical illness insurance underwriting Ⅰ: the model[J]. North American Actuarial Journal, 2005, 9(1): 13-40.

[49] MacDonald A S, Waters H R, Wekwete C T. A model for coronary heart disease and stroke with applications to critical illness insurance underwriting Ⅱ: applications[J]. North American Actuarial Journal, 2005, 9(1): 41-56.

[50] Gutiérrez C, MacDonald A S. Adult polycystic kidney disease and critical illness insurance[J]. North American Actuarial Journal, 2003, 7(2): 93-115.

[51] Jindrová P, Pacáková V. Actuarial models for valuation of critical illness insurance products[J]. International Journal of Mathematical Models and Methods in Applied Sciences, 2015, 9: 218-226.

[52] 张心洁, 曾益, 周绿林, 等. 农村居民大病保险基金运行的可持续性研究[J]. 西北农林科技大学学报（社会科学版）, 2017, 17(2): 42-50.

[53] 任程扬. 对城乡居民大病保险基金可持续性的思考[J]. 市场周刊（理论研究）, 2016, (6): 83-84.

[54] 杨自根. 国外弱势群体医疗救助的实践及启示[J]. 卫生经济研究, 2017, (1): 58-60.

[55] Benitez J A, Creel L, Jennings J. Kentucky's Medicaid expansion showing early promise on coverage and access to care[J]. Health Affairs(Project Hope), 2016, 35(3): 528-534.

[56] Ahn Y H, Ham O K, Kim S H, et al. Multilevel analysis of health care service utilization among medical aid beneficiaries in Korea[J]. Journal of Korean Academy of Nursing, 2012, 42(7): 928-935.

[57] Ahn Y H, Kim E S, Ham O K, et al. Factors associated with the overuse or underuse of health care services among medical aid beneficiaries in Korea[J]. Journal of Community Health Nursing, 2011, 28(4): 190-203.

[58] Ahn Y H, Kim E S, Ko I S. The effects of tele-care case management services for medical aid beneficiaries[J].

Journal of Korean Academy of Community Health Nursing, 2010, 21(3): 351-361.

[59] Busse R, Blümel M. Germany: health system review[J]. Health Systems in Transition, 2014, 16(2): 1-296.

[60] 甘银艳. 大病医疗救助探讨[J]. 卫生经济研究, 2014, (9): 8-10.

[61] 于子淇. 青岛大病医疗救助制度探索[J]. 中国医疗保险, 2015, (8): 39-40.

[62] 姜日进, 于子淇. 青岛市城镇重特大疾病医疗保障的探索[J]. 中国医疗保险, 2014, (7): 40-42.

[63] 徐伟, 杜雯雯, 耿成亮, 等. 青岛市大病医疗救助政策实施效果评估[J]. 中国卫生政策研究, 2017, 10(4): 14-17.

[64] 李蕊, 李巧芬, 阳桃鲜. 经济学视角下的大病医疗救助体系研究初探[J]. 经济师, 2017, (2): 67-68, 70.

[65] 史久美, 黄阿红, 黄明安. 农村老年人大病医疗救助研究[J]. 当代经济, 2016, (22): 100-102.

[66] Baicker K, Finkelstein A. The effects of Medicaid coverage: learning from the Oregon experiment[J]. The New England Journal of Medicine, 2011, 365(8): 683-685.

[67] Frean M, Gruber J, Sommers B D. Premium subsidies, the mandate, and Medicaid expansion: coverage effects of the affordable care act[J]. Journal of Health Economics, 2017, 53: 72-86.

[68] Mahendraratnam N, Dusetzina S B, Farley J F. Prescription drug utilization and reimbursement increased following state Medicaid expansion in 2014[J]. Journal of Managed Care & Specialty Pharmacy, 2017, 23(3): 355-363.

[69] 罗会秋, 吴姝德, 李聪, 等. 新农合患者大病医疗救助水平分析: 以湖北省 A 地和贵州省 B 地为例[J]. 中国卫生政策研究, 2015, 8(3): 24-28.

[70] 刘跃华, 陈辰, 邓明, 等. 健康扶贫政策实施效果的实证研究: 基于河北省数据[J]. 卫生经济研究, 2019, 36(11): 3-6.

[71] 王雪峰, 辛艳姣, 蒋俊男, 等. 重特大疾病医疗救助不同模式下"健康扶贫"效果研究[J]. 中国卫生政策研究, 2019, 12(6): 52-56.

[72] 张伟. 大病保险与大病救助的四个衔接[J]. 中国民政, 2015, (7): 17-18.

[73] 向国春, 顾雪非, 李婷婷, 等. 我国医疗救助制度的发展及面临的挑战[J]. 卫生经济研究, 2014, (3): 3-5.

[74] Klugman S, Rioux J. Toward a unified approach to fitting loss models[J]. North American Actuarial Journal, 2006, 10(1): 63-83.

[75] Sauerborn R, Nougtara A, Latimer E. The elasticity of demand for health care in Burkina Faso: differences across age and income groups[J]. Health Policy and Planning, 1994, 9(2): 185-192.

[76] Newhouse J P. Consumer-directed health plans and the RAND health insurance experiment[J]. Health Affairs, 2004, 23(6): 107-113.

[77] Bakker F M, van Vliet R C J A, van de Ven W P M M. Deductibles in health insurance: can the actuarially fair premium reduction exceed the deductible?[J]. Health Policy, 2000, 53(2): 123-141.

[78] Cohen R A, Zammitti E P. High-deductible health plan enrollment among adults aged 18-64 with employment-based insurance coverage[J]. NCHS Data Brief, 2018, (317): 1-8.

[79] 崔欣. 基于新农合信息系统的住院补偿方案调整测算技术研究及模拟[D]. 上海: 复旦大学, 2009.

[80] 周良, 孙梅, 李程跃, 等. 测算筹资总额: 新型农村合作医疗保险方案研制思路之六[J]. 中国卫生资源, 2013, 16(3): 165-167, 192.

[81] 徐伟, 曹晶晶. 城镇居民基本医疗保险筹资标准测算分析: 以江苏省为例[J]. 中国卫生经济, 2014, 33(6): 40-42.

[82] 李镒冲, 李晓松, 陈滔. ILO 筹资模型与核密度估计方法在社会健康保险精算的应用研究[J]. 中国卫生统计, 2010, 27(3): 243-246.

[83] 宋占军, 朱铭来. 大病保险制度推广对各地城居医保基金可持续性的影响[J]. 保险研究, 2014, (1): 98-107.

[84] 刘霄. 大病保险"费用模式"费率研究[D]. 上海: 华东师范大学, 2013.

[85] 姚树洁, 张璇玥. 中国农村持续性多维贫困特征及成因: 基于能力"剥夺—阻断"框架的实证分析[J]. 中国人口科学, 2020, (4): 31-45, 126.

[86] 毕洁颖, 陈志钢. 国际贫困瞄准的经验及对中国的启示[J]. 世界农业, 2019, (5): 15-19.

[87] 朱铭来, 胡祁. 中国医疗救助的对象认定与资金需求测算[J]. 社会保障评论, 2019, 3(3): 132-146.

[88] 中共中央文献研究室. 习近平关于社会主义经济建设论述摘编[M]. 北京: 中央文献出版社, 2017.

[89] 宋锦, 李实, 王德文. 中国城市低保制度的瞄准度分析[J]. 管理世界, 2020, 36(6): 37-48, 243.

[90] 顾雪非, 向国春, 李婷婷, 等. 重特大疾病医疗救助政策研究[J]. 中国民政, 2015, (7): 14-16.

[91] Xu K, Evans D B, Kadama P, et al. Understanding the impact of eliminating user fees: utilization and catastrophic health expenditures in Uganda[J]. Social Science & Medicine, 2006, 62(4): 866-876.

[92] Kawabata K, Xu K, Carrin G. Preventing impoverishment through protection against catastrophic health expenditure[J]. Bulletin of the World Health Organization, 2002, 80(8): 612.

[93] 王雪峰, 辛艳姣, 蒋俊男, 等. 重特大疾病医疗救助不同模式下"健康扶贫"效果研究[J]. 中国卫生政策研究, 2019, 12(6): 52-56.

[94] 孙菊, 谢佳, 姚强, 等. 我国重特大疾病医疗救助因病致贫对象界定方法研究: 基于湖北省 M 市实证[J]. 中国卫生政策研究, 2017, 10(4): 1-7.

[95] Ghosh S. Catastrophic payments and impoverishment due to out-of-pocket health spending[J]. Economic and Political Weekly, 2011, 46(47): 63-70.

[96] Jiang J N, Chen S Q, Xin Y J, et al. Economic crisis of rural patients insured with critical illness insurance: do working-age patients have higher financial burden?[J]. Health & Social Care in the Community, 2021, 29(2): 496-505.

[97] Wagstaff A, Neelsen S. Medical expenditures: not the only source of financial hardship: authors' reply[J]. The Lancet Global Health, 2020, 8(3): e337.

[98] Banegas M P, Guy G P, Jr, de Moor J S, et al. For working-age cancer survivors, medical debt and bankruptcy create financial hardships[J]. Health Affairs, 2016, 35(1): 54-61.

[99] Devereux S, Masset E, Sabates-Wheeler R, et al. The targeting effectiveness of social transfers[J]. Journal of Development Effectiveness, 2017, 9(2): 162-211.

[100] 于保荣, 贾宇飞, 孔维政, 等. 中国普惠式健康险的现状及未来发展建议[J]. 卫生经济研究, 2021, 38(4): 3-8.